迷ったときの

かかりつけ医

広島

かかりつけ医シリーズ ①

乳がん、産科・婦人科、不妊診療

医療評価ガイド編集部 編著

南々社

医者が選んだかかりつけ医／あなたの主治医を見つけるために

患者目線の「良いかかりつけ医」がわかる

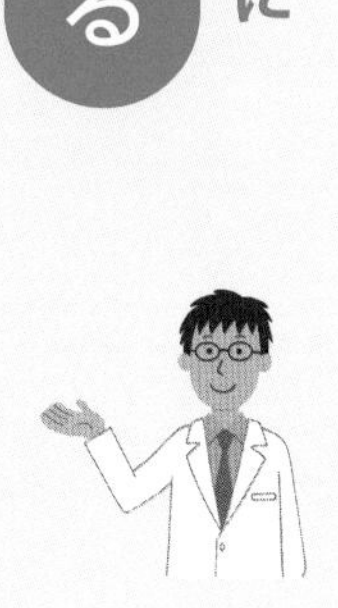

本書は、編集部が広島の総合病院や診療所など複数の医師を取材して、信頼できる医師を推薦してもらい、地域性なども考慮して選んだ14人のかかりつけ医を紹介しています。推薦基準は、**「医師本人やその家族が病気になったときに診てもらいたい、かかりつけ医」**です。

14人の医師へのロングインタビューを通して、患者にとって良いかかりつけ医とは、安心できる治療とは何かについて、紹介しています。

もちろん、本書に掲載した医師のほかに、広島県内には多くの優れたかかりつけ医がいます。

本書は、あくまでも編集部の「一つの見方」にすぎません。より良い医師を見つける目を養い、「患者力」を高め、自分に合った信頼できるかかりつけ医を選ぶ参考書として、ご活用ください。

医療評価ガイド編集部

かかりつけ医の本音がわかる!

健康寿命が短い広島県――高まる、かかりつけ医の役割

本書は、『迷ったときの医者選び広島』の姉妹編となります。前書は、専門医を紹介した評価ガイドでしたが、今回の本は、診療所（開業医）や地域に密着した病院のかかりつけ医に焦点を当てたものです。広島県は、全国でも健康寿命が短い（男性・全国33位の70・93年、女性・同46位の72・84年、厚生労働省第5回健康日本21〈第二次〉推進専門委員会資料、2015年）といわれ、初期診療を担うかかりつけ医の役割はますます重要となっています。

また、総合病院とかかりつけ医の連携が進むと、無駄な検査や治療を省くことができ、診療もスムーズになり、医療の効率化が図られ、患者、かかりつけ医、総合病院の三者にとっていい状況が生まれます。「目的は、患者に一番良い医療を提供すること。かかりつけ医も、いま以上に患者さんの症状に合った総合病院に紹介するなど、専門別に総合病院を上手に使うといい。そうすれば、三者にメリットがあります」と、基幹病院の専門医は指摘します。

医師たちの診療にかける想い

ところで、かかりつけ医は、日々、どんな想いで診療に取り組んでいるのでしょうか。いま、限られた医療資源（医療人、医療機器、薬剤など）を有効活用するために、かかりつけ医と総合病院の専門医との役割分担がいっそう求められています（「かかりつけ医を持ちましょう」4ページ参照）。

本書では、「乳腺、産婦人科、不妊治療」に関する診療について、かかりつけ医の人となりやポリシー、患者への向き合い方、検査・治療の特色、総合病院との連携などを医師の本音で紹介しています。

良いかかりつけ医の条件

総合病院や診療所の医師たちへの取材にもとづき、良いかかりつけ医の条件について紹介します。

① 患者に寄り添い、親身になって話をよく聞いてくれる
大半の医師が第一に挙げます。患者のこころが休まり、話していると気が楽になり、支えになってくれる医師。「医師がそばにいて患者の話を聞いてくれるだけで治る」と指摘する米国の医師もいます。

② 自分の専門外や能力を超える病気だとわかったら、すぐに適切な総合病院の専門医を紹介してくれる

③ 患者のそばにいてくれる(姿勢の)医師

④ 手術になったら、患者の希望を聞き、納得できる総合病院の専門医を紹介してくれる

⑤ 専門医と定期的に、紹介状や検査データなどで情報交換している医師

⑥ 勉強会や研究会などに参加して、最新の治療情報を得ている医師

●総合病院の専門医が最新治療を解説

広島の総合病院の専門医３人が乳腺、産婦人科、不妊治療に関する診療について最新の治療と動向をやさしく解説しています。また、かかりつけ医との連携や良いかかりつけ医の条件などについてもアドバイスしています。

●頼れるかかりつけ医リスト(巻末)

総合病院や診療所の複数の医師からの取材にもとづき、信頼のできる医療機関を掲載しています（本書の本文掲載以外の医療機関)。このリストの医療機関のほかにも、広島県内には、多くの優れたかかりつけ医がいますので、自分に合ったかかりつけ医を見つけてください。

かかりつけ医を持ちましょう

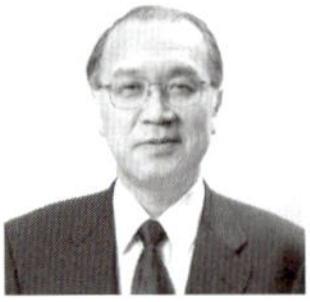

広島県病院事業管理者・広島県参与（医療担当）

浅原 利正

広島大学病院で肝臓がんの外科治療や生体部分肝移植術の普及をリードし、同大病院長、大学長としても手腕を発揮。現在は広島県病院事業管理者を務める浅原氏に、患者にとって良いかかりつけ医とは、さらにこれからの広島県の医療のあり方などを聞いた。

あさはら・としまさ。三次市生まれ。1971年広島大学医学部卒。1984年医学博士。専門は消化器外科学、臓器移植。同大病院、県立広島病院などで臨床に従事。広島県北部山間部にある西城町（現・庄原市）の国保直営西城病院でへき地医療も経験した。1999年広島大医学部教授。2002年同大大学院医歯薬学総合研究科教授。2004年同大病院長。2007年から2015年まで広島大学長。2015年同大名誉教授、広島県病院事業管理者・広島県参与（医療担当）。

県民一人ひとりが、かかりつけ医を

今の医療制度の中では、診療所（開業医）と病院（総合病院）の果たす役割には違いが求められます。病院へ患者さんがいきなり行けば、勤務医はさまざまな段階の患者さんを診なければならず、患者さんにとっても、検査が多く、しかも長い待ち時間の揚げ句、後日検査をというのでは大きな負担になります。

一人ひとりの県民がかかりつけ医を持ち、かかりつけ医が入り口となって、必要なときに必要な検査・治療を受けて、必要があれば病院へ紹介するという仕組みづくりをしなければ、医療制度の仕組みが破綻し、社会保障制度の負担は膨らむばかりで、私たちだけでなく次の世代にまでのしかかります。

現在、国全体でかかりつけ医と病院の役割分担をして、医療資源（医療人、医療機器、薬剤など）を有効活用し、しかも十分な医療を受けられる体制をつくろうとしているところです。

「病院完結型医療」から「地域完結型医療」へ

医療資源の効率化を図るためには、「病院完結型医療」から「地域完結型医療」へシフトする必要があります。

広島県では、保健医療の基本的単位として県内を7つに分け、医療圏を設定しています。広島、広島西、呉、広島中央、尾三、福山・府中、備北の各医療圏です。

このうち都市部の広島医療圏は高齢者が増え、島しょ部である大崎上島町などは人口も高齢者も減っています。地域によって医療需要が違い、医療支援の乏しい中山間地域では、例えば備北医療圏などは診療所、三次市医師会病院、三次中央病院、西城市民病院、庄原赤十字病院との医療連携が進んでいます。一方、都市部になるほど、病院間の連携が進んでいない傾向があります。

そんな中、地域完結型医療のシンボルとして2015年に開設されたのが、広島駅北口の「広島がん高精度放射線治療センター」です。広島市内の4つの基幹病院（広島大学病院、広島市立広島市民病院、県立広島病院、広島赤十字・原爆病院）の放射線治療分野にかかわる機能を集約し、県内の医療機関と連携して、高度医療の提供と人材育成をめざした、国内初の施設です。医療資源を集約することで、レベルの高い治療を受けられ、治療成績も向上し、患者さんにとって大きな効果があります。広島県の地域医療連携を広げる第一歩です。

医師は全人的医療を学ぶ経験を

今、医師の世界では、専門化が進んでいます。例えば内科も、呼吸器内科、循環器内科、消化器内科、糖尿病・内分泌内科など細かく専門分野が分かれています。専門医は自分の専門しか診ないのでは、患者さんは困ります。運営する病院も困ることになります。そんな中で、ある程度全人的な相談にものってもらえるかかりつけ医への期待は大きく、かかりつけ医機能が向上すれば、患者さんへの大きな貢献になります。

医師は、専門医でも全人的な相談にのれることが大事だと考えています。患者さんは複数の病気を持っていることも多く、1人の患者さんを診ていく過程で専門以外の他の病気についての知識も付いてきます。それも経験値です。私自身は肝臓外科が専門ですが、かつて4年間、庄原市の西城市民病院でへき地医療を経験したことがあります。そこでは救急も含め、さまざまな患者さんに対応しました。

患者さん全体を診るという経験値は、そんな環境に置かれないと身に付きません。専門性を持つことも大事ですが、そればかりではなく、医師にはこうした全人的医療を学ぶ経験も必要だと思います。

一人ひとりの患者さんが先生

医師は病気を治すことが重要な役割ですが、患者さんに安心感を与えることも忘れてはなりません。私は、医師に大切なのは知識や技術が半分で、患者さんと信頼関係をつくることができる人間性が半分だと思っています。医療は、体だけでなく心も病む患者さんの体と心の両方に対応できなければなりません。仮に治らない病気でも、残りの人生を有意義に過ごしてもらえるように言葉をかけ、心を癒すことのできる臨床医であることが大切です。それは勤務医にも開業医にも求められますが、特にかかりつけ医には不可欠です。

それができるためには、ある程度の臨床経験が必要です。臨床医にとって患者さんから学ぶことは多く、一例一例の患者さんから学ぶ、その積み重ねは非常に重要です。もし若いなら、自分にはそれが足りないという姿勢で真摯に患者さんに向き合うことが大切です。

病院とかかりつけ医の2人の主治医を持つことが大切

私が患者さんにアドバイスしたいことは、「病院とかかりつけ医の2人の主治医を持ちましょう」ということです。基本的にはかかりつけ医で診てもらい、半年に1回など定期的に病院でチェックしてもらう。また、高度な検査・治療・入院が必要になった場合も病院へ行っていただきます。

かかりつけ医と病院の間には、例えば手術後の回復期を過ごす回復期病院も必要になるでしょう。病院（基幹病院）、回復期病院、地域のかかりつけ医との「垂直連携」を築くことで、患者さんは適切な医療を受けることができます。そうした医療の垂直連携の中で、入り口であり、出口でもあるかかりつけ医の役割は重要です。かかりつけ医が、地域コミュニティを支えているのです。

1人の医師（かかりつけ医）に全て相談できれば、患者さんにとってはベストです。また、そういう役割分担がきちんとできれば、患者さんの負担、医師の負担、医療費の負担も軽減されます。

患者さんから見ると、かかりつけ医に一番求められるのは、1つの病気だけでなく、心の悩みも含めて、何でも話せて気軽に相談でき、それを理解して適切なアドバイスができることです。一方、医師は、迷ったら、「患者さんの視点で考えること」が原点です。患者さんにとってどっちがいいかを考えて判断すれば、治療の方向性を誤ることはありません。安心できるかかりつけ医とは、常にそういう姿勢で診療してくれる医師のことです。

教育も、医療も、社会の大事なインフラです。その基本にあるのは、信頼関係です。信頼できる医師がいれば、患者さんも安心して相談でき、診てもらえます。信頼関係を大事にしていけば、必ずいい社会になります。

目次

はじめに
あなたの主治医を見つけるために／編集部 …… 1

introduction
かかりつけ医を持ちましょう
広島県病院事業管理者・広島県参与（医療担当） 浅原 利正 …… 4

パート1
乳腺診療 …… 13

解説
乳がんの治療法と最新の動向
広島大学病院 乳腺外科講師 角舎 学行 …… 14

香川乳腺クリニック／香川 直樹 院長（広島市中区） …… 24
画期的な乳腺診療施設「広島ブレストセンター」

広島マーククリニック／金 隆史 院長（広島市中区） …… 44
広島県初！ 乳がんの日帰り手術で実績

医療法人 秋本クリニック／秋本 悦志 院長（安芸郡海田町） …… 64
乳がん専門医で在宅医療にも積極的

■医療法人エム・エム会 クリニック広島健診／安井 大介 医師（呉市本通）…… 86
呉地域で唯一の乳腺専門クリニック

■医療法人社団樹章会 本永病院／笹田 伸介 医師（東広島市西条岡町）…… 108
東広島地域の経験豊富な乳腺専門外来

■医療法人 かわの医院／川野 亮 院長（竹原市竹原町）…… 126
乳腺・甲状腺の専門的診断治療を提供

■医療法人 いしいクリニック／石井 辰明 院長（福山市神辺町）…… 146
内科のかかりつけ医として地域貢献の一方、乳腺専門医として世界レベルを追求

パート2
産科・婦人科診療 …… 167

解説
婦人科・産科の現状と動向
広島市民病院 婦人科主任部長、産科部長 野間 純 …… 168

■医療法人社団 正岡病院／正岡 亨 院長 吉田 信隆 医師（広島市中区）…… 176
常に患者様の方を向いていたい

■医療法人社団秋月会 香月産婦人科／香月 孝史 院長（広島市西区）…… 200
不妊治療から出産まで。元気な赤ちゃんを家に連れて帰ってもらうために

目次

さくらウィメンズクリニック／大下 孝史 院長（広島市佐伯区）…… 220
婦人科腫瘍専門医として豊富な経験

医療法人双藤会 藤東クリニック／藤東 淳也 院長（安芸郡府中町）…… 240
女性のトータルライフに関わり、女性のライフサイクルを応援

おおもとウィメンズクリニック／大本 裕之 院長 大本 佳恵 副院長（福山市水呑町）…… 262
女性の一生を見守るホームドクター

パート3
不妊診療 …… 285

解説
不妊治療の現状と動向
県立広島病院 生殖医療科主任部長 原 鐵晃 …… 286

IVFクリニックひろしま／滝口 修司 院長（広島市南区）…… 292
「赤ちゃんが欲しい」というお二人の想いに応えるために

よしだレディースクリニック 内科・小児科／吉田 壮一 院長（福山市新涯町）…… 314
不妊治療と産科を中心に、女性のライフステージごとの健康をサポート

●頼れるかかりつけ医リスト（本文掲載以外の医療機関）…… 334

パート 1

乳腺診療
―頼れるかかりつけ医

香川乳腺クリニック　**香川直樹** 院長／広島市中区

広島マーククリニック　**金　隆史** 院長／広島市中区

医療法人 秋本クリニック　**秋本悦志** 院長／安芸郡海田町

医療法人エム・エム会 クリニック広島健診　**安井大介** 医師／呉市本通

医療法人社団樹章会 本永病院　**笹田伸介** 医師／東広島市西条岡町

医療法人 かわの医院　**川野　亮** 院長／竹原市竹原町

医療法人 いしいクリニック　**石井辰明** 院長／福山市神辺町

解説

乳がんの治療法と最新の動向

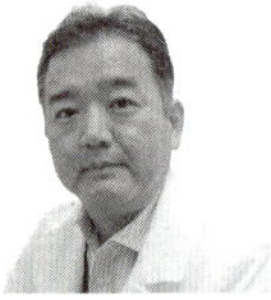

広島大学病院 乳腺外科講師

角舎 学行

乳がん患者は年々増加し、年間8万人を超えて、この10年間で2倍以上になっています。乳がん患者数は女性では第1位ですが、死亡者数では5番目で、早期発見すれば比較的治りやすいがんといえます。乳がん検診や治療方法のほか、乳房の再建手術およびかかりつけ医の役割などについて、広島大学病院乳腺外科の角舎学行講師に聞きました。

かどや・たかゆき。1967年生まれ。1992年、広島大学医学部卒。ニューヨークのマウントサイナイ医科大学から2004年に帰国後、中国労災病院、県立広島病院を経て、2011年から広島大学病院乳腺外科講師。日本乳癌学会乳腺専門医・指導医・評議員、日本乳癌検診学会評議員、日本オンコプラスティックサージャリー学会評議員、日本外科学会外科専門医、NPO法人ひろしまピンクリボンプロジェクト理事長。

40歳からは2年に1回のマンモグラフィ検診を

40歳以上の女性を対象にしたマンモグラフィ検診によって、乳がんの死亡率が15～20％減少することが明らかになっています。このため、日本の標準的な乳がん検診として、40歳以上の女性を対象に、２年に1回のマンモグラフィによる検診を受けることが勧められています。母親や祖母、姉妹など家族が乳がんになっている場合には乳がんに罹患《りかん》する割合が高くなるので、乳がん家族歴のある人は30歳代後半からの検診をお勧めします。

さらに最近では、乳腺濃度が高い40歳代を対象とした乳腺エコー併用検診が乳がんの早期発見に有効であるという報告や、遺伝性乳がんなどハイリスクな症例では乳房ＭＲＩを加えることが推奨されるなど、乳がん発症リスクに応じた手厚い検査も検討されるようになっています。広島県の乳がん患者10万人あたりの死亡率は８・５人で、全国平均の10・７人と比べると低い数字になっています（２０１５年）。その原因として、乳がん検診受診率が２０１４年の数字では35・５％（全国平均は26・１％）と高いことや、対策型乳がんマンモグラフィ検診による乳がん発見率が高いことなどが考えられます。

乳がんと女性ホルモンとの関係

乳がんの発生や増殖には、女性ホルモンであるエストロゲンがかかわっています。乳がんの主なリスク因子として、「出産経験がない」「初産年齢が高い」「閉経後の肥満」などが挙げられますが、これらは体内のエストロゲンレベルに関係しています(図1)。乳がんの治療法として、手術や放射線治療といった局所療法と、ホルモン療法、化学療法、分子標的治療といった全身療法があります。乳がんの特性に合わせて、これらの治療を組み合わせることで標準的治療を組み立てますが、乳がんに最も特徴的で効果のある治療はホルモン療法です。

乳がん組織にホルモン受容体（エストロゲンまたはプロゲステロン受容体）が発現している場合、女性ホルモンが乳がん細胞のホルモン受容体に結合することでがん細胞が活発に増殖しています。そのような「ホルモン受容体陽性乳がん」は、乳がんの症例の7～8割を占め、ホルモン療法の対象になります。

ホルモン療法は、エストロゲンの働きを抑制することで乳がん細胞の増殖を抑えるのですが、大きく分けて、①エストロゲンそのものの量を

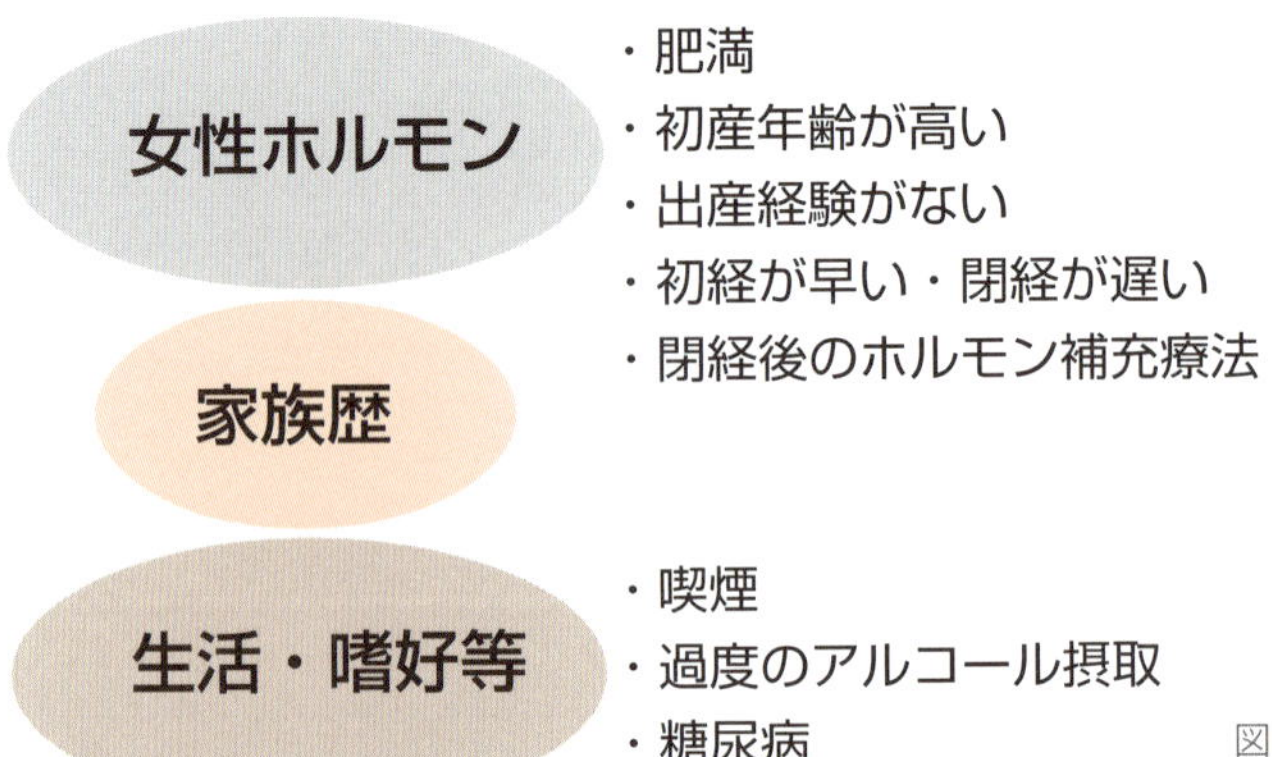

図1 乳がんになりやすい人は？

減らす方法（アロマターゼ阻害剤やLH－RHアナログなど）と、②エストロゲンとエストロゲン受容体との結合を阻害する方法（タモキシフェンなど）があります。閉経前ではタモキシフェンが標準治療ですが、若年や再発リスクの高い症例では、タモキシフェンに加えて卵巣機能を抑制する治療法（LH－RHアナログ）を追加します。

閉経後では、卵巣からのエストロゲン供給は止まる代わりに脂肪組織や腫瘍《しゅよう》組織でエストロゲンが産生されます。この時にエストロゲン産生に関与する重要な酵素としてアロマターゼがあり、この酵素の働きを抑制するアロマターゼ阻害剤が閉経後乳がんに高い治療効果を発揮します。ホルモン療法は5年が基本とされていましたが、最近は再発リスクの強い症例に対しては10年間もの長期にわたって治療することもあります（図2）。

少ない副作用で高い効果が得られる分子標的治療

がん細胞では正常細胞と比較して特殊な遺伝子が過剰発現し、がん細胞の生存、増殖、転移に働いています。分子標的治療は、そのがん

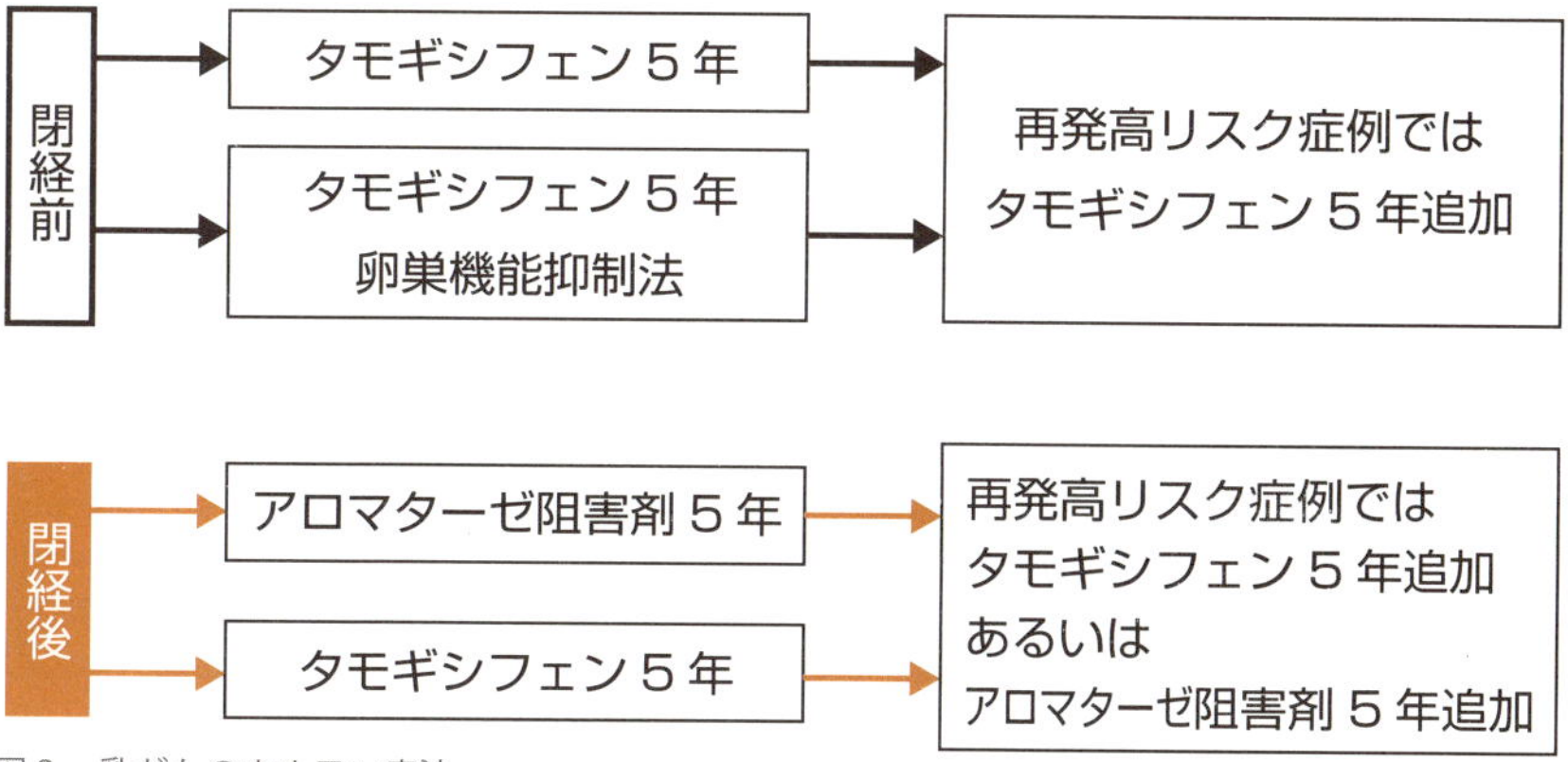

図2　乳がんのホルモン療法

細胞に特殊な分子を狙い撃ちすることで、少ない副作用で高い治療効果が得られることを目的に開発されました。その分子標的治療の代表的な治療として「HER2（ハーツー）標的治療」があります。HER2陽性乳がんは全乳がんの約20％を占めていますが、治療法が開発される以前は悪性度が高く治療成績が不良とされていました。

約15年前に登場したHER2標的薬（ハーセプチンなど）によって、治療成績は劇的に改善し、HER2陽性乳がんの再発症例は半減しました。ホルモン療法と並んで、乳がんの特徴的な治療法といえます。

特別ではなくなった乳房再建術

手術できちんとがんを取り除いた後に、手術の前と同じような胸のふくらみを作ることを乳房再建手術といいます。シリコンインプラント（写真1）と呼ばれる人工乳房を用いる方法と、自身のお腹《なか》や背中の一部から脂肪や筋肉などの自家組織を用いる方法があります。人工乳房を用いた再建は自費診療のため高額な費用がかかることが難点でしたが、2013年からは人工乳房を使った手術も保険適用となったため乳房再建術は急速に普及し、2015年だけで全国で5000件以上の手術が行われました。

人工乳房を使った手術の最大のメリットは、体のほかの部分に新しい傷をつけずに済み、

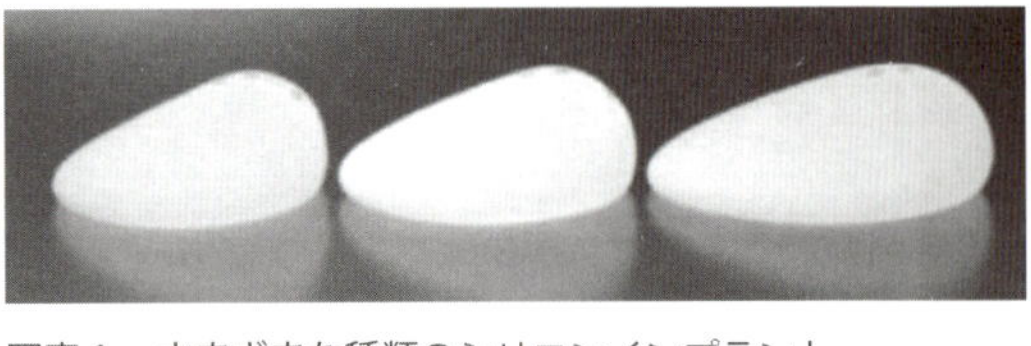

写真１　さまざまな種類のシリコンインプラント
（写真提供：アラガン・ジャパン株式会社）

比較的簡単に乳房のふくらみを再現できる点です。人工乳房の大きさや形状は200種類以上ありますので、それぞれの乳房の形や大きさに合わせたものを選ぶことができます。しかし、自家組織を用いた再建には自然な乳房の形や、温かさ、柔らかさが得られるという長所があり、再建を行う際には形成外科医とよく相談してからどちらの方法にするか決めてください。

乳がん患者を対象にした妊孕性温存の取り組み

乳がんの全身治療としてホルモン療法と化学療法、分子標的治療があることはご説明しましたが、これらの治療をいったん始めてしまうと治療中は妊娠を避けなくてはいけません。ホルモン療法は5〜10年間かかりますし、化学療法を1コース行うと卵巣の年齢は1・5歳年をとるといわれていますので、乳がんの治療が終わるころに

受精卵で保存しておく

・妊娠は3個のうち1回成功(30%)

未受精卵で保存しておく

・妊娠は10個以上でやっと1回成功(数〜10%)

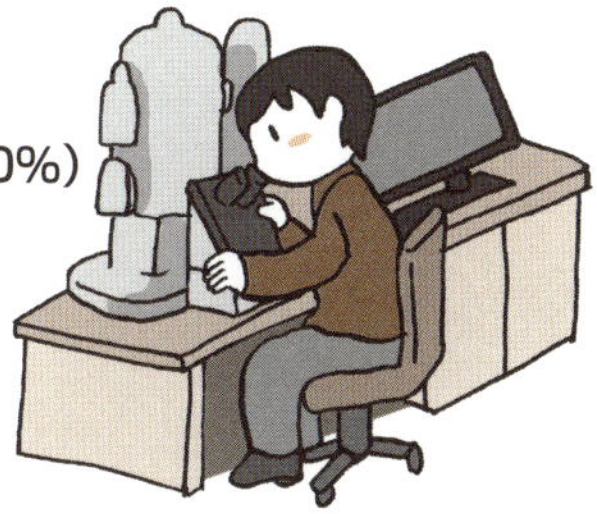

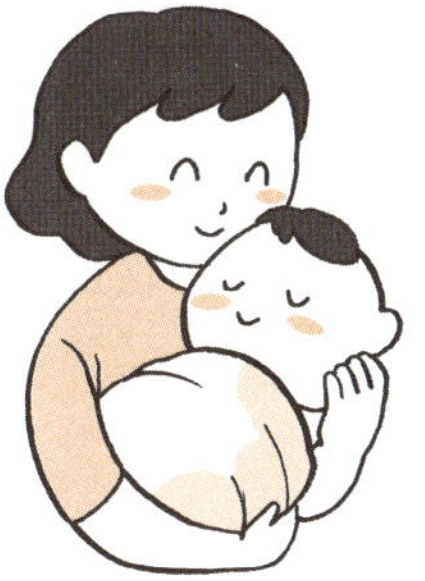

同じ卵子と言っても、両者の間では妊娠率に大きな差があります

図3　妊孕性の温存

は妊娠できる能力（妊孕性《にんようせい》）が低下してしまいます。かつては、がん患者というだけで妊娠をあきらめるような風潮がありましたが、現在は治療後の妊娠や出産について支援できる体制も整いつつあり、妊孕性温存が可能となってきています。

妊孕性温存の具体的な方法としては、治療開始前に受精卵（パートナーの精子と出合った卵子）として冷凍保存しておく方法と、卵子そのもの（未受精卵）を保存する方法、卵巣を凍結保存しておく方法（広島県内では県立広島病院のみ実施可能）の三つがあります。受精卵では3個のうちに1回程度の確率で妊娠が成功するとされ、未受精卵では10個以上でやっと1回成功するとされています（図3）。妊孕性温存の対象は35～40歳といわれていますが、妊娠を希望される方は、治療開始前にまず主治医の先生と相談してください。

総合病院とかかりつけ医の役割分担

乳がんの手術は、ほかのがんと比べても大きながん拠点病院に偏る傾向があり、年間100症例以上手術をする病院はいくつもあります。そのため、手術をした病院で細やかにフォローアップすることは時間的な問題で難しくなっています。さらに、がん拠点病院では術後のフォローアップに加えて妊孕性温存、遺伝性乳がん、乳房再建など専門的な取り組みも必要ですし、再発した乳がん患者さんに十分に時間を割いて治療することも大事です。

こういった状況から、経過の良い患者さんはかかりつけ医と手術した病院とが連携しながらフォローしていく「がん連携パス」が全国で導入されました。この連携パスに従い、かかりつけ医では定期的に患者さんを診察し、マンモグラフィ、超音波検査、血液検査などを行い、手術をした病院も半年から1年に1回診察します。

かかりつけ医とがん拠点病院が、両輪となって一緒に患者さんをフォローしていくような体制です（図4）。広島大学病院も年間約300症例の乳がん手術を行っていますが、幸いにも広島県内にはこの本に掲載されているような良い乳がん専門クリニックが多くあるので、円滑な連携フォローができています。

乳がんの良いかかりつけ医の条件

良いかかりつけ医の条件として重要なことは、まずよく話を聞いて相談に乗ってくれるということです。さらに、ご自宅にでき

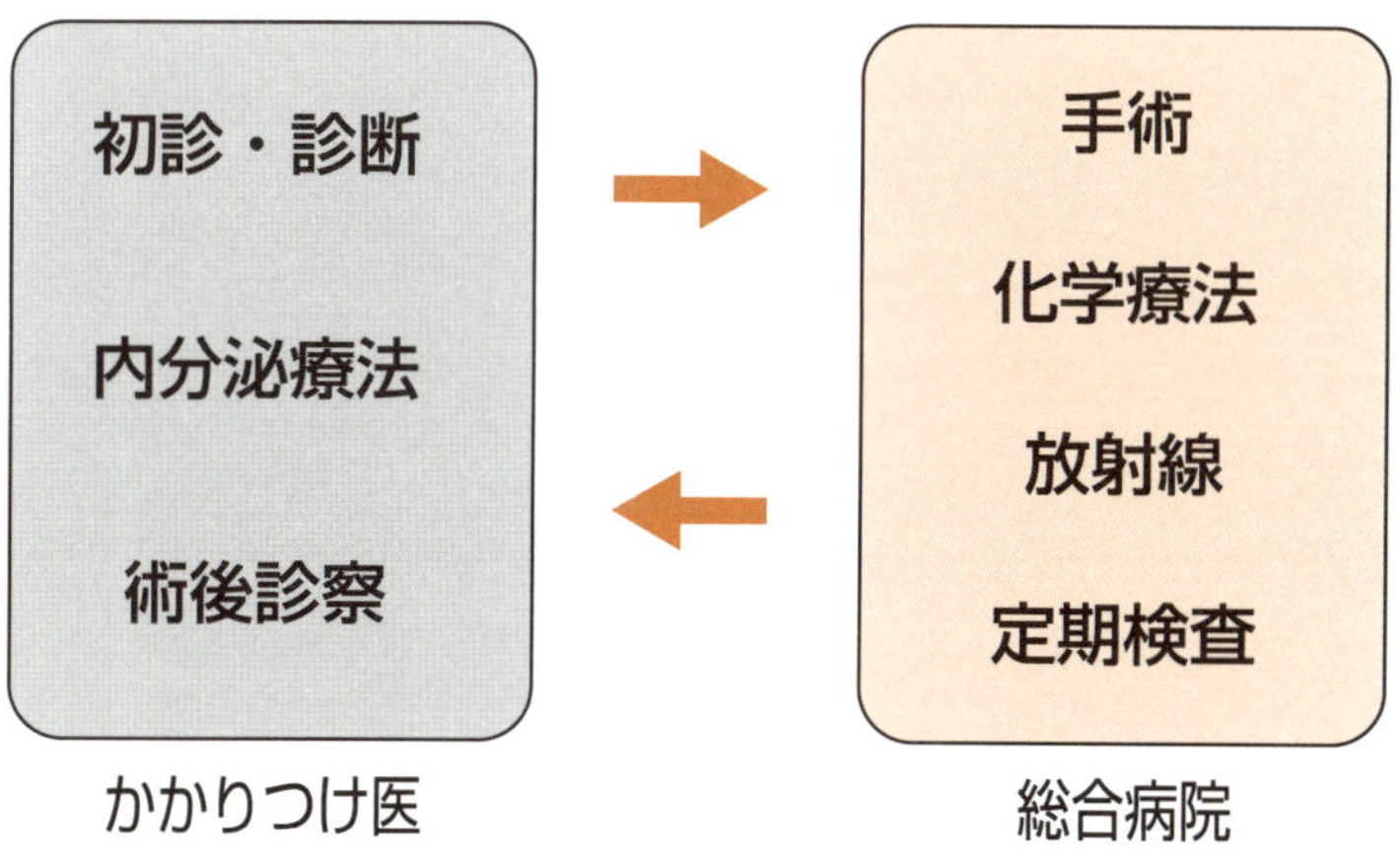

図4　総合病院とかかりつけ医との役割分担

るだけ近いほうが気軽に診てもらえてよりいいですね。

次に、乳がんについてよく知っていることです。乳がん領域には乳腺専門医という制度があり、外科であれば１００例以上の手術を執刀していることや専門医試験に合格することなど、非常に厳しい条件があります。診てくれる先生が乳腺専門医であれば乳がんについての知識や治療、その副作用対策について安心して任せることができるでしょう（日本乳癌学会ホームページから http://jbcs.gr.jp/search-jbcs/senmon/）。

また、乳がんを見つけることに関する資格としては、マンモグラフィ読影資格、乳腺超音波資格などがあります。自分でしこりを見つけて精密検査をしてほしいという方や乳がんが心配な方は、これらの資格を持っている先生を探して診察を受けるといいでしょう。ご自宅に近いところで探したいという方は、広島県がつくっている「乳がん医療ネットワーク（https://www.pref.hiroshima.lg.jp/site/gan-net/byouin-byouin3.html）」で探すことができます。

月１回の「まちなかリボンサロン」にぜひ参加を

がんになると、自分のがんや治療への不安などで押しつぶされそうになることがあります。そんな乳がん患者さんへの支援として月1回、ＮＰＯ法人ひろしまピンクリボンプロジェクトが「まちなかリボンサロン」を開いています（写真2）。このサロンへは、どの病院で治療している患者さんやご家族でも、気軽に参加することができます。

毎回、医師、看護師、薬剤師など医療従事者が5～10人が参加していますので、病院では聞きにくかったことや不安に思っていることを相談することができます。テーマごとに乳がんに関する講義も行われていますので、最新の乳がん情報を手に入れることもできます。全国でも先駆的な取り組みとして注目されているこの「まちなかリボンサロン（https://www.facebook.com/machinakaribbon/）」に、ぜひ一度参加してみてください。

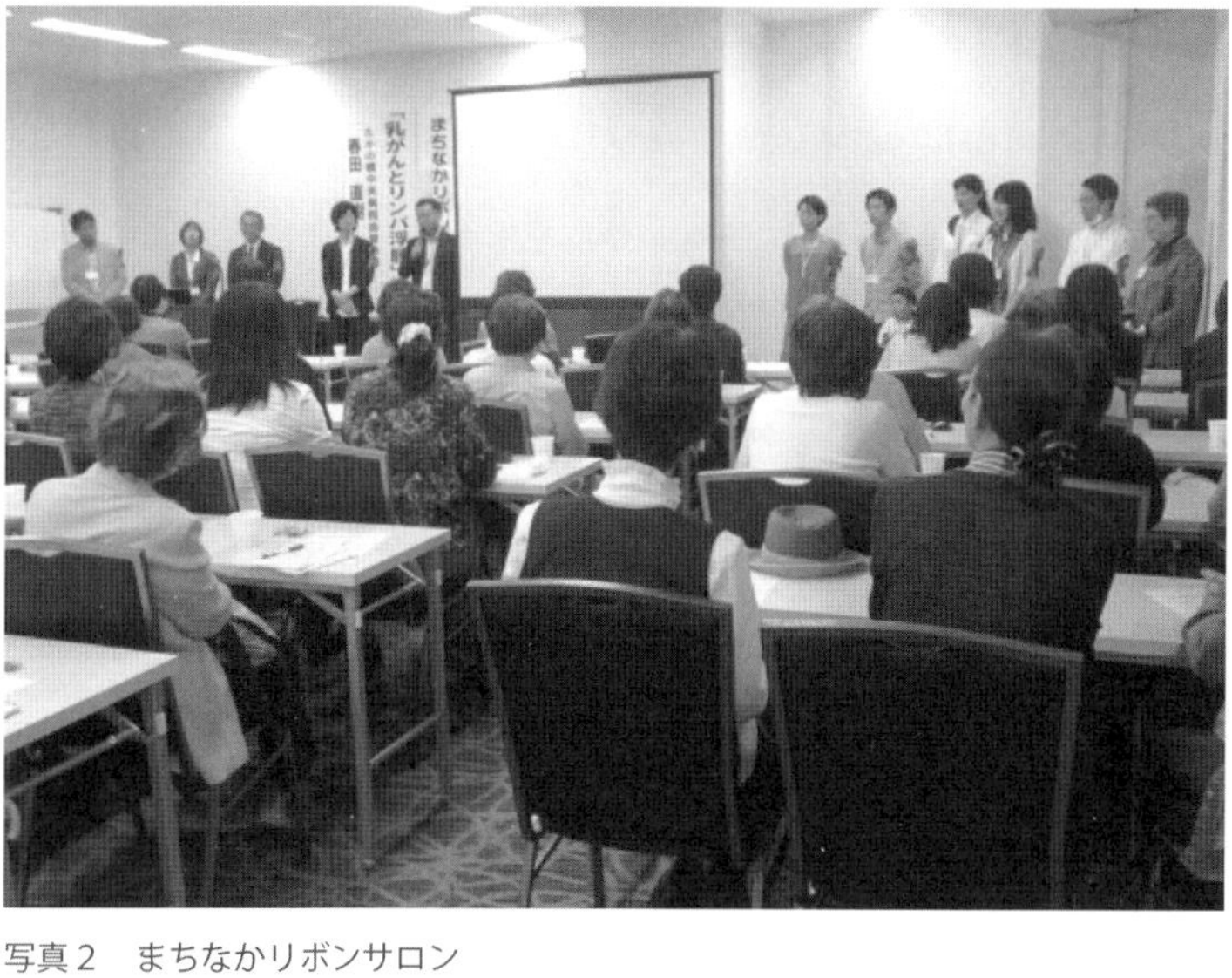

写真2　まちなかリボンサロン

広島市中区

画期的な乳腺診療施設「広島ブレストセンター」

香川乳腺クリニック

（日本乳癌学会認定施設）

香川 直樹 院長

全国的にも珍しい、乳がんの検診、診断、治療、術後後遺症対策、メンタルケアまでトータルで医療を提供する「広島ブレストセンター」。同院は、その中心的存在として機能し、地域の乳がん医療に貢献している。

広島市中区三川町1-20 ピンクリボン39ビル 6F
TEL 082-240-1181
HP http://www.hiroshimabreastcenter.co.jp/nyusen/
駐車場 あり ※近隣の駐車場（広島セントラルパーキング、ヒロシマパーキング）にご駐車ください。1時間無料の駐車サービス券をお渡しします

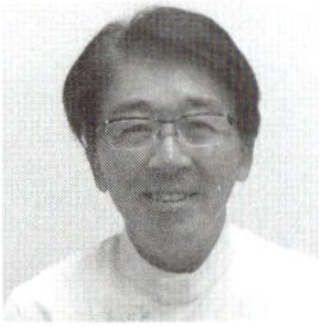

診療時間

	月	火	水	木	金	土	日
9:00～13:00	○	○	○	○	○	○	休診
15:00～18:00	○	○	○	休診	○	休診	休診

＊日曜・祝日、木曜午後・土曜午後は休診
＊土曜は広島大学の専門医２人体制で診療　＊予約制、臨時休診あり

かがわ・なおき。1986年広島大学医学部卒業、同大第２外科入局。1997年から乳腺外科医として県立広島病院勤務。2008年、同院一般外科部長を辞して、香川乳腺クリニックを開院。医学博士。日本乳癌学会専門医。日本外科学会認定医・専門医。検診マンモグラフィ読影認定医（ＡＳ判定）。乳房超音波検査読影認定医（Ａ判定）。緩和ケア研修会修了。

乳腺専門医としての出発

香川院長は、1997年から11年間、県立広島病院（以下県病院）に勤務し、当初は外科医として乳がんだけでなく、すい臓がん、食道がん、腎臓移植、血液透析なども担当していた。当時、乳がんはほかの消化器がんと比べると手術が難しくない部類ということもあって、研修医が担当していた。

しかし、乳がんはがんの中では比較的若い人がかかる病気であり、生存率も良好なため、患者は高い可能性で術後10年以上は生存する。その間フォローアップする必要があり、付き合いの長い病気なのに、研修医が担当すれば2〜3年ごとに担当医が変わることになる。また、治療も多様化したり専門的になり、問題が多かった。そんな中、院長が県病院に在籍した後半の約5年間は、自らが乳腺を専門に担当することになった。

当時広島には、乳腺外科医は広島市民病院や広島大学病院などの拠点病院に3人在籍していただけで、もちろん乳腺外科クリニックなどはまだなかった。乳がん治療に携わってみると、ほかのがんとはまた違って、医師として粘り強くかかわることの必要性を感じた。

乳がん患者は、高齢者が多いほかのがんと異なり、40〜50歳代の若い患者が

主な診療内容	●乳がんの診断・治療専門
乳腺診療	マンモグラフィ、エコー、精密検査（細胞診、組織診） 術後のフォローアップ治療（薬物療法など）

多く、その年代は家庭や仕事でさまざまな問題を抱えていることが多い。特徴的なのは、女性ホルモンが関係するため、「早期発見する」「標準治療を受ける」「生活習慣をきちんと正す」ことによって再発が少なくなり、死亡率が減ることにある。手術だけで治る人は少なく、薬物療法の選択が多いが、その効果が現れやすい病気である。しかし、それらを患者に詳しく説明する必要があり、さまざまな点で医師としての力を発揮しやすく、やりがいを感じた。

県病院に在籍して乳腺の臨床に携わりながら、亀田総合病院（千葉県鴨川市）や九州中央病院（福岡市）などで見学や短期研修を行い、乳腺の内視鏡手術を学んだりして、乳腺外科医としての知識や技術を磨いた。

疲弊していた医療現場

乳がんは内科医はかかわらず、入口である検診から外来、診断、手術、薬物療法、最後の看取りまで、外科医1人でその全てにかかわる。

院長が県病院で診療を始めた1990年代後半ごろは、風邪でも総合病院を受診するほど大病院志向が強かった時代である。外来には患者があふれ、早い患者だと朝5時には来ていたという。外来での5時間待ちは珍しくなく、診療

実績（2016年1月～12月）	診断した乳がん症例数／115例 フォローアップ中の乳がん症例数／1267例 薬物療法数／837例（内、抗がん剤／55例、分子標的薬数／27例 ホルモン療法薬数／780例）※、細胞診数／246例 ※それぞれの治療は単独で行わないことがあります。

開始前の朝7時に来院した患者が診察を受けられるのは、昼の12時を回ることもしばしばだった。医師も患者も、お互いが大変だった。当時は医療にかかわる全員が疲弊していた。

外来をきちんとこなしながら1人の外科医が手術できるのは、年間70例程度といわれているが、院長は県病院時代に検診、診断、治療、看取りまでこなしながら、一方で年間約100例の乳がん手術を行った。朝7時から診療して、昼食抜きで、帰宅して夕食を食べるのは夜10時。年間30~40人の看取りもしていたため、必然的に泊まり込みも多くなり、当直もあった。激務というより、戦場のような医療現場だった。

2008年に香川乳腺クリニックを開業したが、開業してからは規則正しい生活になり、健康的になって8キロ痩せたと院長は笑う。

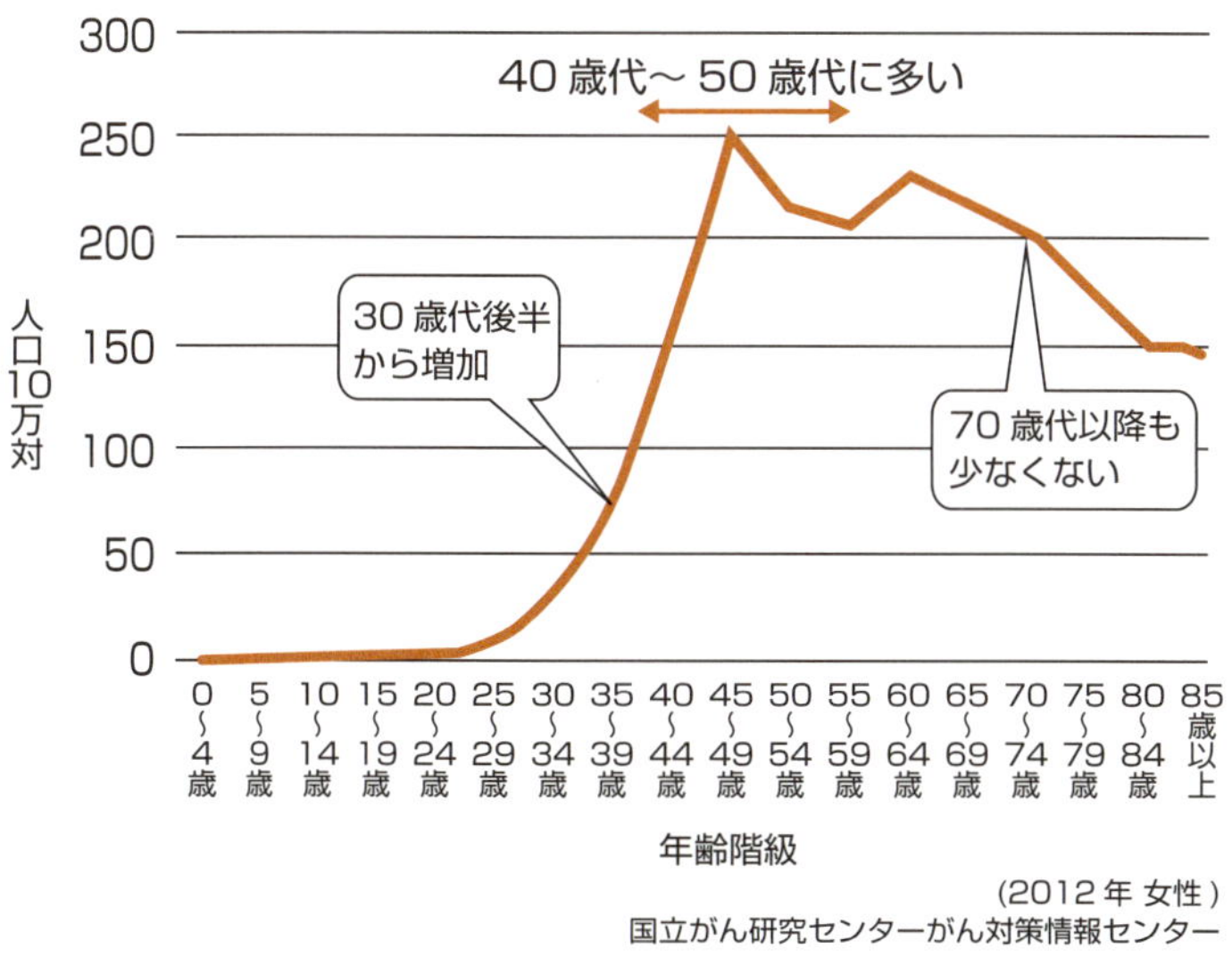

(2012年 女性)
国立がん研究センターがん対策情報センター

乳がんの年齢別罹患者数（全国推計値）

「ピンクリボン39ビル」の誕生

乳がん患者数は、数十年でおよそ3倍に増え、乳がん医療も変化していった。専門性が必要となり、手術は縮小手術になって、薬物治療が主体となっていった。さらに、後遺症対策をとる必要もある。乳がんは長期生存するため、患者が外来受診する期間も長期におよぶ。患者は増え続け、治療はますます高度化していく中、旧来の体制では乳がん診療は立ち行かなくなってきていた。

県病院で乳がん診療に携わる中で、院長がそう感じていたころ、患者会の人と話す機会があった。患者たちも、同じような思いを抱えていることが分かった。

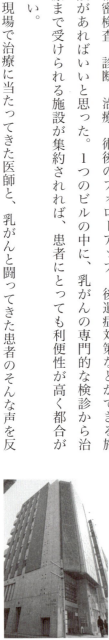

乳がんの検診と、診断や治療を担う役割を分ける必要があるのではないか――。拠点病院が担うのは急性期（周術期）治療だけで、その前後の検診、精密検査、診断、治療、術後のフォローアップ、後遺症対策などができる施設があればいいと思った。1つのビルの中に、乳がんの専門的な検診から治療まで受けられる施設が集約されれば、患者にとっても利便性が高く都合がいい。

現場で治療に当たってきた医師と、乳がんと闘ってきた患者のそんな声を反

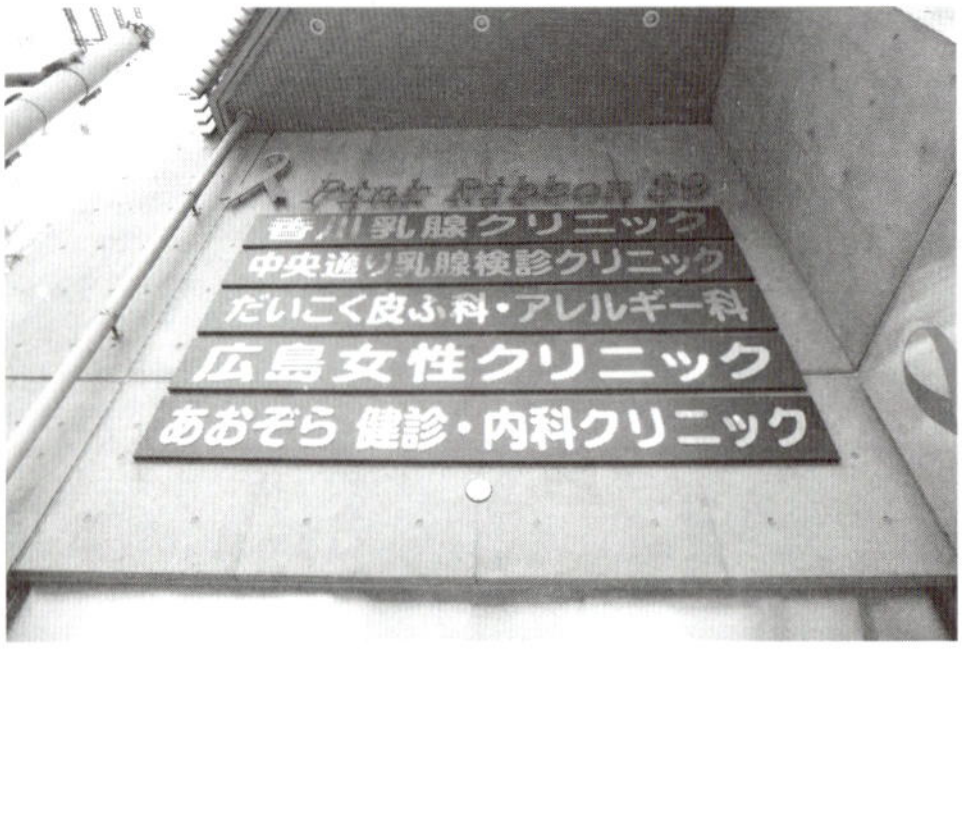

外観

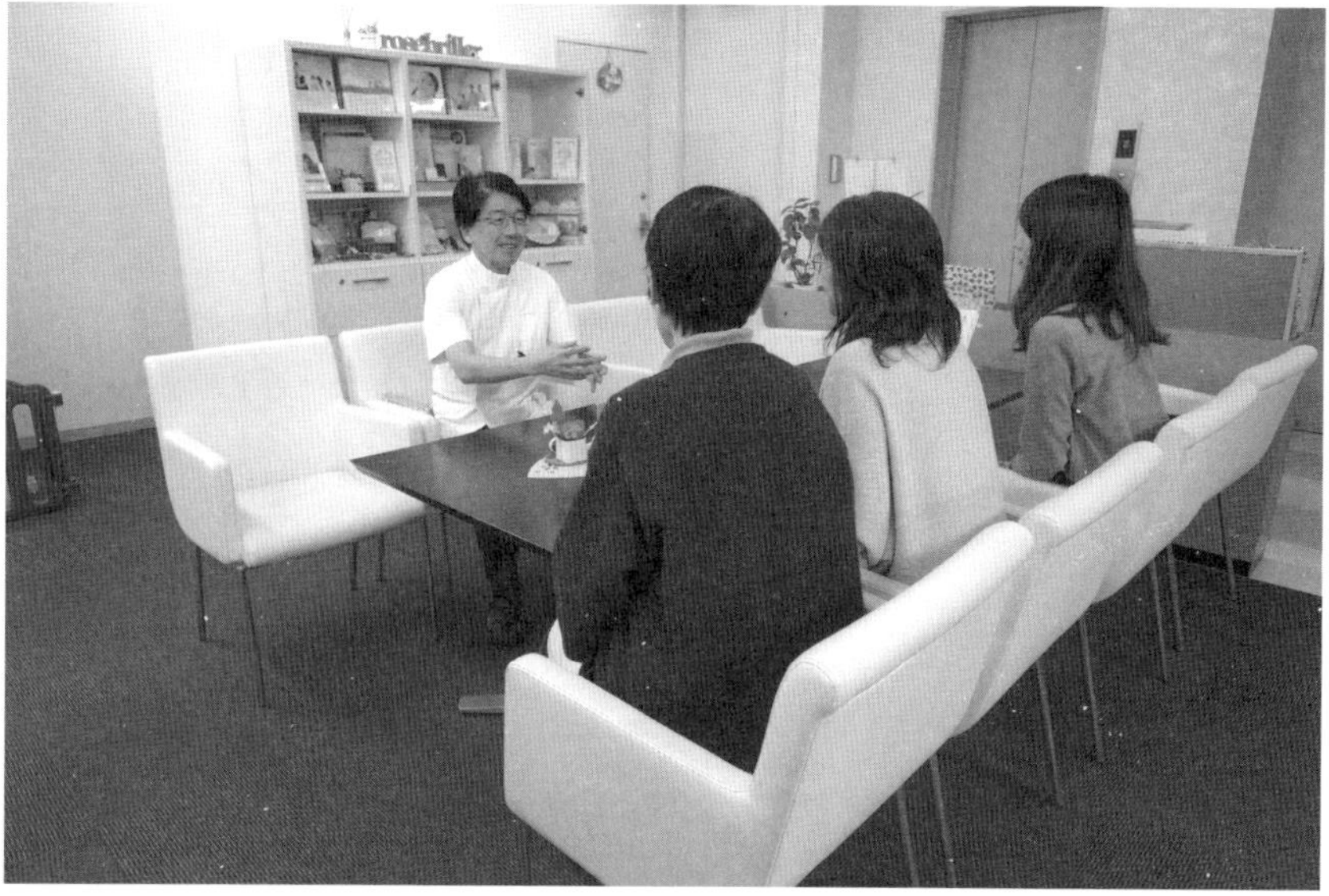

患者との交流サロンの様子

映し、女性たちの思いを形にしたのが、2008年に広島市中心部の中央通り沿いにオープンしたクリニックビル「ピンクリボン39ビル」である。

「広島ブレストセンター」の始動

同院は、このビルの6階に乳がんの診断・治療専門のクリニックとして開業した。5階の女性医師による乳がん検診専門クリニック（中央通り乳腺検診クリニック）と連携して、「広島ブレストセンター」の中心的な施設として、多くの女性たちと乳がん患者を支援している。

各階にはほかに、婦人科、皮膚科・アレルギー科、内科、内科健診の各クリニックがそろっている。院長のもとで乳がん治療中の患者が、例えば心臓がおかしいなどの内科的な不調を訴えたら、同じビルにある内科へすぐに紹介できる。婦人科も受診が可能だ。検診専門クリニックで乳がん検診を受けて、乳がんが疑われたら院長のもとへ紹介され、精密検査をする。その結果、乳がんと診断したら、手術できる基幹病院へ紹介する。

さらに、ビルの2階には、乳がん患者交流サロン「ピンクリボン情報ステーション」をオープン。このサロンは患者の交流の場で、子どものためのキッズ

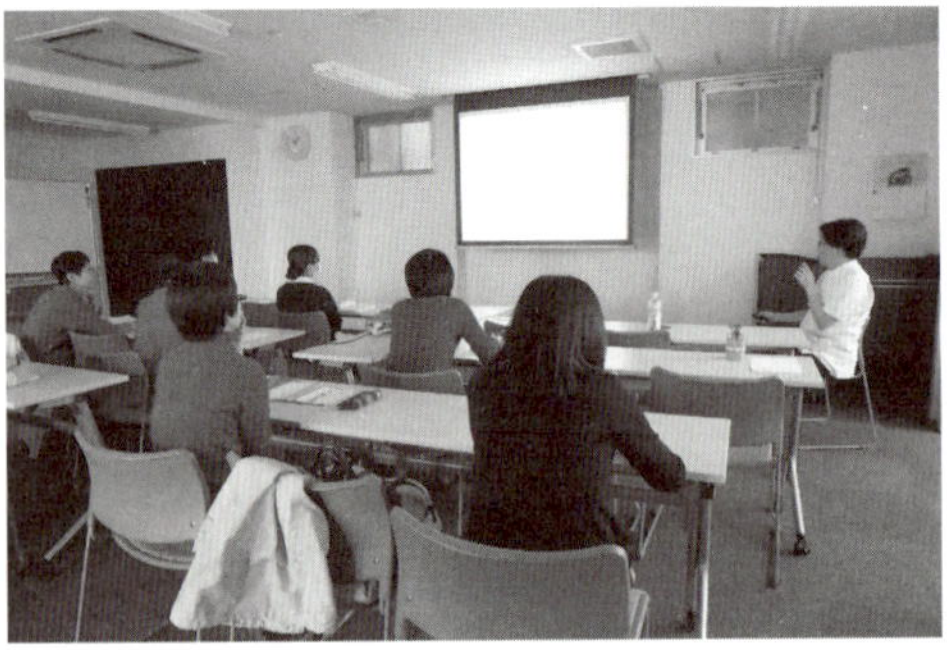

乳がんガイドライン勉強会を
定期的に開催している（患者交流サロン）

ルームや個室もあり、毎週水曜には院長が講師となって、患者のための乳がんガイドライン勉強会も開催している。

ビル全体が「広島ブレストセンター」として機能し、乳がんの検診、診断、治療、術後後遺症対策、メンタルケアに至るまでのトータルケアが可能な医療を提供している。それぞれが独立した開業医で、それらが同じビルに集まって、同じ目的で連携して乳腺にかかわる医療を提供している例は、全国でも初めてだという。

現在、広島では乳がん医療の地域連携が進められ、広島乳がん医療ネットワークでは、医療施設を「検診実施施設」「精密検査実施施設」「周術期治療施設」「フォローアップ治療施設」の4つのグループに分類し、各施設は地域連携パスを活用して患者情報を共有する。そのシンボル的に立ち上げられたのが、「広島ブレストセンター」である。

肥満や女性ホルモンと、乳がんの関係

乳がんは、がんの中でも国内の女性がかかる割合が一番多い。最近では、女性が一生で乳がんにかかる割合は11人に1人といわれている。どうしてこんな

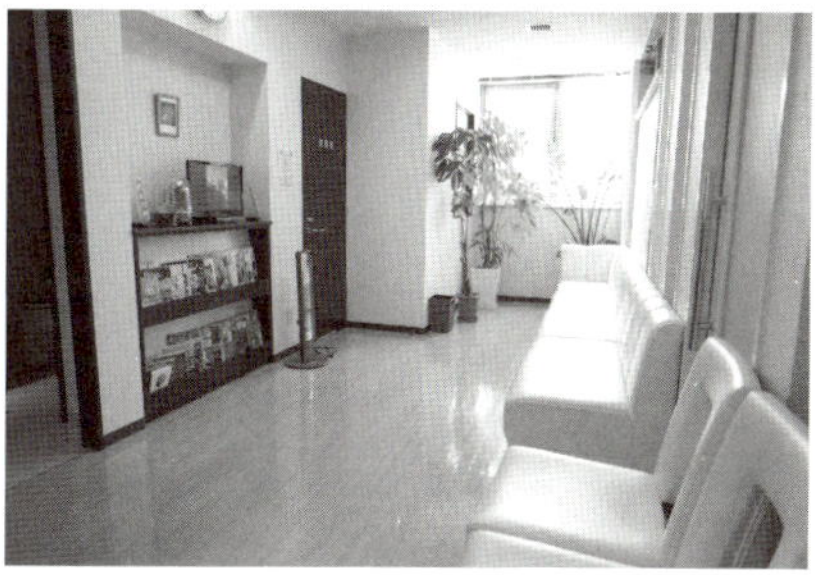

待合室

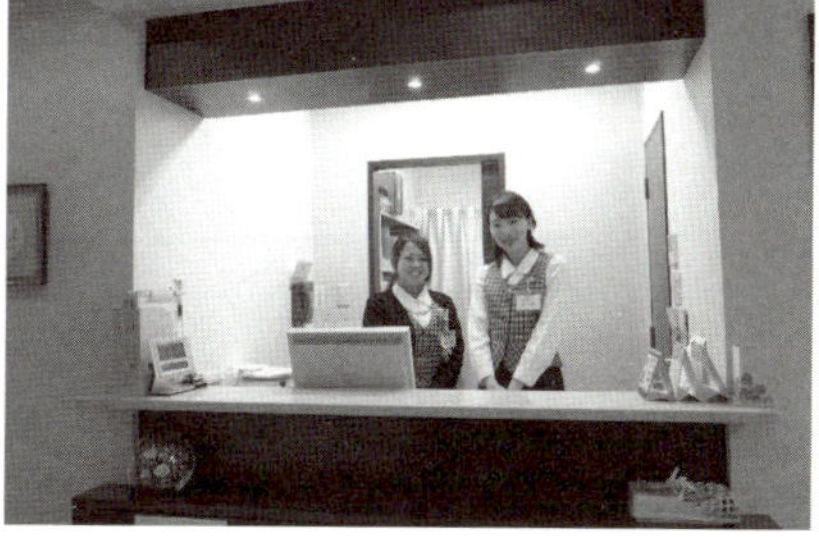

受付

に乳がんが増えてきたのか――。院長は指摘する。

「乳がんの原因は3つあり、遺伝、生活習慣、女性ホルモンです。乳がんが増加している要因としてはっきり分かっているのは、女性ホルモンが多くなってきたことです。遺伝は、発症原因の5～10％程度といわれ、むしろ多くは生活習慣や食生活などに起因するとみられます」

現代女性は、初潮の開始が早くなり、また、閉経も遅くなり、世の中の少子化傾向も加わって出産が少なくなってきているため、1人の女性が一生の中で女性ホルモンとかかわる時期が、昔と比べて長くなっている。

「妊娠の回数が多く、授乳期間が長いほど、乳がんのリスクは下がります」

閉経した後の肥満も、乳がんと明らかに関係があるという。

「乳がんは体重の増加と関係があります。最近の研究で分かったのは、閉経すると卵巣から出ていた女性ホルモンは止まるけれど、脂肪の中で男性ホルモンが女性ホルモンに変わり、女性ホルモンが高くなるのです。女性の体は、閉経すると、大事な女性ホルモンを高くするために自然と脂肪が付くシステムができているのです。しかし、体重が増えることは乳がんの大きな要因になります」

院長は続ける。

「肥満（女性ホルモン）が一番関係し、次が運動不足とたばこです。特に閉経後では、体重が増えた人と増えていない人では1・6倍程度の差があり、運動しない人は運動している人よりも1・2倍乳がんになりやすいという明らかなデータがあります」

院長によると、30分程度の散歩でも運動の効果はあるという。

糖尿病やアルコールも、乳がん発症リスクになるとい

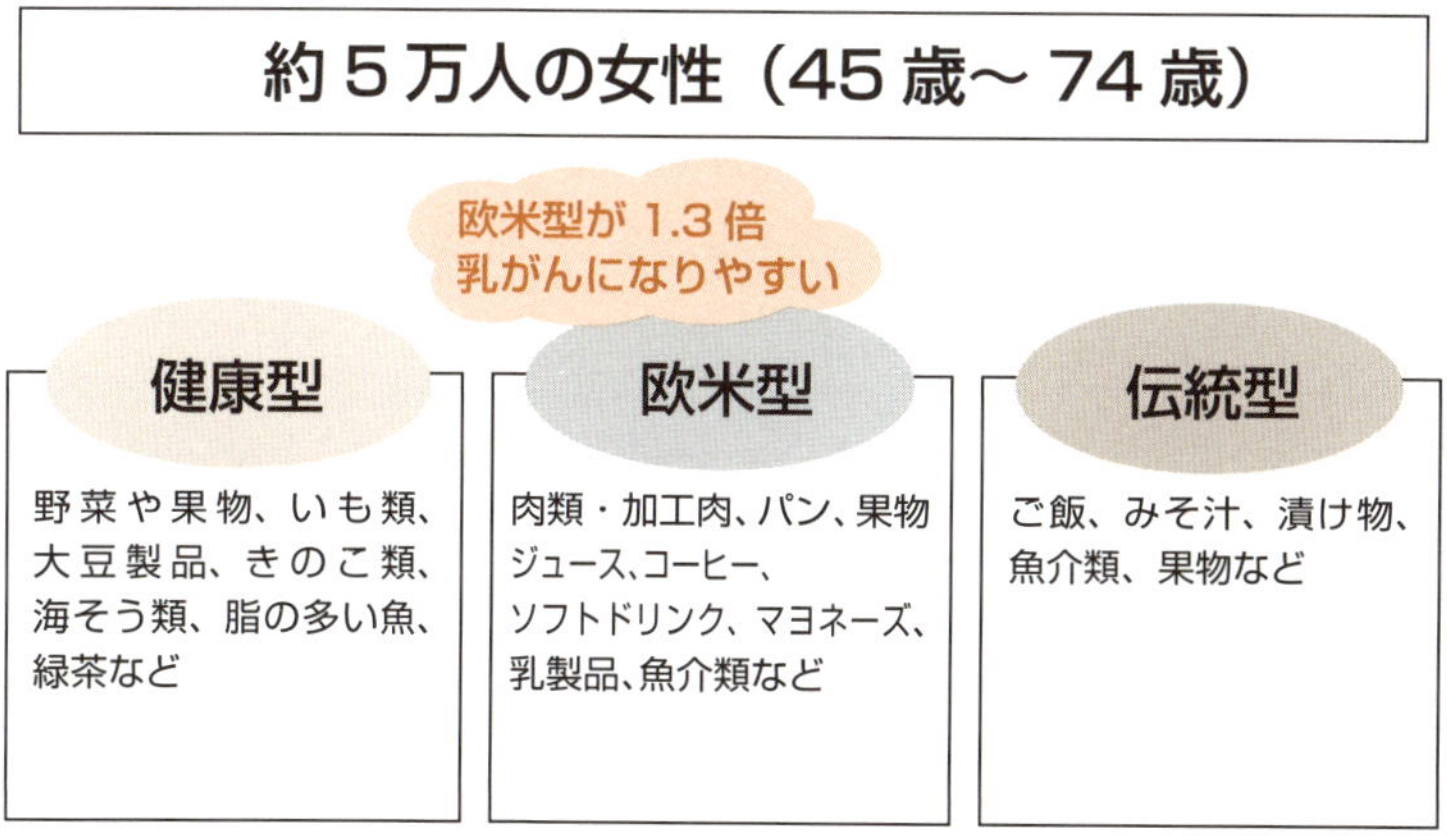

約５万人の女性（45歳～74歳）
欧米型が 1.3 倍
乳がんになりやすい
健康型
野菜や果物、いも類、大豆製品、きのこ類、海そう類、脂の多い魚、緑茶など
欧米型
肉類・加工肉、パン、果物ジュース、コーヒー、ソフトドリンク、マヨネーズ、乳製品、魚介類など
伝統型
ご飯、みそ汁、漬け物、魚介類、果物など

国立がんセンター（JPHA 研究）
Shin S, et al.:Dietary pattern and breast cancer risk in Japanese women: the Japan Public Health Center-based Prospective Study (JPHC Study). Br J Nutr. 2016 May;115(10):1769-79.

乳がんと食事の関係

うデータもあるそうだ。

肥満は乳がん再発にもつながる

さらに、体重の増加は、乳がんの発症だけでなく、再発率にも関係することが分かっている。体重が増えると、再発率も高くなるのだ。

「体重が5キロ以上増えなければ、また、増えても5キロ以内であれば、ホルモン療法の薬を5年間毎日飲むことに匹敵するほど、再発リスクを抑えることができます。なので、当院に通っている患者さんで体重が増えてきた方は、毎回体重を計ってきちんと管理します」

また、欧米型の食事は日本の伝統型や健康型の食事と比べると、乳がんになるリスクが1・3倍というデータもある。

「大豆製品は積極的に食べると良いといわれています。乳製品は、良い悪いどちらのデータもあります。基本的には肉も乳製品も食べたら駄目ということはなく、カロリーに気を付けて、太らなければ食べても大丈夫です」

一方、閉経前の若い女性の場合で乳がんと関係すると分かっているのは、高身長や出生時の体重が大きい人だという。こういった人は初潮開始が早いことが多く、そのため乳がんになりやすい。これもきちんとしたデータがある(※)。

確実な診断をめざして

同院は検診施設ではないため、マンモグラフィ検査は同じビルにある検診専門クリニックに依頼している。その検査データは同院に送られ、検診専門クリニックの女性医師と院長の2人で検査データをダブルチェック（二重読影）する。検診専門クリニックで検診のためにマンモグラフィ検査を受けた患者の検査データも、2人でダブルチェックしている。

検査の結果は、規模の大きな病院だと後日に分かることが多いが、同院では当日中に結果が出る。患者にとっては、結果を待っている時間が一番不安なのだから、それをできるだけ少なくしてあげたいと思っている。

※出典：World Cancer Research Fund／American Institute for Cancer Research. Food, Nutrition, Physical Activity, and the Prevention of Cancer：a Global Perspective. Washington DC, AICR, pp179—89, 289—95. 2007.

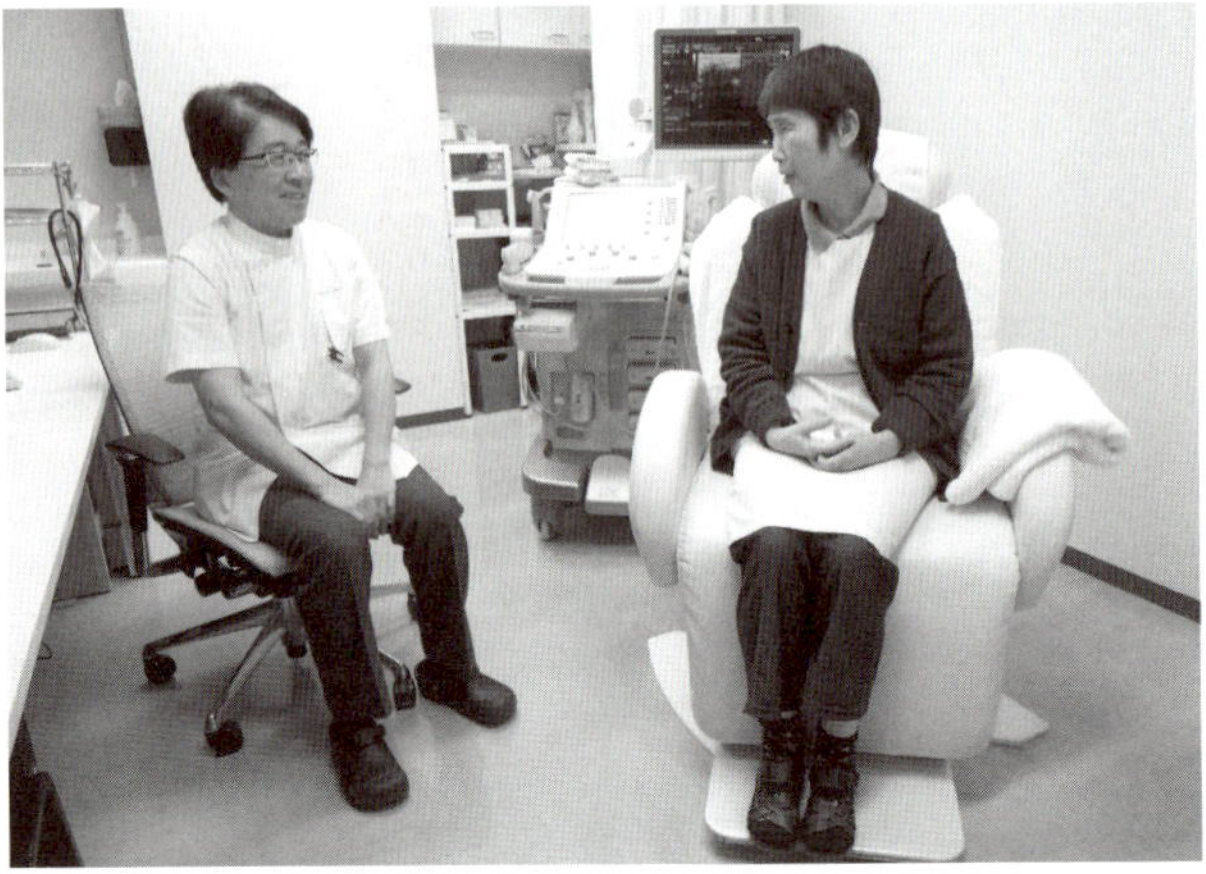

超音波診断機器

「それに、検診は女性に診てもらいたいという方が多いので、私は検診をしないんですよ」

院長の優しさであり、思いやりでもある。

同院では、2つの診察室に最新のエコーの上級機種を2台設置し、その2台をフル活用しながら、効率よく診療を進める。しかし、説明など時間をかけるところはしっかり時間をかける。靴を脱がずにエコーを受けられるのも、女性にとっては煩わしくなく、うれしいことだ。

マンモグラフィ検査の結果とエコーを診た結果で、もし詳しい組織検査が必要となれば、細胞診や針生検《はりせいけん》、場合によってマンモトーム生検も行う。

大丈夫だという当たりを付けるときには細胞診、明らかに悪いと分かっているときは針生検、などと使い分け、過剰な検査はしないような配慮もしている。

早期で難しいごく小さな腫瘍でも、3次元的に角度を変えながらエコーで診て、しかも針先の感触を確かめながら針を刺すので、失敗することはない。そこにも院長の豊富な経験から来る技が生きる。

診療に1時間かけることも

「乳がんと診断したら、まず気を付けているのは、1人で来られている患者さんには多くの情報を一度に言わないことです。患者さんが混乱されないように、一番最初のときは基本だけをお話しします。例えば、早期で穏やかなタイプのがんなら、治療すれば大丈夫なので、ということを説明の合間に入れる。そればかりを繰り返します」

患者を観察しながら、小さい子どもや介護が必要な家族がいるか、仕事を休

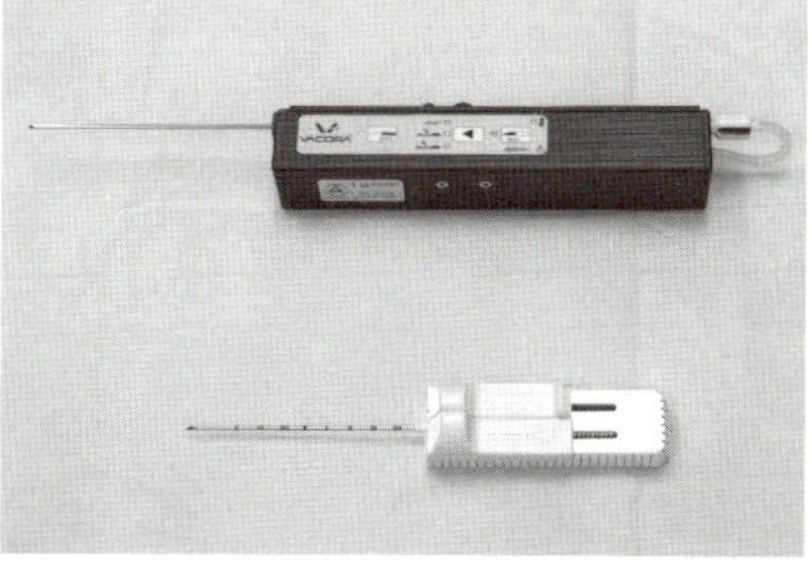

生検用器具1

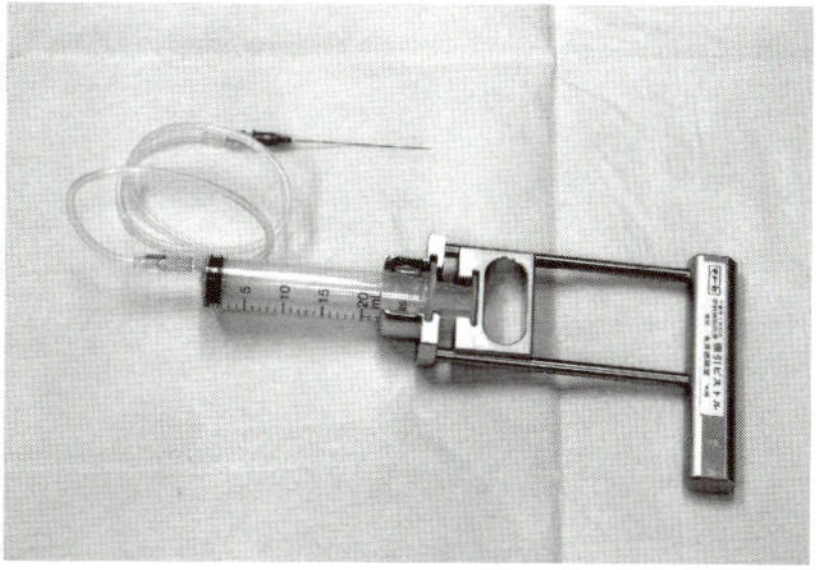

生検用器具2

む段取りができるかなどを相談し、あとは説明を書いた冊子を渡して、家で読んでもらう。それである程度理解してもらった上で、次の診察時に標準治療について詳しく説明する。これから必要となる治療を全て説明して、手術を受けるための拠点病院について相談し、紹介する。さらに、院長のメールアドレスも教えて、いつでも何でも相談に応じる。

院長が診療で一番心がけているのは、こうした患者への丁寧な説明だ。説明に関しては、同じビル内にある患者交流サロンでもフォローしてもらうことがある。また、同院のスタッフからも説明を追加するなど、許される限りの時間をかけている。

「初診の人、乳がんと確定した人、悩んでいる人などは、診療に1時間かけることもあります」

予約制だが、時間が長くかかりそうな人は午前や午後の最後の時間に予約を入れて、待ち時間がないように配慮している。

院長が独立開業した理由の1つには、しっかり時間をとって乳がんに関する詳しい説明をすることで、患者の不安を払拭できるような外来の体制を整えた

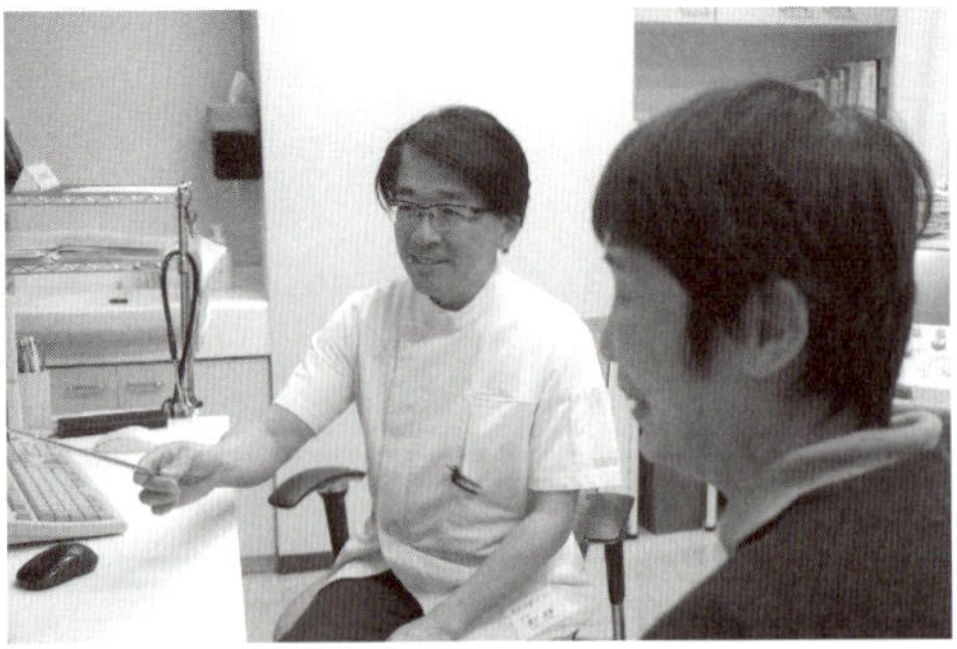

丁寧な説明を心がけている

かったことがあるという。規模の大きな病院ではそれができなかったが、今はそれができる。例えば、検診で精密検査が必要になった人が来院したら、どうして精密検査が必要なのかをデータを前にして説明するところから始め、これから必要となる検査の説明もしっかり行って、治療を理解してもらっている。

安心できる体制づくり——手術に立ち会うことも

手術を受けるために紹介する病院は、広島大学病院、広島市民病院、県立広島病院が多い。２００８〜２０１６年までに同院を含めた広島ブレストセンターで診断した乳がん症例は１１５４例で、フォローしている乳がん症例は１４６７例にのぼる。

院長に手術に入ってほしい、という患者の希望があれば、県立広島病院を紹介し、手術に立ち会うこともある。そうすることで安心して手術に臨める患者は少なくない。その場合は、麻酔をかけるところまで患者に付き添い、手術が終わったら、家族への説明まで付き合う。

同院では、手術と放射線治療はしないが、手術後のフォローアップは行っている。抗がん剤治療やホルモン療法を、大きい病院ではしたくないと希望する患者は、同院へ戻って治療を受けることができる。

院内には、リラックスした雰囲気の抗がん剤治療専用の部屋が用意されている。抗がん剤治療については、ガイドラインに添って、その患者の職業や年齢、副作用などを考慮しながら選択する。抗がん剤治療の日には、豊富な経験を持つがん化学療法看護認定看護師が入り、また、不安があればいつでも院長に相談できるように、携帯番号やメールアドレスを知らせてやり取りするなど、安心できる体制が整えられている。

患者の大切な時間を大事に

乳がんが再発した場合、院長は手術を担当した拠点病院の主治医と細かく相談したり連携して、同院でできることはしてあげながら治療を進める。例えば、採血では大きい病院だと結果が出るのに1時間かかる場合もあるが、同院ならわずか、2、3分程度で結果が出る。同じ治療ができるのであれば、そんな待ち時間の少なさ一つをとっても、患者にとってのメリットは大きい。

「再発した後の時間は大事なので、大切な時間を少しでも無駄にしないよう

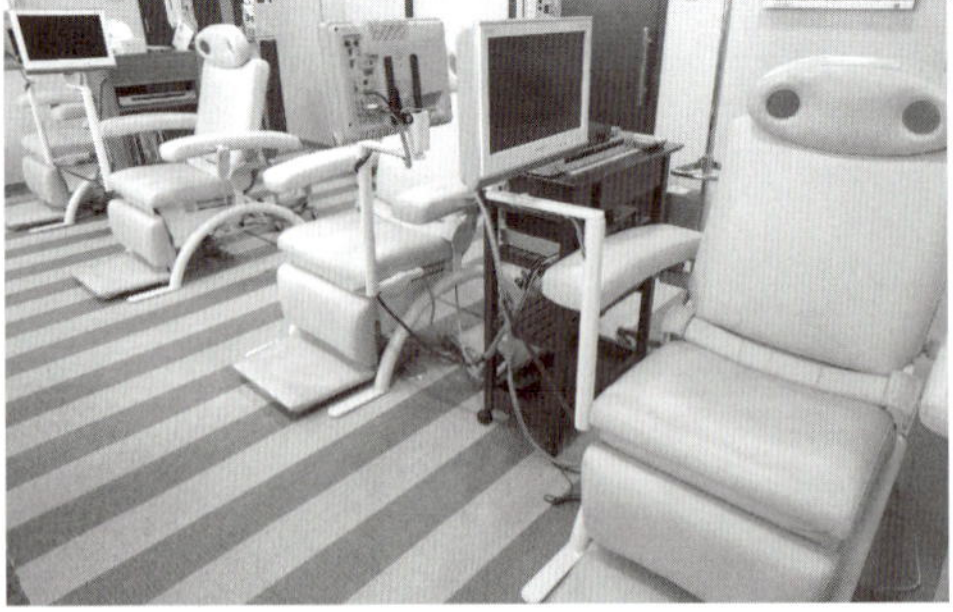
抗がん剤治療室

にしてあげたいのです」

再発した患者に対して、院長がまず聞くのは、何を一番優先したいかだという。

「長生きしたいのは当然ですが、その次に何を大事にしたいかをお聞きして、薬の種類を考えます。例えば、抗がん剤治療とホルモン療法があって、抗がん剤を使えば残りの命の期間が半年長くなるけれど、女性として髪の毛が抜けるのは嫌だとか、生活の質を保てる範囲内で充実した人生を送りたいと本人が希望するなら、それが可能な方法を考えて、ベストと考えられる治療法を提案します」

ガイドラインに沿った標準治療は、科学的な根拠に基づいて現在利用できる最新で最良の治療である。院長は、患者に対して標準治療の必要性の説明に努めるが、患者の中には世間にあふれるさまざまな民間療法を選ぶ人も５％程度いる。中には、民間療法を選択しながら同院へ通う患者も数人いるが、残念ながらどの患者も良い方向へは向かっていないという。

院長は、たとえ標準治療を選択せずに離れていった患者でも、いつ戻ってき

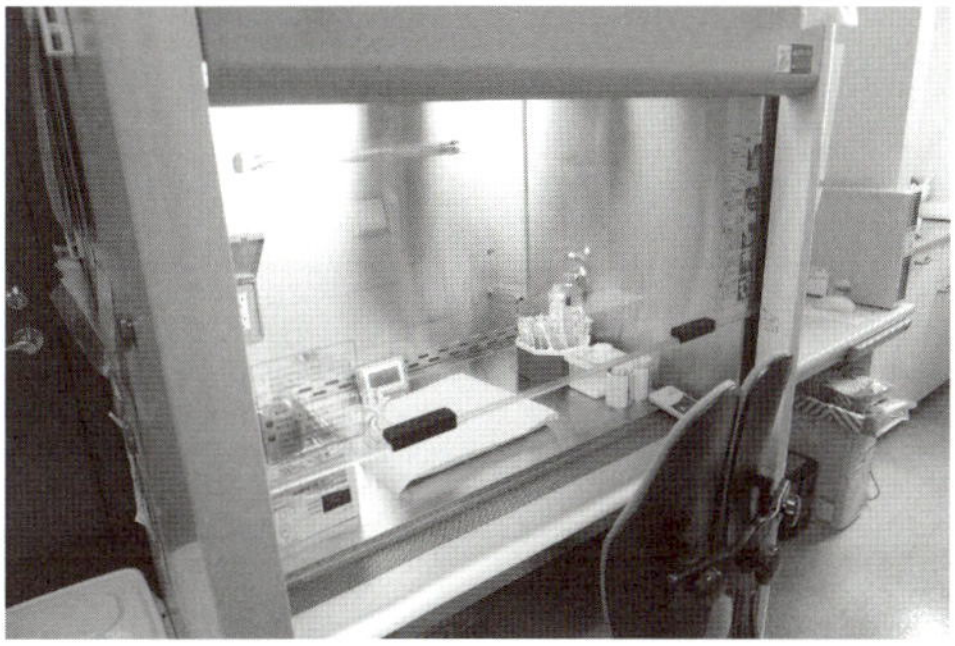

安全キャビネット

ても快く受け入れている。

乳がんで命を落とさないために

院長は、中学1年のときに、父を目の前で亡くしている。それが、医師をめざすことになったきっかけだ。そのとき、救急車よりも早く駆けつけてくれたのは、地元の開業医だった。結局、父の命は救えなかったが、命の大切さや、はかなさを思い知ると同時に、そのときの医師の姿が自分の将来像に重なった。

このことが、院長が現在、医師として存在する原点にある。

「乳がんで命を落とさないために必要なのは、検診で早期発見することです。そのための検診受診を多くの方に知っていただきたくて、〝広島ブレストセンター〟を作りました。女性医師が検診し、結果もその日に分かります。ハードルをできるだけ低くして、検診を受けやすいようにしました。もし検診で引っかかっても、あまり待つことなく次の精密検査に行くことができて、診断がすぐについて、詳しい説明を受けられるようにしたくて、当院を作りました。病気だと分かったときに、不安を抱えたまま治療に入ることを減らしたい――。

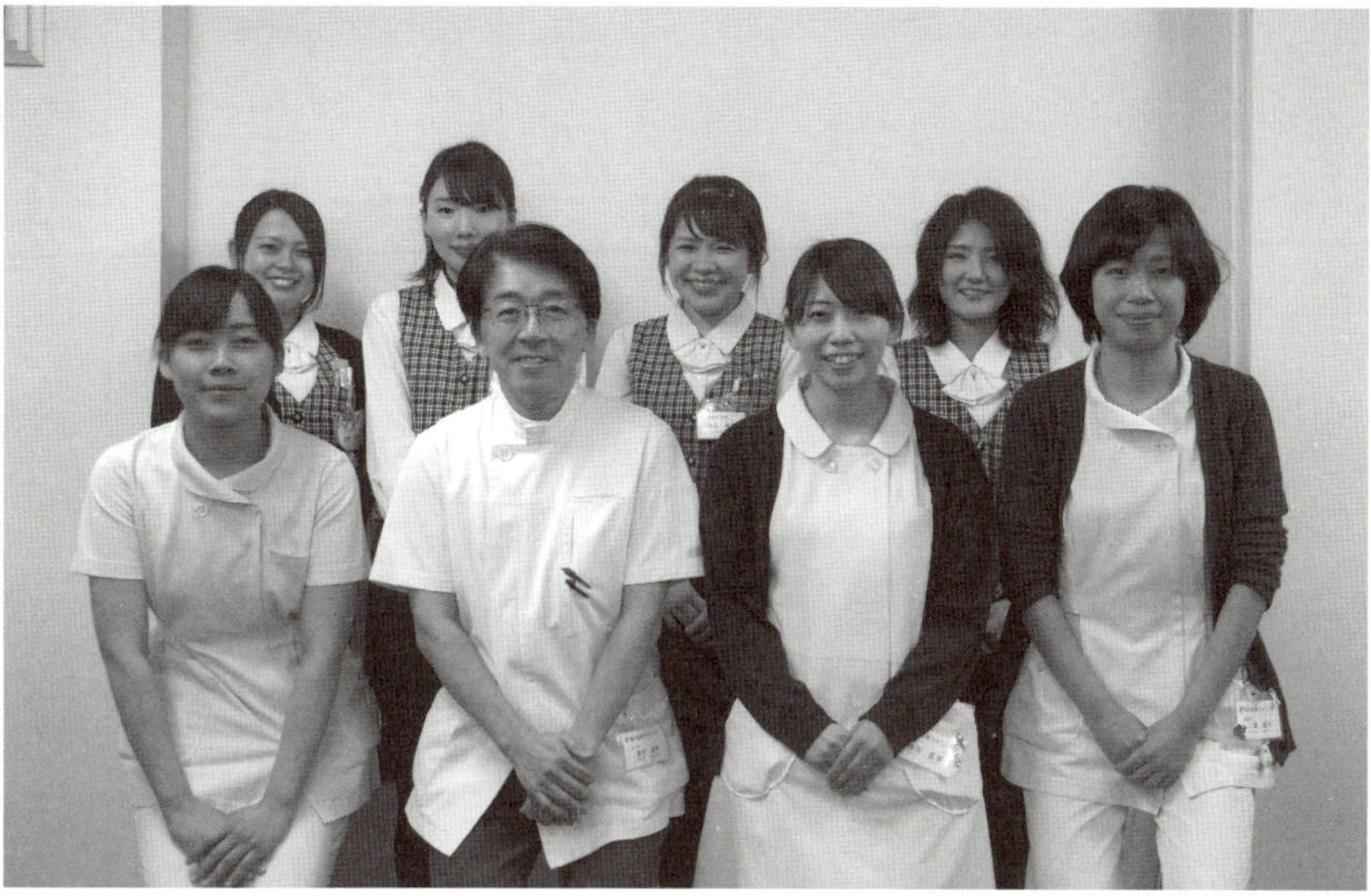
院長とスタッフ

それを目標に走ってきて、これまで1000例を超える患者さんを送り出しました。広島ブレストセンターには、ガイドラインに基づいた標準治療を納得して受けられるための詳しい説明や勉強会があり、後遺症対策や副作用対策も含め、患者さんが安心できる体制をとっています。かけがえのないご自分の命のために、ぜひ受診してください」

広島市中区

広島県初！ 乳がんの日帰り手術で実績

広島マーククリニック

（日本乳癌学会認定施設）

金 隆史 院長

広島県初の乳がん専門の検診・治療を行うクリニック。乳がんの撲滅をめざし、「乳がん治療を常に世界の標準に」をモットーに、乳がんの日帰り手術をはじめとする、診療の進化と発展に努めている。

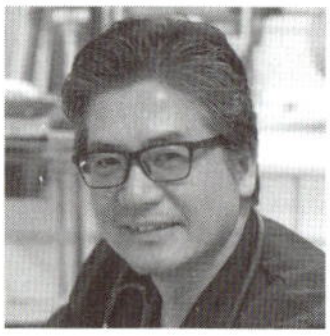

広島市中区大手町2-1-4 広島本通マークビル3F
TEL　082-242-6001
HP　http://hbc-center.com/index.html
（インターネット予約は24時間受付）
駐車場　なし（近隣の駐車場をご利用ください）

診療時間　※予約制

	月	火	水	木	金	土	日
8:30 ～ 12:00	○	○	○	休診	○	○	△10:00 ～ 14:00
13:30 ～ 17:30	○	○	○	休診	○	○	

＊木曜・日曜・祝日は休診　＊受付終了は30分前となります
＊毎月第2日曜（診療時間10:00 ～ 14:00）は検診・診療を行います

きん・りゅうじ。1959年大分県中津市生まれ。福岡大学卒。元広島大学助教授・医学博士。米国テキサス州 Houston、MDアンダーソンがんセンター留学等を経て、広島市民病院乳腺外科勤務。2008年広島マーククリニック開設。乳癌超音波検査認定医、検診マンモグラフィ読影認定医（A判定）。
日本乳癌学会専門医・指導医、日本外科学会専門医・指導医、日本消化器外科学会専門医・指導医。日本内分泌外科学会評議員、日本甲状腺外科学会評議員、乳癌学会元評議員、米国癌学会（AACR）正会員、米国癌治療学会（ASCO）正会員。

広島市の都心に誕生した専門クリニック

2008年3月11日、広島マーククリニックは、乳がん専門のクリニックとして、アストラムライン・本通駅の前に開院した。

「がんの手術は入院してするもの」という多くの人の思い込みを払拭する開業医として、がん手術を日帰りで行う広島県初のクリニックの誕生だった。

乳がん治療の進んでいる欧米では、乳がんの日帰り手術は珍しいものではない。米国では1990年ごろから日帰り手術が始まり、州によって差はあるものの、少ない州で50～60%、多い州では80～90%程度の普及率である。ヨーロッパでも2000年ごろから始まっている。現在では、かつて主流だった脇の下のリンパ節を切除する腋窩《えきか》リンパ節郭清《せっかくせい》はせず、乳房温存手術（乳房の部分切除とセンチネルリンパ節生検※）が乳がんの標準治療となっている。

（※センチネルリンパ節とは、乳がん細胞が乳房内から最初にたどりつくリンパ節のこと。このリンパ節を発

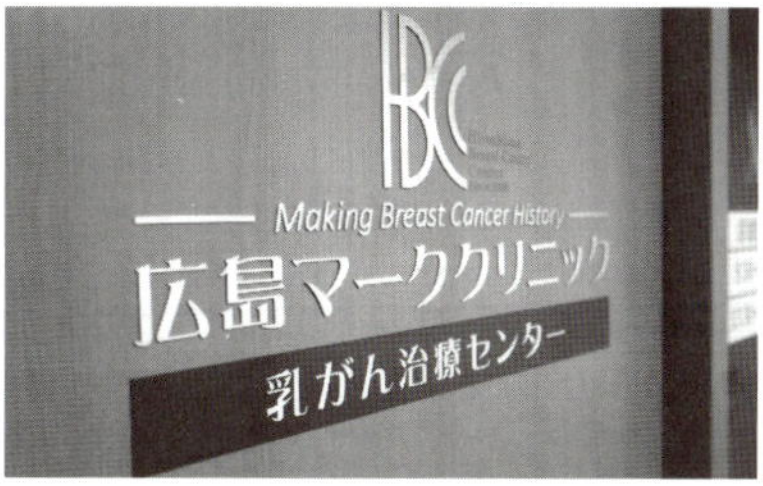

入口ドアに「Making Breast Cancer History」の文字が刻まれている

主な診療内容	●乳がん検診　●乳がんの日帰り手術　●抗がん剤治療
乳腺外科	マンモグラフィ、超音波検査、細胞診、吸引組織生検 日帰り手術（Day Surgery）、外来化学療法、ホルモン治療 骨密度測定検査、セカンドオピニオン

見して摘出し、がん細胞の転移の有無を顕微鏡で調べる検査を、センチネルリンパ節生検と呼ぶ。標準的には、センチネルリンパ節生検の適応になるのは、乳房の切除方法に関係なく、しこりが小さく、リンパ節転移の可能性が低い場合とされている）

専門医としての豊富な経験と実力

乳がんの日帰り手術は、欧米では多いが、国内では、基幹病院の中に日帰りで小さいがん手術を行う施設がいくつかある程度。専門クリニックの看板を掲げて日帰り手術を行っているのは、おそらく全国でも10施設あるかないかと、極めて少ない。広島県下では唯一、広島マーククリニックのみである。

国内の乳がん患者数は増加の一途をたどり、今や11人に1人が乳がんになる時代。患者が集中するがん基幹病院はパンク寸前だ。同時に、乳がん治療もこの十数年で大きく進歩している。増える患者と高騰する医療費。乳腺専門クリニックが今、求められている。

がん基幹病院との連携の下、専門クリニックでできることは専門クリニックで行うことが、がん医療現場の疲弊や医療費の高騰などの問題の解決につながるのではないだろうか。

実績 （2016年1月～12月）	乳がん検診数／359例、新規発見乳がん数／49例 乳がん日帰り手術数／38例、抗がん剤治療／451例

金院長は、乳腺外科の専門医として、長く乳がんに取り組んできた経験を生かし、1人でも多くの患者がその人らしい普通の生活を送れるように願い、乳腺専門クリニックを立ち上げた。専門スタッフとのチーム医療で、日帰り手術をはじめ、先進の医療を提供している。

日帰り手術を含めて、乳がんの治癒をめざした院長の治療の基本原則は、以下の3つである。

①必要最小限の侵襲《しんしゅう》と免疫低下させない方法で手術
②適切な補助療法
③日常生活での注意指導／過度の飲酒、喫煙など乳がん再発に関連することは避け、適正な食生活、運動など再発防止につながることは積極的に行う。免疫機能を低下させることは、極力避ける。

乳がん治療をより身近にするために

院長は、広島大学原医研の腫瘍《しゅよう》外科で長く消化器がん、乳がんの化学療法の研究と、外来、手術全般に携わってきた。2003年に米国のMDアンダーソンがんセンターに留学。乳がんの集学的治療と、当時日本ではまだ浸透してい

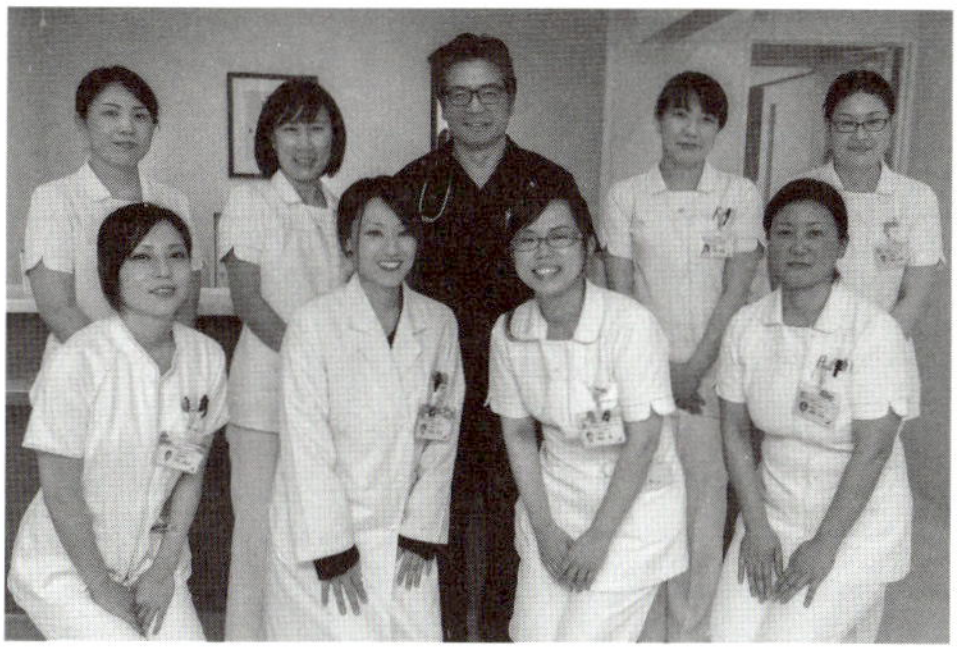

院長とスタッフ

なかった、乳がんに対する多職種の連携によるチーム医療を学んだ。帰国後、広島大学を経て、広島市民病院乳腺外科に勤務。そこで考えたのは、「アメリカでもヨーロッパでも、かなり前から乳がんの日帰り手術が行われていました。乳腺専門クリニックであれば、専門的な知識と技術を生かした診療を行えるのではないか。また、乳がんの診療の中で、これからはそれが必要になってくるのではないか」ということだった。

当時、乳腺専門クリニックは、全国レベルでは徐々にできつつあったが、広島にはまだなかった。そこで、米国で学んだチームアプローチをベースとして、大病院などではできない診療を行う乳腺専門クリニックの開設を決意した。

同院の設立の理念は、以下である。

1. 最新の乳がんの診断・治療法を駆使し、広島県および日本の乳がん治療成績の向上と、死亡率の低下に貢献する。

2. 乳腺専門医および専門スタッフによる、乳がんの生物学、科学的根拠に基づいた診断・治療を行う。乳がん治療ネットワークの一翼を担うとともに、乳がんの治療発展の新たな1ページを開く。

ちなみに、「マーククリニックの名前の由来は、広島マークビルにあるクリニッ

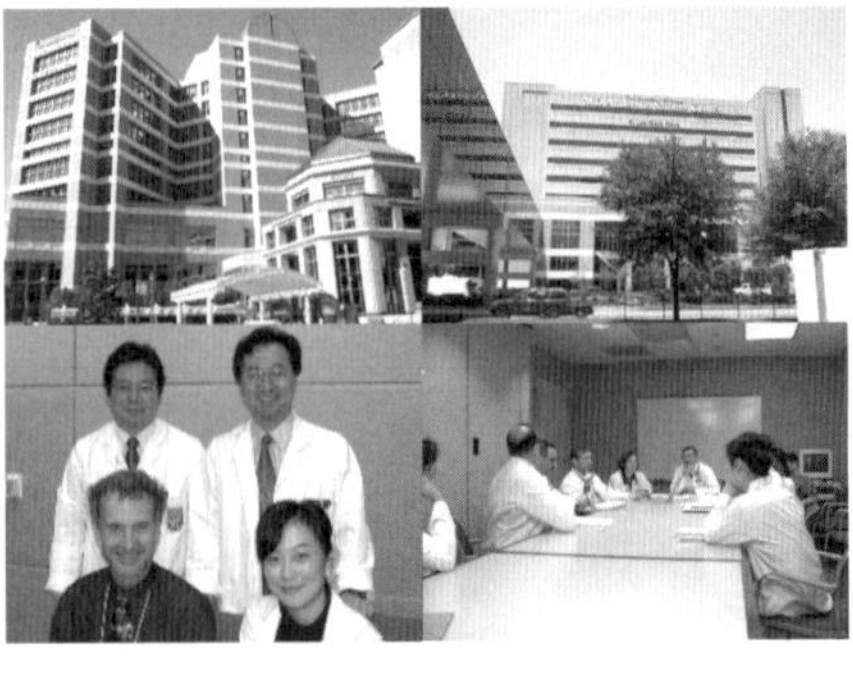

米国のMDアンダーソンがんセンターの留学時代（左下写真：後列左が院長）

クであることが1つ。さらに、「マーク」には印、特色、足跡を付ける、示す、特徴づけるなどの意味があることから、乳がんをマーク（追跡・発見）する、乳がん治療の歴史を刻むという3つの意味が込められている。

乳がんは「全身病」

従来の乳がん手術は、全身麻酔《ますい》で行われてきた。全身麻酔手術は、全身吸入麻酔＋オピオイド鎮痛薬（麻薬の一種）を使い、さらに筋弛緩剤《きんしかんざい》で体が動かないようにして行う。これが、乳がんに限らず、通常のがんの手術である。

乳がんの場合は、体表面の手術であるため、センチネルリンパ節生検《せいけん》を行って、リンパ節への転移が認められず、リンパ節生検だけで終わることになれば、全身麻酔を使わず、局所麻酔と静脈麻酔での手術が可能だ。院長が開業する前に勤務していた広島市民病院でも、手術待ちの期間が長かったり、がんが小さい患者には、その同意のもとに局所麻酔による乳がん手術を一部で行っていた。

腋窩リンパ節郭清は、血管、神経を露出して切除するため、後で上腕の運動障害や知覚異常、脇の下のリンパ浮腫《ふしゅ》や腕のむくみなど郭清に伴う弊害が起こってくることが多い。かつてはリンパ節の郭清をきちんと行ったり、さらには拡大手術を行った方がより生存が延びるのではないかと考えられ、脇の下だけでなく胸骨傍《きょうこつぼう》リンパ節まで切除する拡大乳房切除手術が行われた時期もあった。

しかし、1970年代から米国で臨床試験が始まり、少なくともリンパ節郭清が生存を延ばすことにはならないということが分かっている。

乳がんは、基本的に小さい段階から全身にがんが転移し、どこかに潜《ひそ》む「全身病」であり、がんの広がり方は乳房から始まって、周囲のリンパ節、あるいは血管の中に入って広がっていくと考えられている。

現在、がんのタイプは5つくらいに分類され、局所的な傾向が強いタイプ、全身的な傾向が強いタイプなどがあり、それによって抗がん剤を使ったり、ホルモン治療をするなど、治療法も決まっている。

全身治療と必要最小限の手術

リンパ節を多く切除することが生存につながらないのであれば、乳がんが再発を起こさないためには全身治療（抗がん剤やホルモン治療など）をきちんと行うことが大切ではないか——。その考えに立てば、局所治療の手術は必要最小限度で、しかも、体に負担が少ない形で行った方がいいはずである。

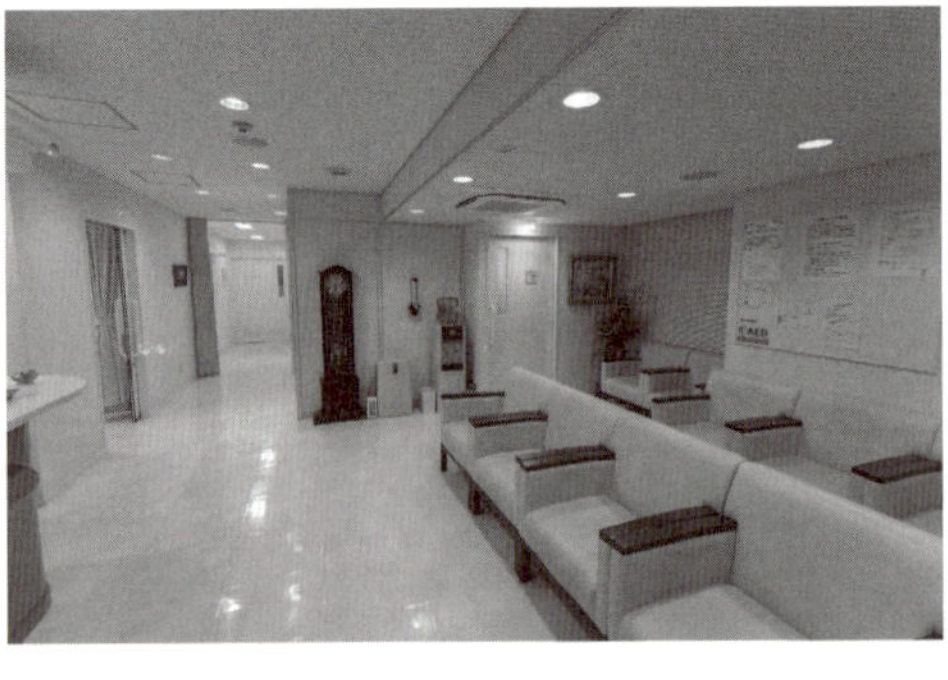

待合室

実際に院長が勤務していた広島市民病院時代のデータでは、リンパ節だけを部分的に切除しても、血管まで露出してリンパ節をたくさん切除しても、生存率は変わらないというものがある。また、今から10年以上前に米国を中心として行われた臨床試験で、センチネルリンパ節生検は、それまでのリンパ節郭清を行う通常の手術と成績が変わらないことが証明され、現在はセンチネルリンパ節生検が乳がんの標準治療となっている。

センチネルリンパ節生検でリンパ節転移が1つや2つあっても、リンパ節郭清をせずに抗がん剤治療や放射線治療を適切に行えば、生存成績が変わらないことも報告されている。

「そうしたデータをベースに、全身病である乳がんは、抗がん剤やホルモン治療などをしっかり行って、手術を最小限にすれば、日帰り手術も可能になる。患者さんの体だけでなく、日常生活や経済面でも負担が少なくなる。そう考えて、クリニックでの日帰り手術を始めました」

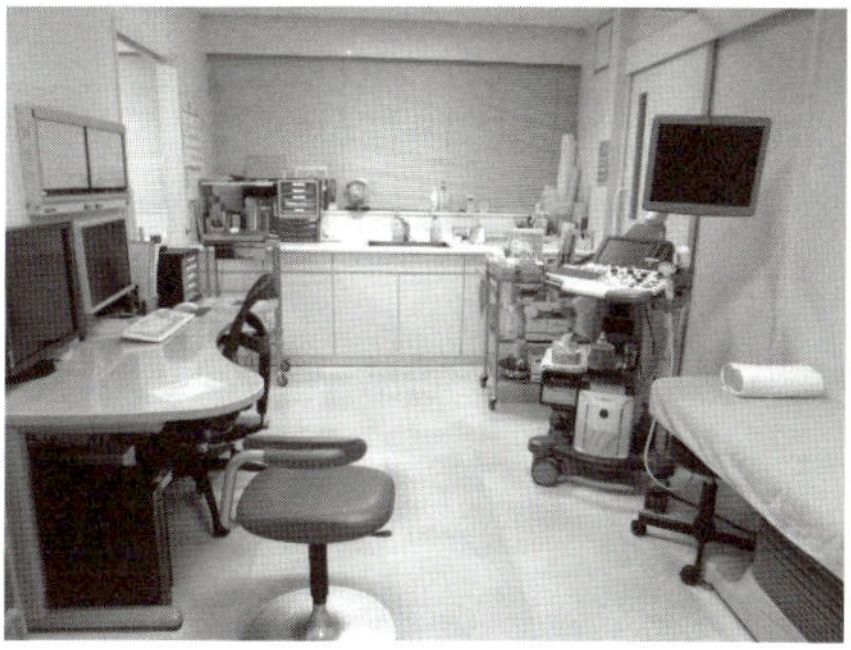

診察室

全身麻酔と局所麻酔

手術の麻酔の種類については、大きく分けて、全身麻酔、局所麻酔、区域麻酔の3種類がある。

通常入院で行われる全身麻酔手術は、全身吸入麻酔＋麻薬、さらに筋弛緩剤を使う。日帰り手術では、局所麻酔で鎮痛《ちんつう》を行い、静脈麻酔をプラスして鎮静《ちんせい》状態（眠った状態）にする。全身麻酔との違いは自発呼吸があり、特に違いが大きいのが免疫機能だ。局所麻酔の方が免疫機能の低下が少ない。

良性の腫瘍などに対しては局所麻酔だけで手術することもあるが、良性腫瘍でも3～4㎝の大きさになると局所麻酔だけでは100％痛みを取れない可能性がある。その場合は、静脈麻酔での鎮静をプラスし、つまり眠った状態にする方が患者にとっては楽である。

全身麻酔（吸入麻酔）＋モルヒネは、全身麻酔＋区域麻酔（傍脊椎《ぼうせきつい》麻酔など）と比較した場合も、免疫機能低下による乳がんの再発率の増加が報告されている（図1）。免疫機能の低下に関与すると考えられている主な要因は、吸入麻酔と麻薬であり、一方、区域麻酔は免疫機能の低下を回避する。現在、欧米を中心に、前向きの臨床試験も進んでいる。

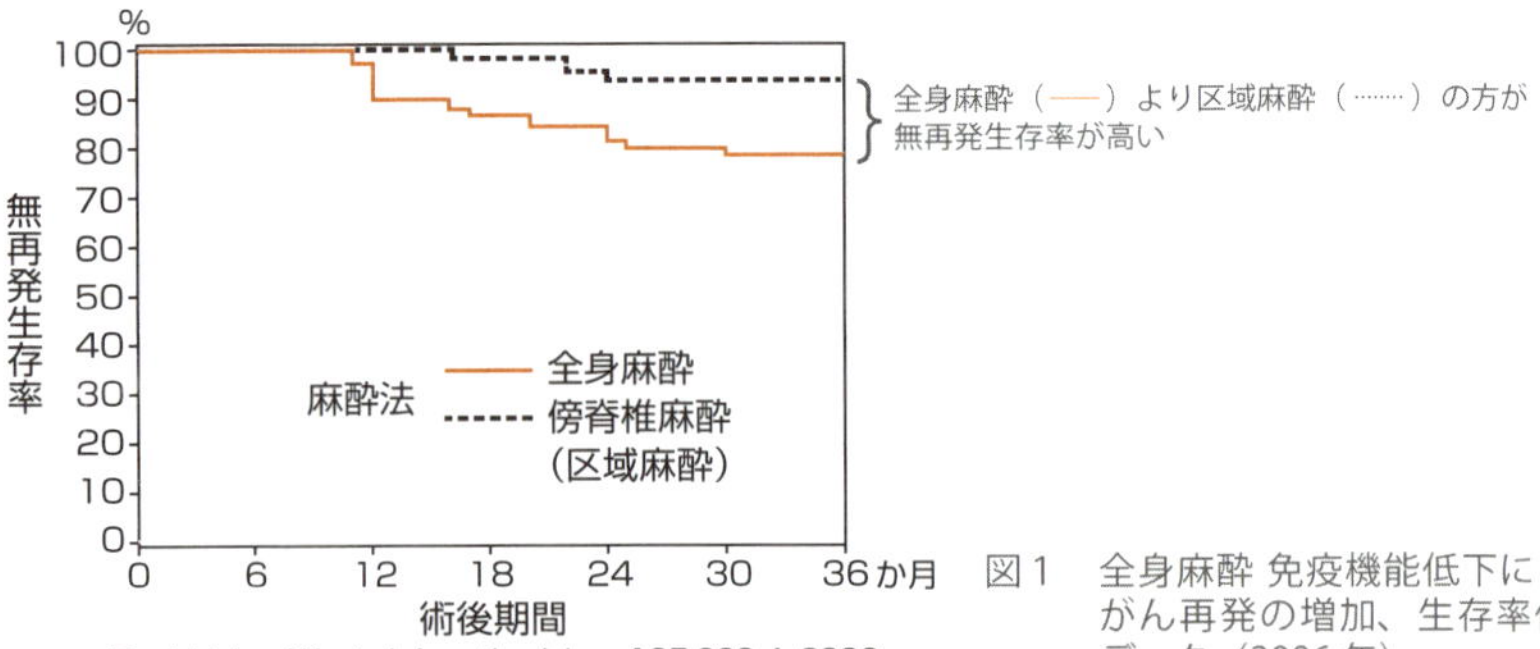

Exadaktylos AK, et al. Anesthesiology 105:660-4, 2006

図1　全身麻酔 免疫機能低下による乳がん再発の増加、生存率低下のデータ（2006年）

「がんは免疫力の影響が大きいので、手術に関しても免疫を落とさない方法がいいのです。最近は、全身麻酔でも、吸入麻酔ではなく、免疫への影響が少ない全静脈麻酔を使う傾向になっていますが、麻薬や筋弛緩剤を使えばやはり免疫に関与すると考えられます。免疫力低下は軽減される傾向にはあっても、局所麻酔、または区域麻酔（いわゆる硬膜外麻酔）と、静脈麻酔を併用するのが免疫的には一番良い麻酔法といえるかもしれません」

なお、区域麻酔は、管理の問題などもあって、院長は行っていない。

日帰り手術のメリット

米国では、医療費が非常に高いことと、術後の患者への指導が徹底されていることから、乳がんの部分切除の手術であれば、筋弛緩剤を使う通常の全身麻酔であっても、日帰りになることが多い。朝早く手術をして、その日のうちに帰宅する（＝デイ・サージャリー）。乳房全摘を行った場合でも、1泊して様子を見る程度だという。

国内では、通常の全身麻酔をして、日帰りすることは難しい。日帰り手術の

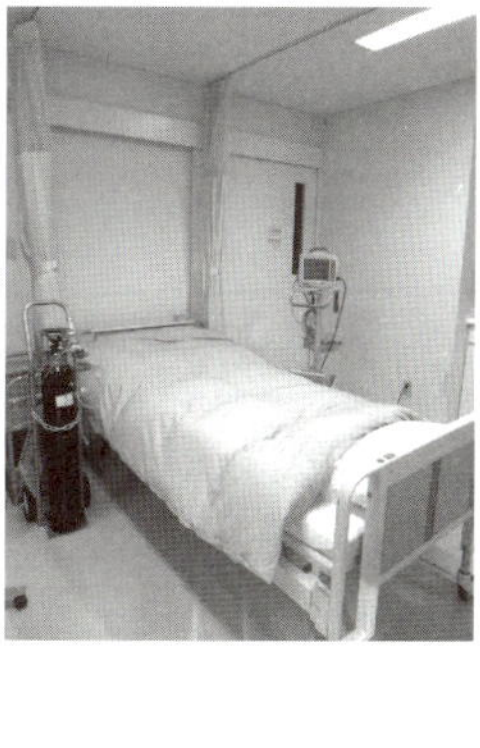

術後
回復室

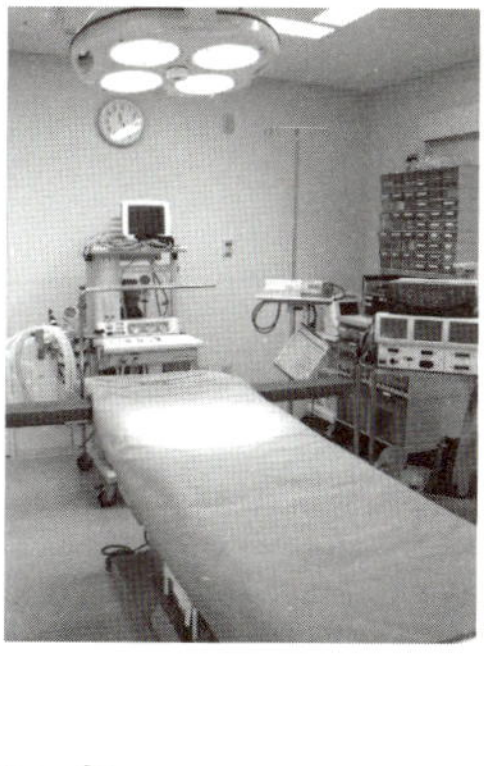

手術室

場合は局所麻酔と軽い静脈麻酔になるという。

日帰り手術のメリットは以下の通りである。

①仕事を持っていたり、小さい子どもがいるなどの家庭の事情で入院が難しい人は、日常生活のリズムを変えずに手術ができる。

②入院の煩わしさがなく、身体的・精神的負担が軽く済む。

③医療費の削減の視点からも、経済的である。

開院以来8年半、乳がんの診断をした593例の患者のうち、7割強は日帰り手術を施行。一方、入院できる施設での手術を希望する場合は、加入保険の関係や家族の意向までさまざまである。日帰り手術では、手術内容、麻酔法、合併症、術後のリハビリについて、また、術後は必ず家族が誰か一緒に家にいることが条件なので、家族を含めてどんな注意をすべきかなどを詳しく説明する。手術時間は1時間～1時間半、その後3～4時間休んだ後歩いて帰宅することができ、術後の痛みも内服薬で十分コントロール可能である。また、抗がん剤治療の場合も同じだが、24時間体制で何かあればいつでも必ず院長の携帯電話に連絡がつくようにしている。

これまでに、術後に何かトラブルが起こって緊急入院を要したケースは一度もない。しかし、もしその必要があれば、すぐに広島市民病院の救急外来へ患者を送る。そのほか県立広島病院、中電病院、広島大学病院へも、基本的には患者の希望の病院があればどこにでも紹介する。日帰り手術は、常にこれら基幹病院との提携のもと、100％ではなく、120％を目標に安心安全に行っている。

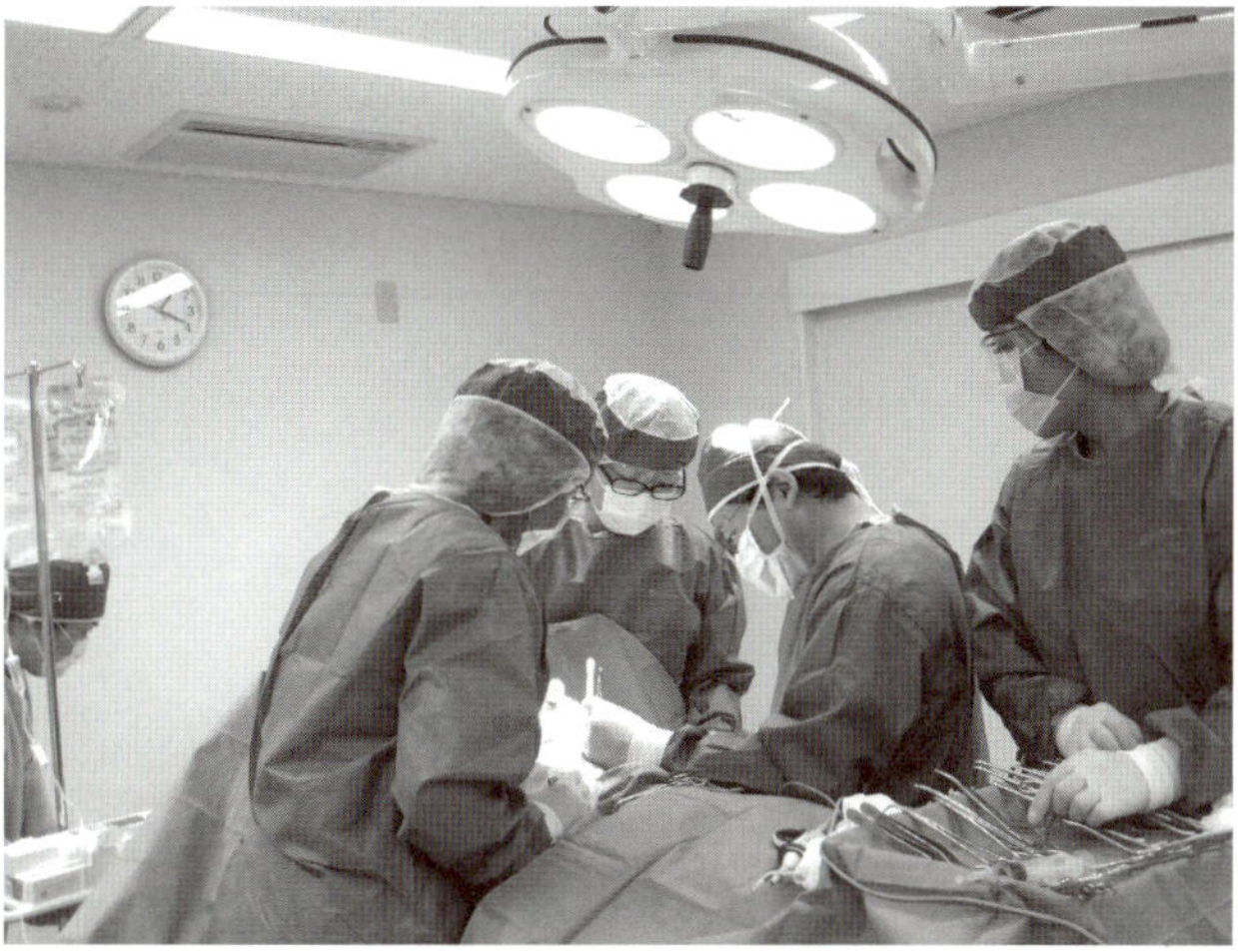

日帰り手術は基幹病院と連携して、120% の安心・安全を目標に行っている

全ステージの生存率94・7％

乳がんは、生物学的な特徴がはっきりしたがんであり、固形がんの中では抗がん剤が効きやすいがんでもある。そこに興味があったと院長は言う。

患者への負担の少ない方法

できちんと行えば再発率の低下、生存率の向上につながるのではないかと、日帰り手術にこだわって、これまで診療を行ってきた。

「3㎝以上の大きい乳がんでも、今は良い抗がん剤があります。乳房温存手術ができない場合でも、抗がん剤を先に使ってがんを小さくして、乳房を残せるようになります。もし乳房を残せるのであれば、日帰り手術は十分できます」

乳房の全摘が適応になる場合は、基幹病院へ紹介する。

同院の実績として、開院した２００８年３月〜２０１６年10月末までの約８

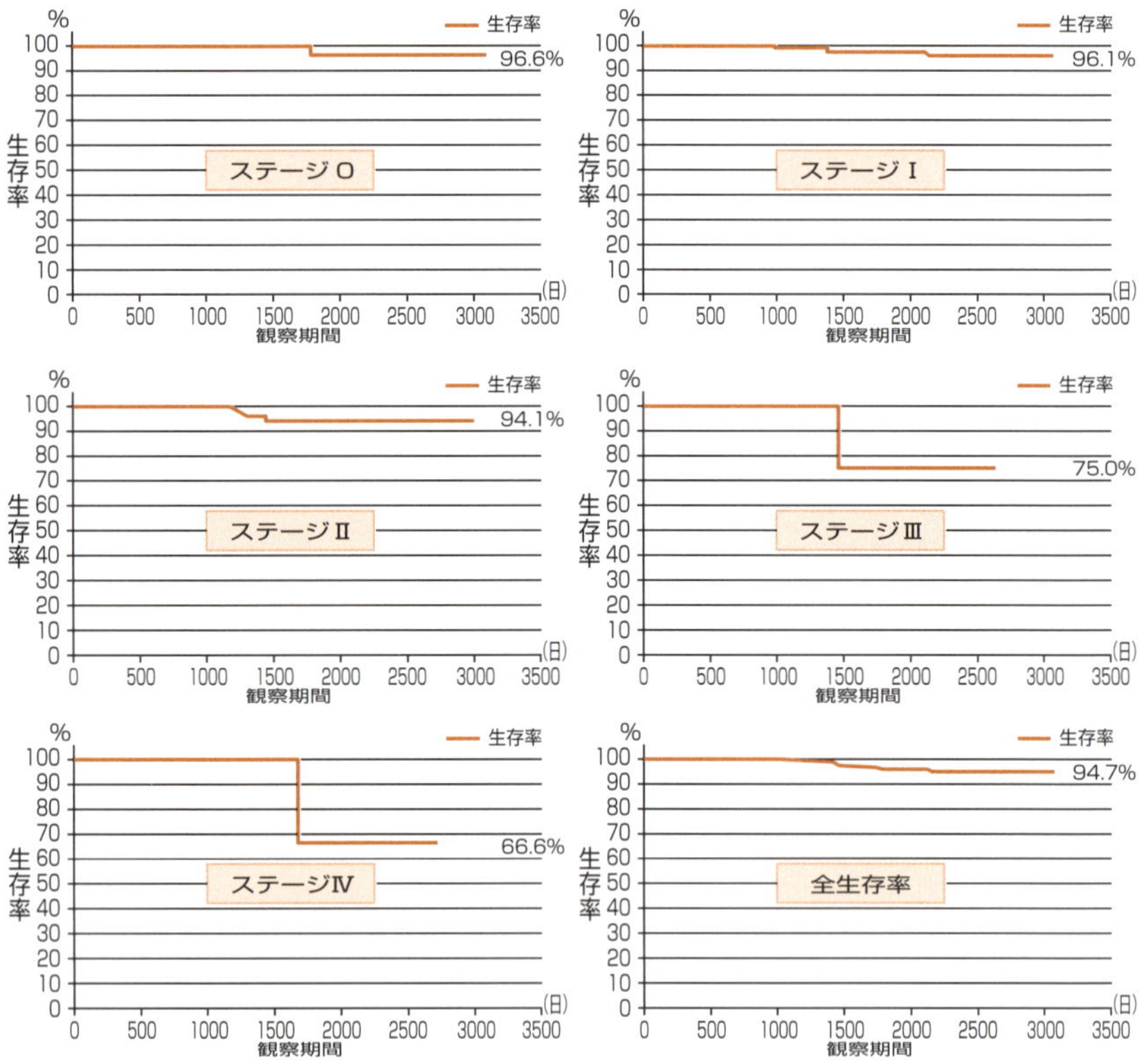

図2　乳がんの生存率

年半の、乳がんに対する乳房温存手術件数は379例で、手術時のステージ0からⅣまでの全生存率は94・7%、各ステージⅠ〜Ⅳ別にみても、非常に好成績である（図2）。薬物治療が非常に進歩している現在は、ステージⅣであってもコントロールでき、術前に抗がん剤を使うことでかなりがんが小さくなり、中にはがんが消失するケースもある。

ステージⅣの場合、原発巣を取るべきか、取らない方がいいのか、世界でも意見が分かれているが、院長は、ステージⅣでも術前に抗がん剤を使ってがんが小さくなれば、原則原発巣を切除する。これにより、原発巣を中心とした免疫抑制機能が解除され、腫瘍のコントロールが容易になる可能性があるという。

鍵は、診断と初期治療

「がんを治すために、ベストを尽くす」

これは、院長が患者に対していつも心がけていることである。

「最初にがんが見つかったとき、初期治療は手術、放射線治療、薬物治療が主になります。この段階で、その後いかに再発しないようにするかが鍵になる。

がんを制御できなかった場合、何年か後に再発の可能性が高くなります。再発は局所に来ることもあれば、遠隔転移で骨、肺、肝臓、脳などに出てくることもあります。初期治療に抵抗性のあるがん細胞が残っていて出てくるわけです。再発したときに治るかというと、かなり難しいと言わざるを得ません。そうすると、その後はがんと付き合っていきましょうということになります。

今は良い薬ができていますから、将来的には再発しても治すように持っていきたいのですが、残念ながらまだそこまで行っていないのが現状です」

となると、何よりも大切になるのがやはり初期治療だ。

「ポイントはどのような初期治療を行うかです。さらに、初期治療が一段落したところで安心してはいけません。ホルモン治療は5～10年行いますが、抗がん剤治療、放射線治療、ホルモン治療によりがん細胞が完全に死滅するのではなく、がん細胞が休眠状態として体の中のどこかに潜んでいると考えます。免疫の低下やほかの要因によりがん細胞が再び増殖してくることになります。したがって、免疫を低下させないことが重要になってきます」

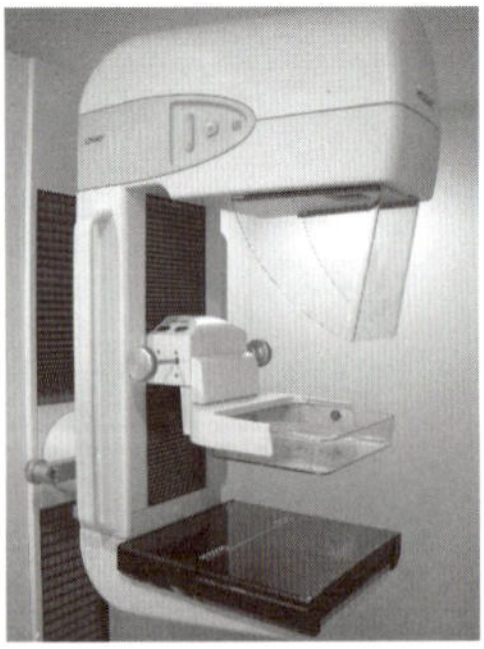

マンモグラフィ

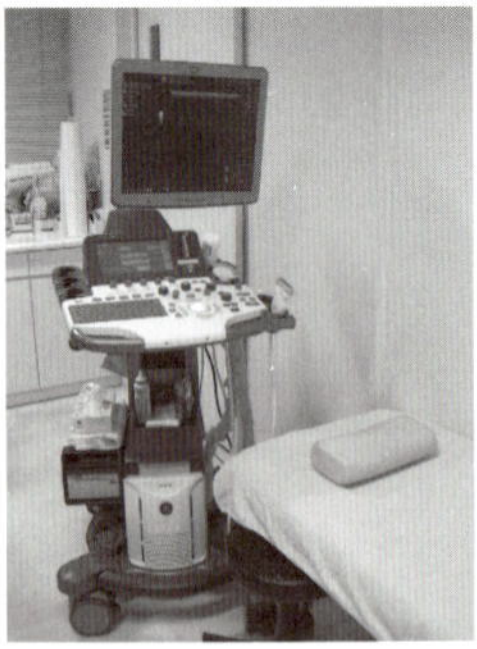

超音波診断装置

実は乳がんの診断は非常に難しいという。それを患者にいかに正確に伝えるかも重要になる。

「治療を選ぶときに、100%という治療法は今の時点では多分ありませんが、標準治療を主体にいくつかのオプションを示しながら、副作用やリスクなども患者さんが理解するまで説明します。希望や疑問、気になることにもしっかり耳を傾け、最終的には本人、あるいは本人と家族で選択してもらい、一緒にベストの治療を決めて進めていきます」

入院手術を希望した患者が、紹介先の施設で手術を終えた後に、再び同院に戻ってきて、フォローを受けていくことも多い。患者がどんな治療を望むかを最大限に尊重している。

患者の元気な顔に励まされる

大きな病院でなくても、専門クリニックでやれることはある。規模の大小ではなく、人であり、やり方である。それが治療の本質であると思っている。

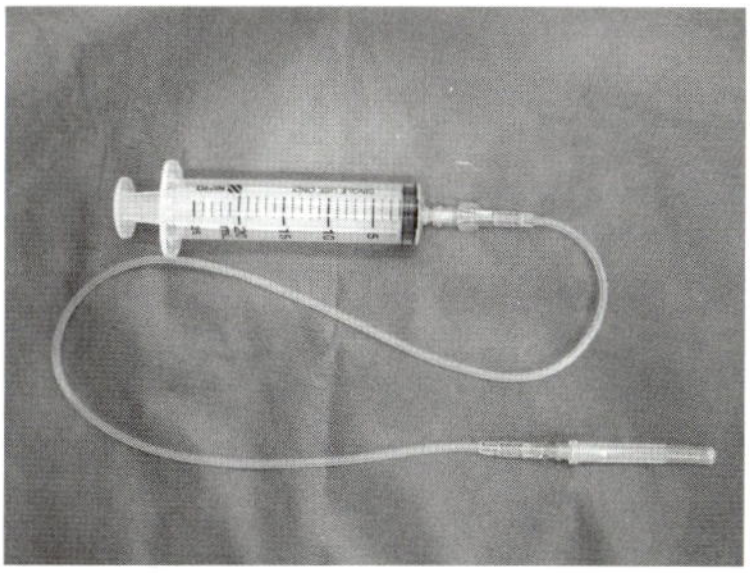

細胞診の器具

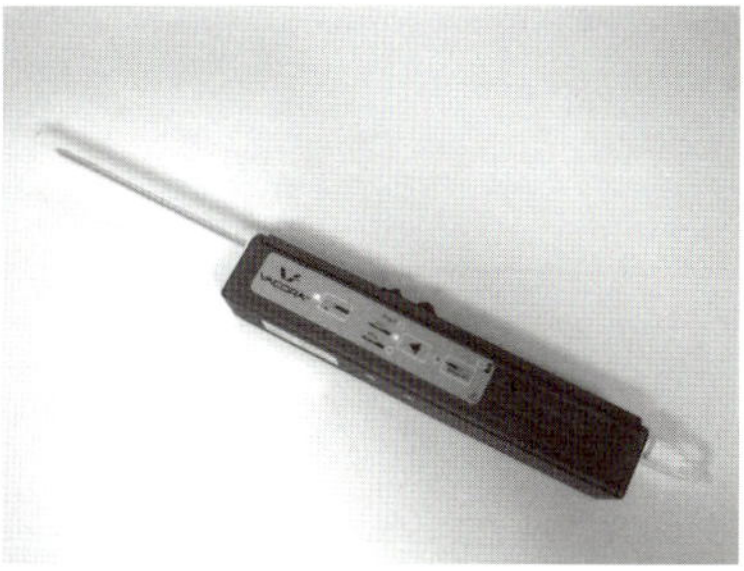

吸引組織生検の器具

「一番嬉しいのは、患者さんの病気が治って、元気で暮らしていること。明るい顔を見ることができたとき、僕たちも元気をもらいます」

本当にこの治療で良かったと、ほっとする瞬間だという。

これまでの8年半に行ったステージⅣを除く370例の乳房温存手術の中で、再発は21例（5・6％）。全身病である乳がんの場合、手術して約2〜3割が再発するといわれ、術後2〜3年後が一番多い。乳がんは、基本的に術後10年間見ていく。開院して10年には少し足りないが、それを考慮しても、この成績は相当良いといえよう。

「日帰り手術が免疫をある程度助けた状況で、それによって恩恵を受ける人たちがいるのかもしれません。それなら、本当にこの治療をやってきたかいがあったと思います」

検診に求められるのは的確な診断

同院の3本柱は、がん検診と手術と抗がん剤治療である。

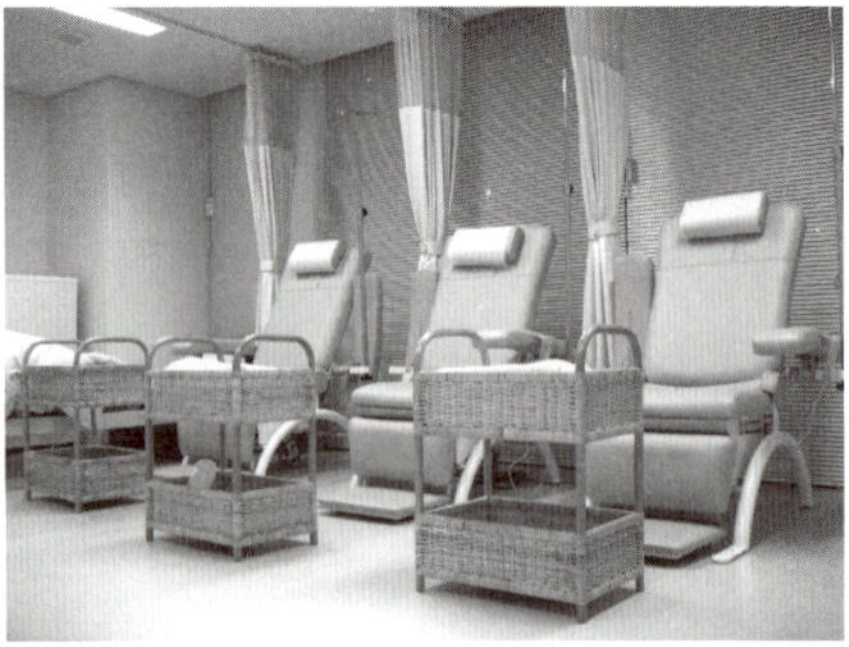

外来化学療法室

日帰り手術、外来でのフォローアップ、抗がん剤治療、分子標的治療、ホルモン治療など、術後の補助化学療法は全て行っている（図3）。

がん検診は、1次検診、2次検診（精密検査）に対応し、乳がんの早期発見に取り組んでいる。マンモグラフィ、超音波の画像診断で大まかな判断をし、乳がんが疑われれば細胞診、さらに吸引組織生検（針生検）によって、診断する。

「専門クリニックとしては、乳がんをできるだけ早期に発見して、常に的確な診断と治療を行わなければならないと考えています。そして、設立の理念にも入っている言葉ですが、乳がんの治療発展の新たな1ページを開きたいという思いで、抗がん剤治療と手術に力を入れています」

スタッフは、抗がん剤を専門に調整する薬剤師、看護師が4人、マンモグラフィなどを扱う診療放射線技師、事務が2人の計8人。院長以外は全員が女性で、患者が、どんな小さなことでも気軽に聞けるような親しみやすい雰囲気を作っている。それぞれがチームワークの中で自分の領域だけでなく、お互いにカバーできるところはカバーし合って、スムーズに治療ができるように取り組んでいる。

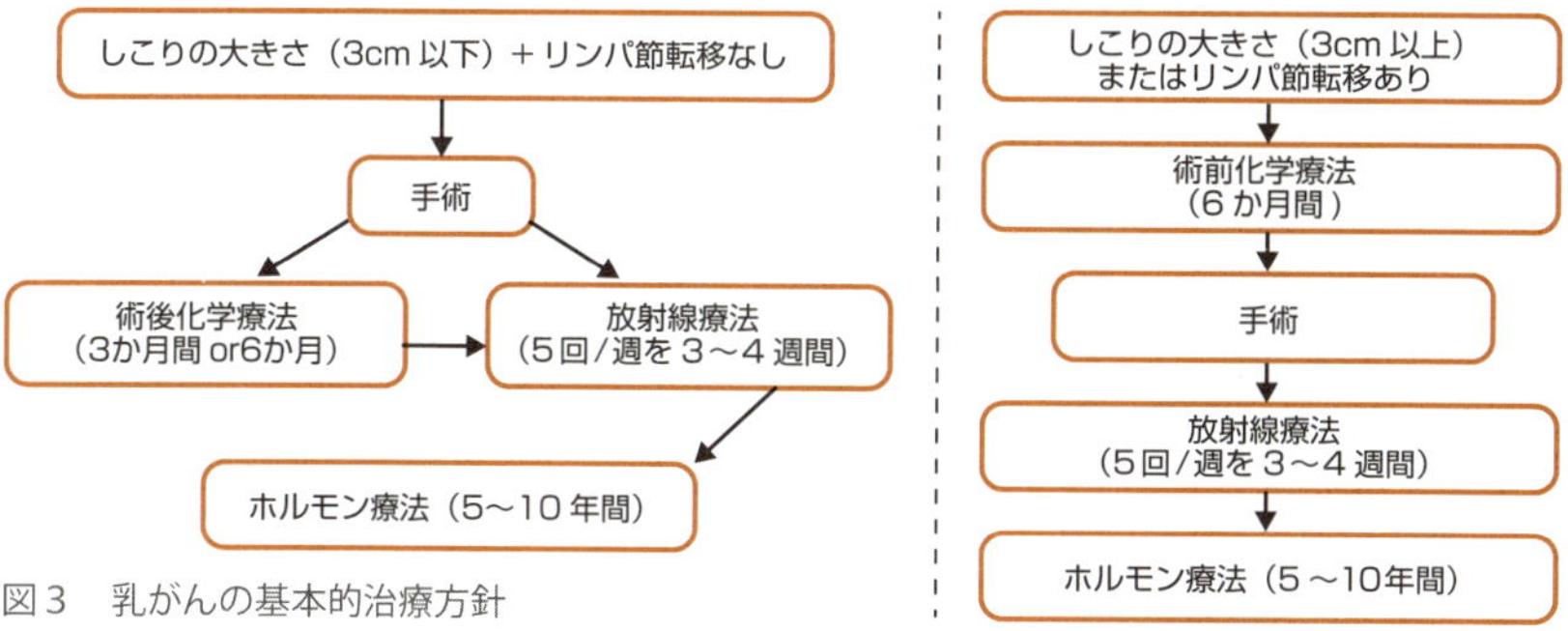

図3　乳がんの基本的治療方針

院内患者会「マークの会」

また、院内患者の会として「マークの会」がある。患者が世話人を務め、自主的な運営をクリニックがサポートするかたちでスタートした。乳がんの体験者同士が乳がん克服のための情報交換をしたり、励まし合ったり、気軽に集える親睦の場になっている。行事としてはお茶会やクリスマス会などがあり、院長から最新の乳がん治療についての講演やスタッフを交えての勉強会も行っている。

原点を忘れず、乳がんの撲滅をめざす

院長が医師を志したのは、高校時代に友人を骨肉腫《こつにくしゅ》で亡くしたのがきっかけだ。がんの外科医をめざすようになったのも、それが大きい。その思いを常に忘れることなく、がんに苦しむ人のために、力を注ぎたいという。

「開院以来、検診も含めて1万7000人以上の新患と関わり、取り組んできたことが、次の新しい乳がんの患者さんのために役に立ってほしいという思

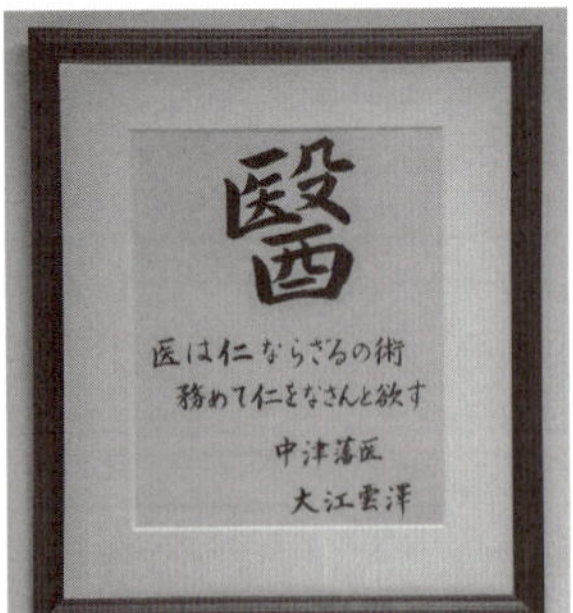

広島マーククリニックの信条

いでやっています。また、臨床的なアプローチ、研究的なアプローチもやれるところまでやりたい。今は、乳がんを取り巻く微小環境下での免疫反応を遺伝子レベルで解明するため、新たな研究を開始しており、このことで個々の免疫機能と治療効果、予後へおよぼす影響が明らかになればと考えています」

「クリニックを立ち上げた原点を軸に、理念の実現に向けて進化・発展を続けていきたいと思います。そのために、最新の情報を得るために国際学会へ出席し、クリニックからの情報の発信を行うとともに、実地臨床へ生かしていくことが最も重要と考えています。乳がんならマーククリニックといわれるようになるまで、専門性を高めることに努め、万が一患者のためにならないと判断されるようなことがあれば、クリニックをやめるくらいの覚悟を持って、日々診療に臨んでいます」

いかに患者の助けとなり、患者のメリットになることができるか。いつも考えながら、専門クリニックとして乳がんの撲滅をめざしている。

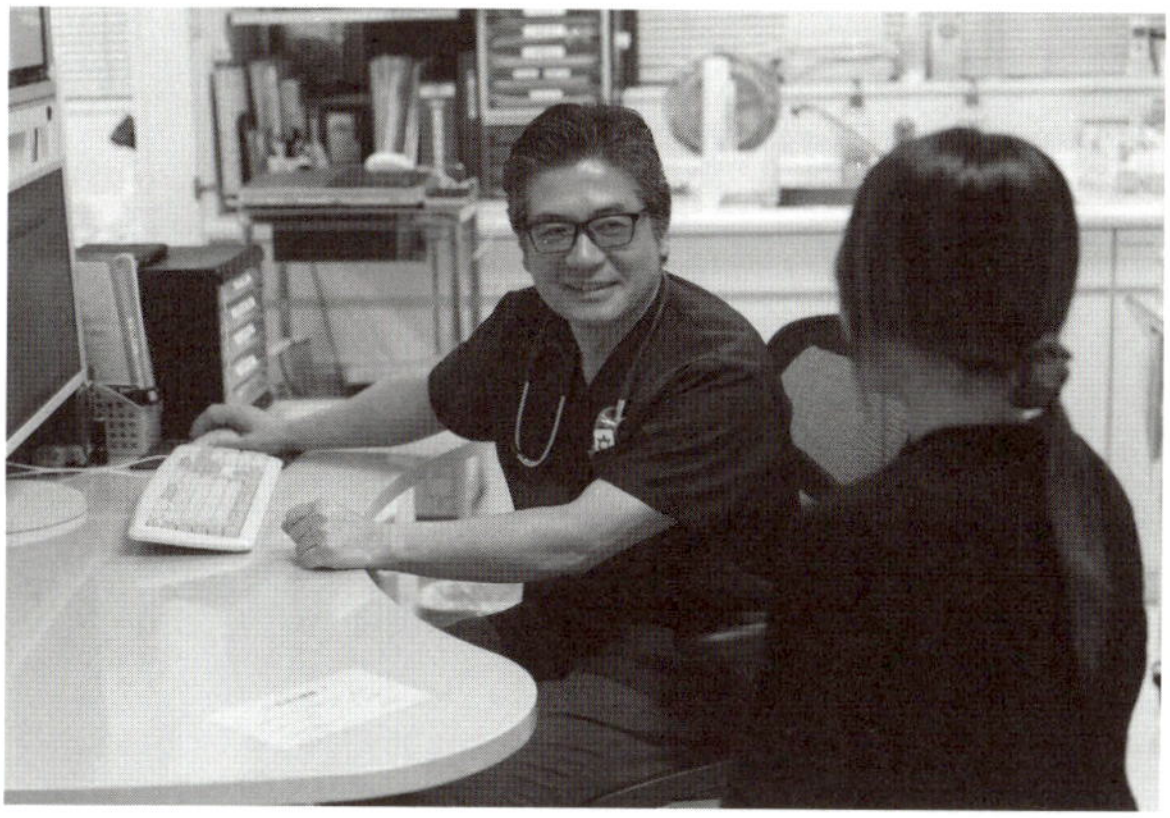

「患者が望む治療を最大限に尊重することが第一」と語る院長

安芸郡海田町

乳がん専門医で在宅医療にも積極的

医療法人 秋本クリニック

（マンモグラフィ検診画像認定施設）

秋本 悦志 院長

秋本クリニックは、海田を中心とした安芸地域で、かかりつけ医として長く親しまれてきた秋本外科から出発している。秋本院長は、乳腺専門医として地域の乳がん診療を支えながら、一方で在宅医療にも力を入れ、まさに昼も夜も地域の人々の健康づくりに奔走している。

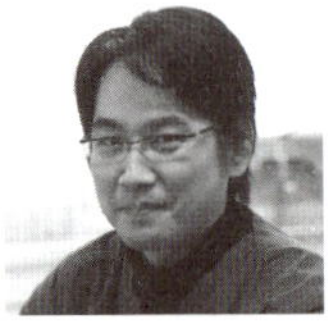

安芸郡海田町稲荷町３-34
ＴＥＬ　082-823-7777
ＨＰ　http://kaita-akimoto-clinic.com/index.html
駐車場　あり（10台）

診療時間

	月	火	水	木	金	土	日
9:00 ～ 12:00	○	○	○	○	○	○	休診
15:00 ～ 18:00	○	○	○	休診	○	休診	休診

＊日曜・祝日、木曜午後・土曜午後は休診　＊受付終了は30分前となります

あきもと・えつし。1979年広島県安芸郡海田町生まれ。広島大学病院で外科を中心に研修後、広島大学第２外科に入局。JA尾道総合病院、土谷総合病院で外科一般を学び、外科専門医を取得。県立広島病院、広島大学病院乳腺外科で乳がん診療を修業し、2013年開業。県立広島病院消化器乳腺外科非常勤。日本外科学会専門医。日本乳癌学会専門医。マンモグラフィ読影認定医（Ａ判定）。乳腺超音波検査認定医。緩和ケア研修会修了。

地域の人々の健康を支えて30年

同院は、もともと秋本外科として約30年、海田を中心とした安芸地域の人々の健康を支えてきた。２０１２年、秋本院長が父親の秋本元久前院長からバトンを受けて、このときに名称も秋本クリニックへと変更した。

２０１３年4月、それまで勤務していた広島大学病院乳腺外科を辞し、正式にクリニックをあずかった。院長、34歳の新たな出発だった。

それ以来、乳腺専門医として乳がん検診・乳腺精密検査などに力を入れ、安芸区、安芸郡の乳がん診療を支えてきた。その一方で、緩和ケアなど在宅医療の支援にも精力的に取り組み、「家族のためのかかりつけ医」としてより地域の人々にとって便利な病院を目指し、走り続けてきた。

医師を志した理由

父も祖父も外科医で、家業が医院という環境で育った院長は、幼いころから自然に「医師」という職業を意識していたという。

主な診療内容	●乳腺外科　●在宅診療
乳腺外科	マンモグラフィ、超音波検査による検診、精密検査 乳がん治療と術後フォローアップ、その他乳腺疾患全般
在宅診療	末期がん 、認知症、その他通院困難な疾患(在宅看取り対応)

「『BLACK JACK』（ブラック・ジャック）などの漫画の影響もあったと思われます。若いころは純粋に外科医がかっこいいと憧れていました。また、医師になって実際に仕事をしていくうちに、自分の仕事によってその人が元気になり、家族も笑顔になる、という経験を多く重ねてきました。好きな仕事をやって、社会的にも利益になり、感謝される。これほどやりがいのある仕事はないと思います」

父や祖父とやや違ったのは、乳がん専門医になったことである。

「若いころから外科医として修業してきました。ヘルニアや虫垂炎から始まり、大腸がんや胃がん、乳がんなどの治療にあたってきました。その中でも乳がんは、ほかのがんに比べて比較的若い世代の罹患が多く、その若い世代は子育てや、仕事で忙しいことが多い。乳がんを治すことによって、その方の家庭の負担を減らすことができ、社会的な意義が強い疾患であるということを感じました」

乳がんは診断から治療まで外科医がかかわることが多く、ある程度クリニックでできることが多い疾患である。しかし、現在、医療は細分化され、初めか

実績 （年間）	乳がん検診数／1000例、マンモグラフィ／1000例 新規発見乳がん数／25例、訪問診療／約1800件

ら最後まで主治医が一貫してしっかりと「診る」ことがない時代になってきた。勤務医時代は、異動も多く、主治医がころころと変わることも少なくなかった。

「『がん』は患者さんにとって重く感じる疾患であり、その方の人生に影響を少なからず与えます。その患者さんにずっと寄り添えるような医療を提供することで安心感を与えることができるのではないかと思います。また、乳がんは比較的予後の良いがんであり、適切な治療をすることにより完治の可能性が高いことが挙げられます。早期発見・早期治療により、乳がんで不幸になる患者さんを減らせることは明らかです」

自分の手の届く範囲と地域で早期発見の啓発を行っていくことによって、乳がんで悲しむ人、思い悩む人を地域から少しでも減らしたい。その思いが強い。

医師としての腕を磨いた日々

院長は、大学卒業後、広島大学病院で外科を中心に2年間修練し、肝移植など先進医療を経験してきた。また、内科や救命救急、整形外科、麻酔科など、

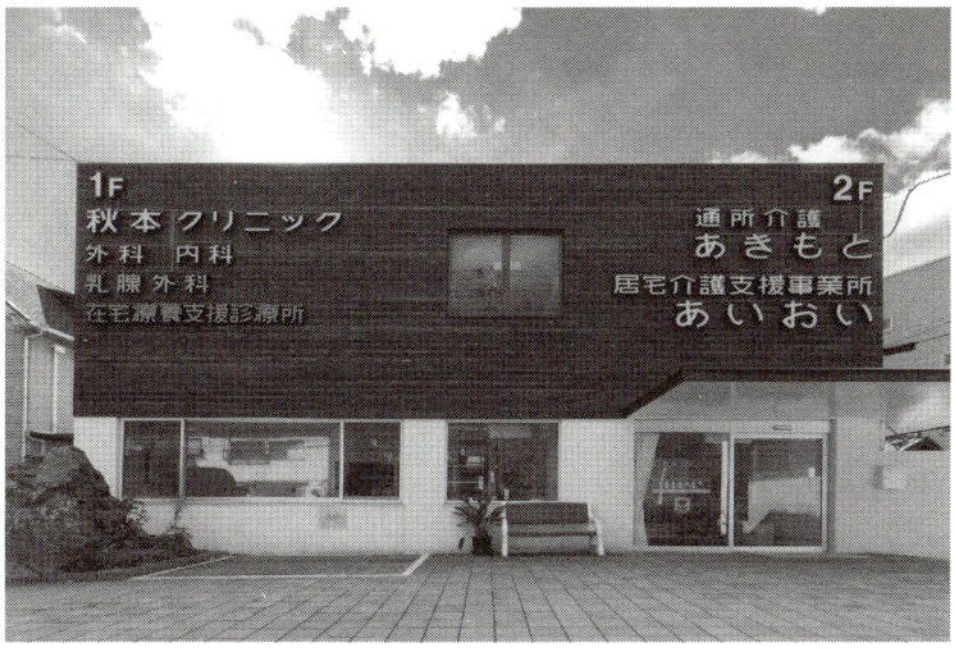

秋本クリニック

外科以外の他科の研修もあった。一緒に研修した研修医仲間や上司、後輩は県内各地のさまざまな病院にいて、今でも仕事でつながっているという。

その後、広島大学第２外科へ入局し、ＪＡ尾道総合病院で外科の基本、外科医としての姿勢を学んだ。このときに大いに鍛えられ、フットワークの軽さが身についた。次に土谷総合病院で甲状腺外科を中心に外科一般を学び、このころ外科専門医を取得。その後、県立広島病院へ異動したときから乳がん診療を中心に学ぶことになる。乳がんに関しては、さらに広島大学病院乳腺外科で角舎学行医師に付いて修業した。

この県立広島病院、広島大学病院時代に父親が健康を害し、実家の秋本外科を手伝いながら、独り立ちできるように必死で腕を磨いた。

実家の医院を継承

２０１３年、実家の秋本外科を継承する。

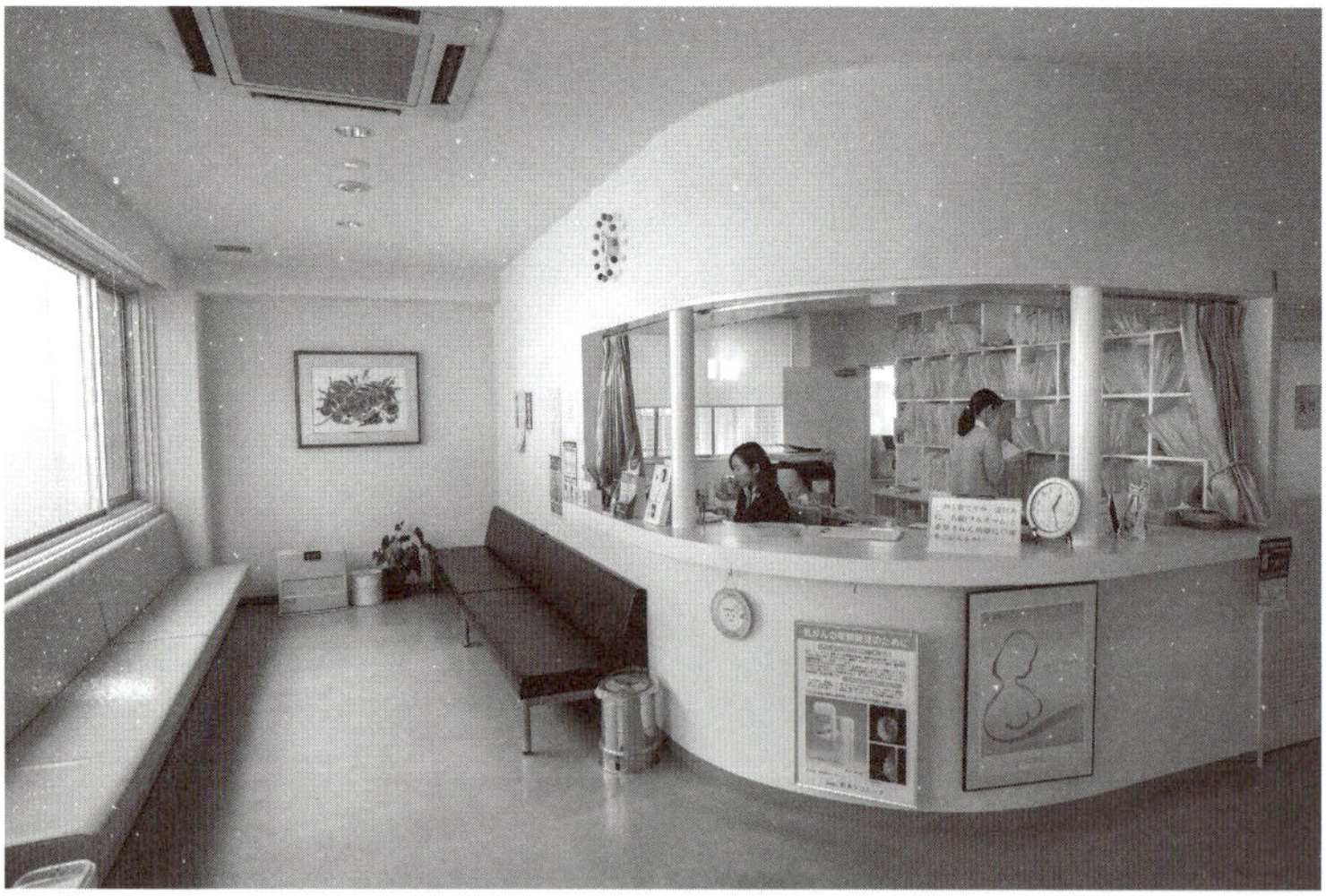

受付と待合室

前院長の父は30年前から地域のかかりつけ医として、安芸地区で在宅医療などもしてきた。地域に昔からある医療機関として頼られていて、「何かあれば家族皆がかかる秋本外科」という存在だった。

「自分は今まで外科医、乳腺外科医として仕事してきましたが、今後の地域医療を考えたときに、乳腺外科以外の高齢者医療、在宅医療などの地域のニーズに応えられるような医療の提供も行いたいと考えました。それで、外科だけにとらわれず、広い意味での医療を提供しようと、クリニックに名称変更したのです」

院長が全面的にクリニックの運営に乗り出したのは、2013年4月から。

「若いから、怖かったですよ」

外来診療全般については院長が担い、訪問診療については院長と前院長の2人で分担して行っている。

地域で専門医としての力を発揮

同院の3本柱が乳腺外科、看取りを含めた在宅医療（訪問診療）、地域の人々のよろず病いを診る総合診療である。

院長が研修医時代には、乳がん患者は25人に1人といわれていたが、それから10年余りたった現在、国内では12人に1人が乳がんにかかる時代になった。それほど急激に乳がんは増えているのだ。

乳腺専門医は広島県内に30人ほどいるが、大半は勤務医で、開業していても街中がほとんどである。

「安芸地区などこの地域にも多くの乳がん患者さんがいます。その地域で安心できる専門性の高い乳がん診療を提供できるように頑張りたいです」

強みは、乳がんの専門的ながん診療と、高齢化やがんが進んで在宅へ移行したときでも対応可能であること。さらに、緩和ケアなど看取りまで責任をもって対応できることだ。

一番の強みは、若いころ上司に徹底して鍛えられた「フットワークの軽さ」

だという。

また、かかりつけ医として、がん以外の生活習慣病などにも対応している。地域の病院との連携をしっかり行って、専門性の高いものは基幹病院へ紹介し、地域、地元で安心して過ごしてもらえるように工夫している。

主治医が変わることなく、長期間継続して診ることができるのは、患者との信頼関係も構築しやすく、患者も安心して治療を受けることができ、患者にとってのメリットは大きい。

心がけているのは、「分かりやすい、身近な医療」だという。

「ついつい専門用語が出ると、患者さんにとって理解しないままに診療が続いていきます。自分の病気に対する理解がないまま治療を続けていくのでは不安も強くなり、モチベーションも下がってくると思います」

また、なるべく明るい雰囲気をつくり、悩みなどの相談がしやすいようにしている。

「それをどう思っておられるかは分かりませんが、笑顔で帰ってくれる患者さんは多いです」

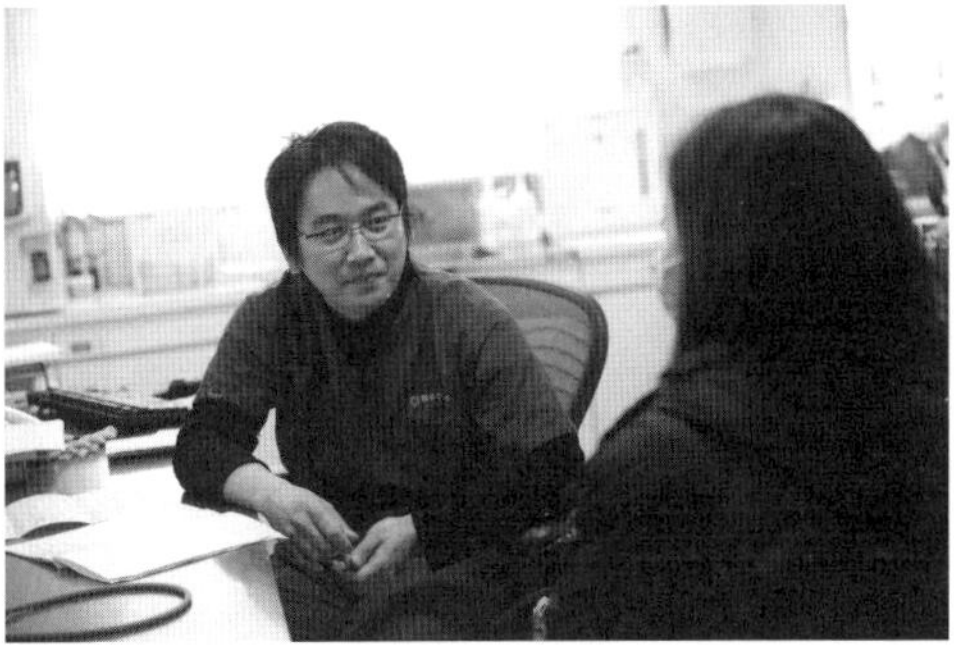
「分かりやすい、身近な医療」を心がける（院長）

クリニックでの乳がん検査

乳がん検診、乳腺精密検査では、しっかりと理解して安心して帰れるように十分な説明を心がけている。

また、早期発見のためには自己触診が非常に大事なので、乳がん検診やがんを疑って来院した患者には、看護師と一緒に乳がんの模型を使って触診の練習をしてもらっている。

「30〜40歳代の若年者のマンモグラフィは高濃度乳腺の方が多く、がんの見落としが多くあるといわれています。検診結果に異状なしと書かれていても実際には見えてないがんが多く存在するので、高濃度乳腺などマンモグラフィだけではがんの見えにくい患者さんには、超音波検査を勧め、特に気をつけて漏れがないようにしています」

外来診療のうち、乳腺の割合は約3割。そのほとんどは、がんの手術後のフォローアップと、集団検診などでがんが疑われて精密検査のために来院する人である。

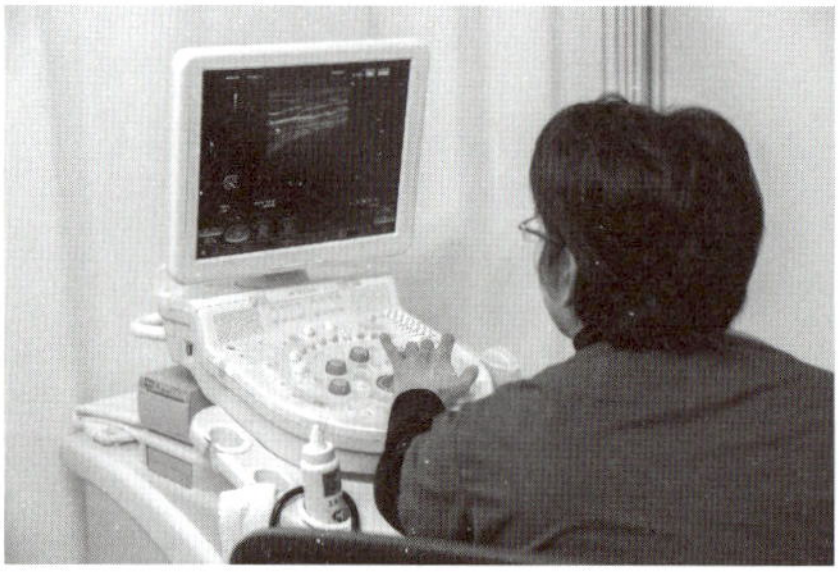

乳腺エコー

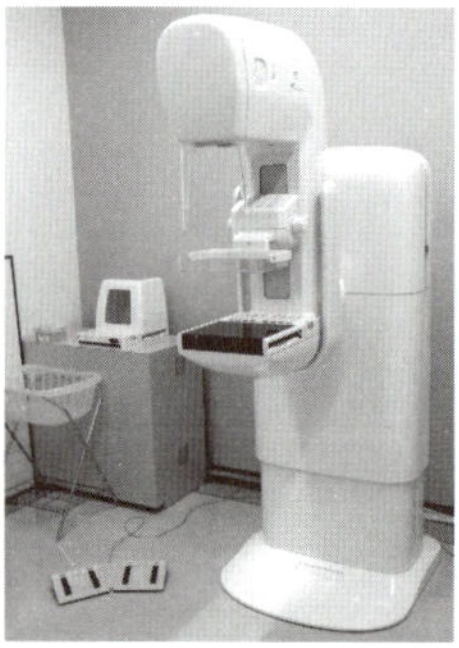

マンモグラフィ

がんの精密検査は、まず視診や触診、さらにマンモグラフィ検診、乳腺エコーを実施する。マンモグラフィはX線で、乳腺エコーは超音波で、乳房に異常がないか見る。

がんが疑われたり、がんとの判別が難しい場合には、しこり（腫瘍《しゅよう》）に直接細い注射針を刺して吸引した細胞や乳頭からの分泌物を顕微鏡で観察する「細胞診」を行う。

この細胞診で「鑑別が難しい」「検体不適正」「悪性の疑いあり」という結果が出た場合は、乳がんかどうかをはっきりさせるために、「組織診（針生検）」を行う。組織診では、ごく微量の細胞のかたまりを取り出すため、細胞診よりもより確実な診断を得ることができる。

同院ではここまできっちり行って、確定診断をつける。

乳がんと診断されたら

乳がんの手術は、同院では行っていない。合併症のリスクなどを考えると、より安全な設備とスタッフが整ったがん拠点病院などでの手術が望ましいと考えている。また、現在は保険適用になったため乳房の再建術などを希望する患

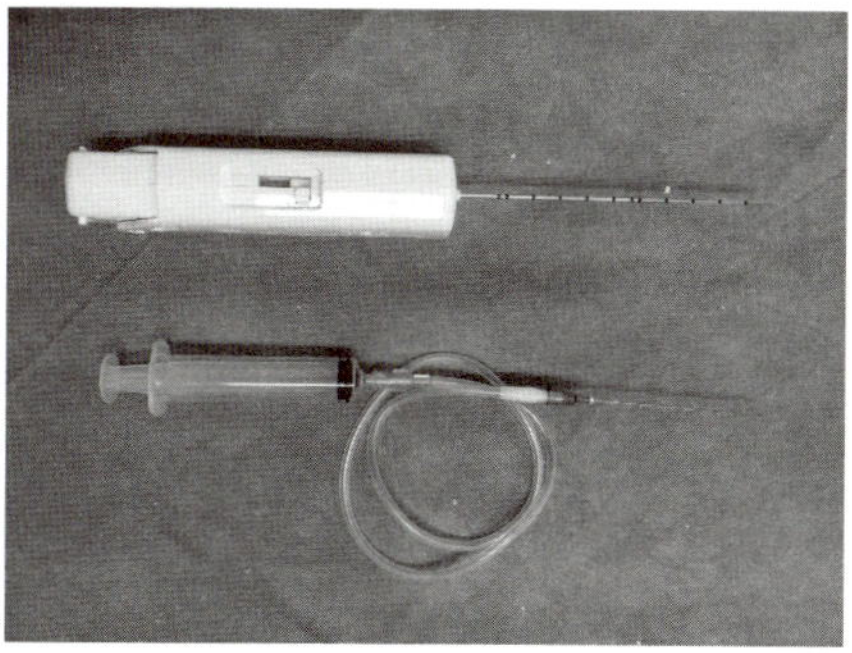

上：針生検、下：細胞診の器具

者も多く、再建は専門的な形成外科のドクターが行った方がよりきれいにできるので、拠点病院で形成外科医と連携し、十分な環境の整った施設で手術を行うようにしている。

乳腺炎の切開排膿や浅い部位の良性腫瘍の摘出などは同院でも行うが、乳がんと診断されれば、がん拠点病院へ紹介する。

近隣の基幹病院であるマツダ病院、済生会広島病院、安芸市民病院、ＪＲ広島病院や、がん拠点病院である広島大学病院乳腺外科、県立広島病院と密な連携をとり、診療をしている。

紹介する際には、患者の希望に沿った治療を提供できる病院を紹介するように心がけている。また、治療の選択肢が狭まらないように、説明には十分に時間をかけ、理解し、納得してもらうよう努めている。

「一般的に定期的に更新される『乳がん治療ガイドライン』に沿った標準治療を提供することが『最新治療』です。患者さんの不利益にならないような標準治療をお勧めしています。また、診断から手術までの時間ができるだけ短くなるように、基幹病院の主治医と連絡を取り合いながら日程を組み、遅くても1か月以内に手術ができるよう調節しています」

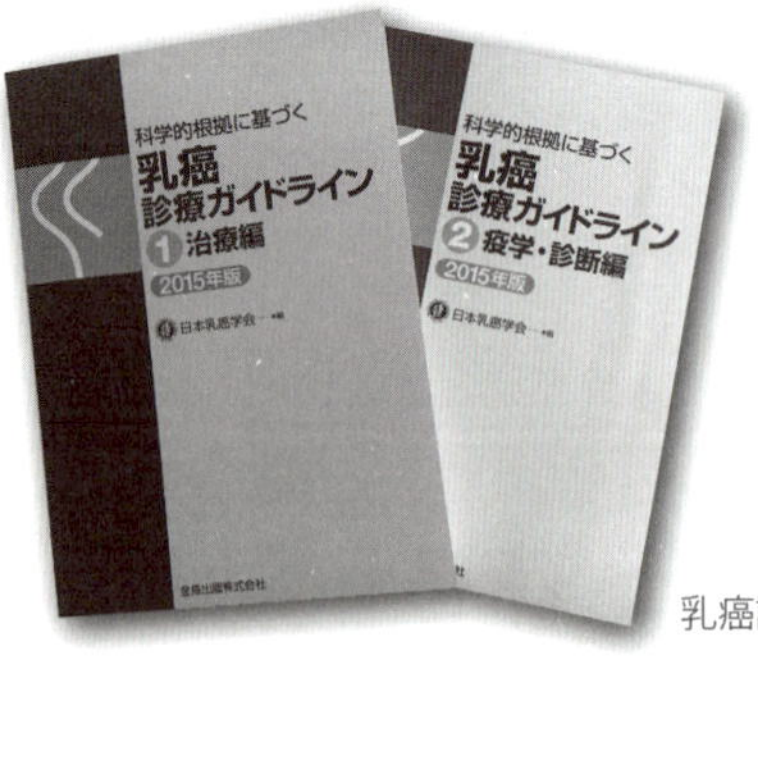

乳癌診療ガイドラインの冊子

紹介先の病院は、患者の希望を聞き、選択してもらうが、特に広島大学病院や県立広島病院は、安芸地区から近いがん拠点病院であり、よく連携している。専門の形成外科が常勤し、また、化学療法を専門に行う臨床腫瘍科、放射線治療部、緩和ケア病棟など治療に必要なものが全てそろっているので、安心して紹介できるという。

院長は、県立広島病院乳腺外科の非常勤として、週に1回、木曜午後に県立広島病院の医師と一緒に手術を行っている。院長に手術してもらいたいと希望する患者は、県立広島病院で手術を受けることもできる。

「手術時の様子をみることで術後も安心ですし、より患者さんが安心して治療に望めると思います。また、術後の補助療法なども円滑に進めやすいと感じています」

同院では、ホルモン療法、分子標的治療などは行うが、抗がん剤や放射線治療は行わない。手術後はそのまま基幹病院で抗がん剤や放射線治療までしっかりと受けてもらい、それが終わったらクリニックに戻って、フォローアップしていく。

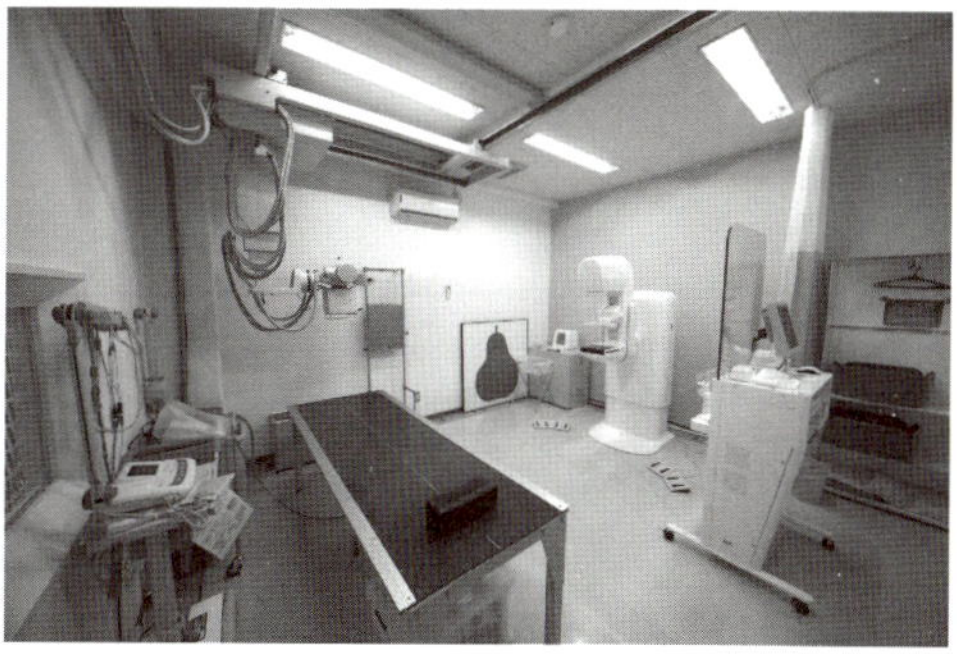

最新機器を備えた検査室

地域のがんかかりつけ医の重要性

県内のがん拠点病院と、秋本クリニックのような地域のがんのかかりつけ医が連携することによる患者のメリットは大きい。

「乳がんにかかる患者さんの数は年々増えています。海田町は人口3万人の小さな町ですが、近隣の安芸地区、安芸郡を合わせると10万人になります。当院の近隣の乳がん患者さんも年々増えています」

院長の勤務医時代は、総合病院の外来での待ち時間が数時間になることも多く、がん拠点病院の外来は「パンク寸前」だった。また、乳がん患者の約7割は、手術の後5年から10年間、ホルモン剤を内服することが多いが、比較的安定している状態が長く続くことが多く、その後も年に1回の受診で十分であり、大きな病院でなくてもクリニックでも対応できる。

クリニックで広島大学病院や県立広島病院と同じレベルの診療ができるのであれば、その外来をアクセスのよい地元の医療機関（乳腺専門医）で受けることにより、患者の時間的、精神的なメリットは大きい。クリニックできちんと治療と診断を受け続けて、CT検査や手術が必要と診断されたときは、また基幹病院に戻って、それを受けてもらう。主治医がたびたび変わるという不安や不便さもなくなる。

さらに高齢化や症状が進んで、歩いて来院できなくなったら、在宅医療へと移る。それが、院長の理想としている形だ。

がん拠点病院を核にして、周りに乳腺専門医によるサテライトを作り、それがうまく連携しながら機能していくようになれば、患者の負担も治療に携わる医師の負担も大幅に軽減され、がん医療へ大きく貢献できる。

「小さな自治体なので、検診、精密検査など行政と相談しながら地域住民にとってメリットがあるものへと迅速な対応ができることも、地域の専門医としての責務ではないか」と考え、地域での乳腺診療のレベルを上げて、「サテライトのモデルを作れたら」という強い思いを持って、院長は地域医療に取り組んでいる。

チーム医療と患者への思いやりを大事に

クリニックの運営では、苦労もある。

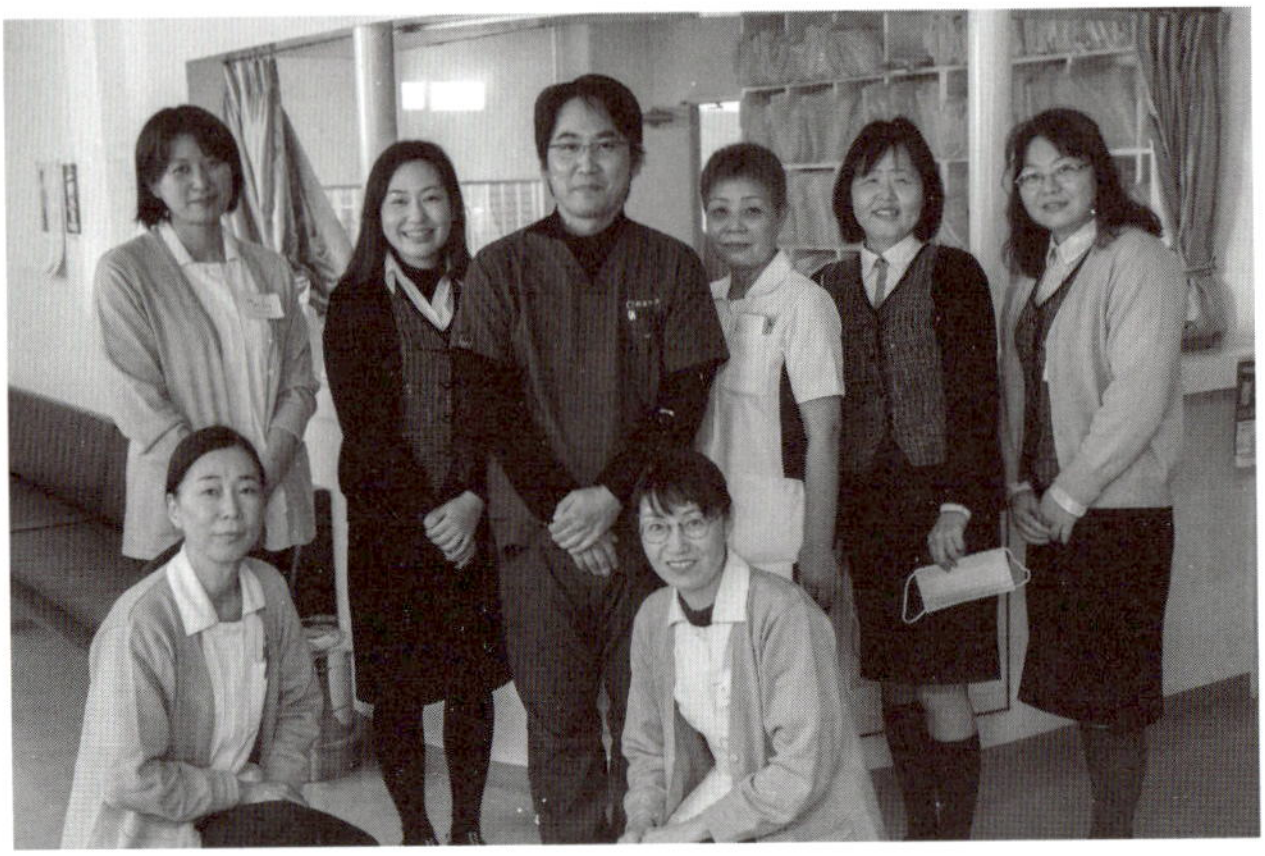

患者への思いやりを大切に（スタッフとともに）

「今はインターネットなどを通じていろんな情報があふれている時代。抗がん剤や治療そのものへの拒否が強い患者さんもおられます。でも、明らかに怪しい情報もあり、あまりに標準治療から離れていて、命の危険があるようなものは、しっかり納得してもらえるような説明を心がけています」

また、比較的若く開業したので、始めはスタッフ教育や経営でも戸惑いがあったが、「幸い、優秀なスタッフに恵まれ、近隣のクリニックや病院ともうまく連携がとれています」

大事にしているのは、「チーム医

療」と「患者さんへの思いやり」だという。

「医師1人で全てをすることはできません。スタッフ全員で患者さんへの思いやりの気持ちがあれば、自ずと上質の医療を提供できるものと信じています」

増えている訪問診療

院長は、訪問診療にも精力的に取り組んでいる。昼休み時間が訪問診療にあてられるため、「昼休みはほとんどなく、往診の車の中で弁当を食べています」と苦笑する。

「超高齢社会となり、乳がんも高齢の患者さんが増えています。また、乳がん以外にもがんや脳卒中、認知症、神経疾患などたくさんの病気で悩んでいる患者さんやその家族がたくさんいます。勤務医時代は、病院に来る患者さんだけを診ていましたが、病院に来る体力がない方、老々介護で病院に連れてくることが大変な方、来院するきっかけを失っている方、経済的な理由などで治療をあきらめた方などが地域にはたくさんいることが分かりました。今後、超高齢化社会において、入院設備が不足してくるだろうといわれています。そうした中で安心して最後まで自宅で医療を受けられる環境づくりが地域のかかりつけ医としての仕事だと考えています」

診療のメインは外来のため、訪問診療のエリアは、車で5～10分程度に限られてくる。2016年は年間約1800件の訪問診療を行い、10件程度の看取りを行った。常時70～80人程度の在宅患者を診ている。その数も年々急激に増えている。ほとんどが介護施設ではなく、自宅で療養している患者だ。そして、訪問診療が必要な人には24時間365日対応している。

訪問診療で多いのは、がん患者

訪問診療の中でも多いのはがん患者で、2、3割を占めている。その次には認知症や超高齢、脳卒中の患者が続く。

「大病院での集中治療室のような治療はできませんが、自宅でできる検査機器（レントゲンや超音波検査）や24時間持続点滴用の装置などを取りそろえて

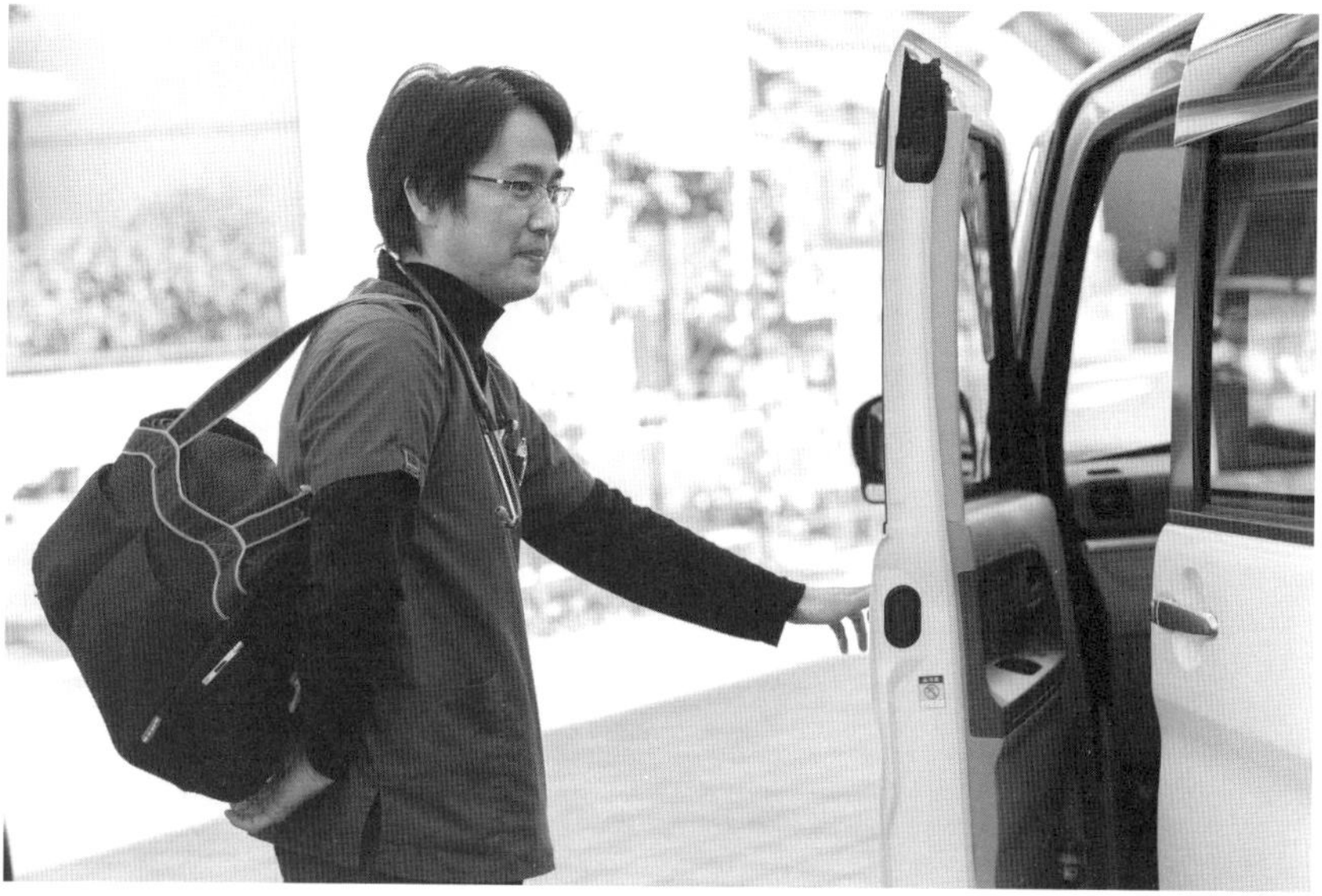

往診に向かう院長

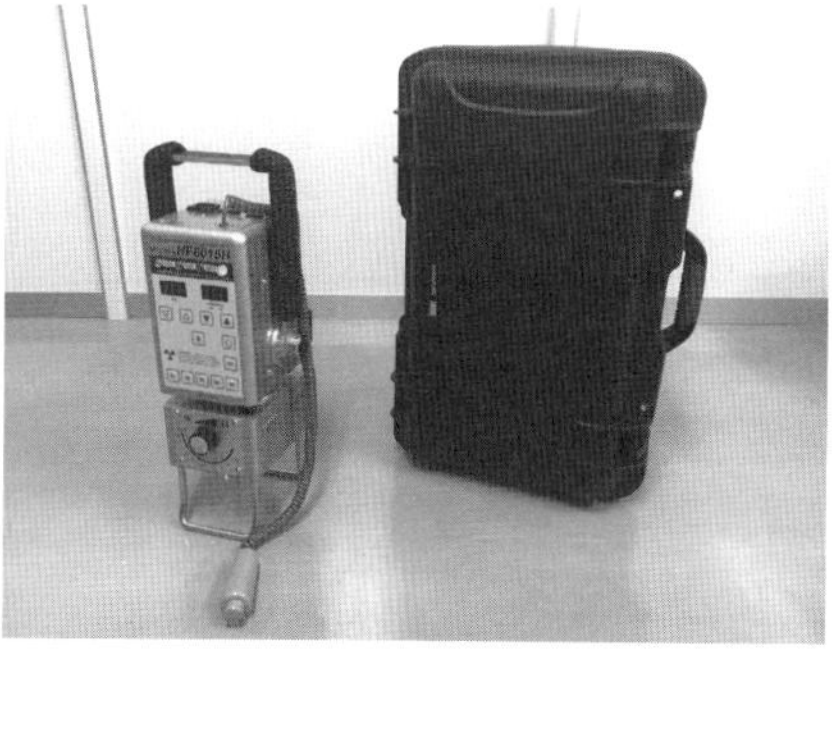

往診用レントゲン装置

おり、ある程度の病状に対応できるよう準備しています。もちろん医師1人ではできませんので、父と医師2人体制で、近隣の訪問看護ステーションやヘルパーさんなど多職種とも連携し、患者さんとその家族を支えています」

院長は、乳がんの専門医であるが、大腸がん、胃がん、肝臓・膵臓がんなどの消化器系のがんのトレーニングを受けている。

手術などの直接的な治療は同院では行っていないが、訪問診療には応じている。末期がんになれば、どのがんでも出てくる症状やそれに対する治療法はほとんど変わりがないためである。

末期がんの患者はいつ何どき、何が起こるか分からない。オンコール（急患時の対応役として待機すること）なので、休みが取りにくい。どうしても休みを取らなければならないとき、地域を離れるときは、地域で同じように往診をしている医師に連絡して、頼んで行く。その逆のこともある。地域の医師とお互いに連携し、協力しながら、地域の人々の健康を守っている。

乳がん末期患者への思い

「乳がんは全体としては予後の良いがんですが、どうしても足の速い、予後のよくないものも少なからずあります。基幹病院などで治療を続けたものの、コントロールのできなくなってしまった再発進行がん、末期がんの患者さんの中で、自宅でゆっくりと過ごしたい希望があれば、自宅を訪問し、痛みや苦しみ、不安を取り除くような治療を行っています」

乳がんは、比較的若い患者が多く、がんが進行していても、子どもがいるので家に帰りたいと望む人が多い。乳がん末期の治療は、専門領域でもあり、患者自身が自宅で過ごしたいと強く希望している場合は家族も協力的だから、そういう人たちの願いをかなえてあげて、サポートできるのはやりがいがある。

「一緒に頑張りましょう」と、患者と家族を励まし、自分にできる限りの力を尽くす。最後まで付き合っていきたい。がんに絡んだ部分だけでも、自分の足跡を残せるかなと思っている。

勤務医のころ、これ以上治療ができない患者が1人寂しく病棟のベッドで亡くなっていくのを見て、地域のかかりつけ医が、訪問診療で緩和ケアなどの対応をすることで、住み慣れた家で家族とともにゆっくりとした時間を過ごせるのではないかと痛感した。それが原点にある。

ＡＣＰの普及活動にも尽力

２０１６年からはＡＣＰにも取り組んでいる。ＡＣＰとはAdvance Care Planningの略で「私のこころづもり」と訳されることがある、意思決定のプロセスだ。「自分の治療法、生き方、死に方は自分で決める」ことを尊重し、家族や主治医と相談することにより文書化し、自分の意思を周囲に伝えることで、エンディングノートやリビングウイルなどより緩やかな意思表示だという。

「臓器提供カードや意思表示カードなどと違って、法的な拘束力はないので、何回でも書きかえることができますし、とっつきやすいと思います。広島では県医師会が中心となって普及啓発をしています。自分が安芸地区医師会で担当になったため、ケアマネジャーなどの介護関係者や老人会などで講演を行うなど、地域に普及するよう活動しています。県立広島病院や愛媛県立中央病院のがんサロンで、がん患者さん向けに講演もしました」

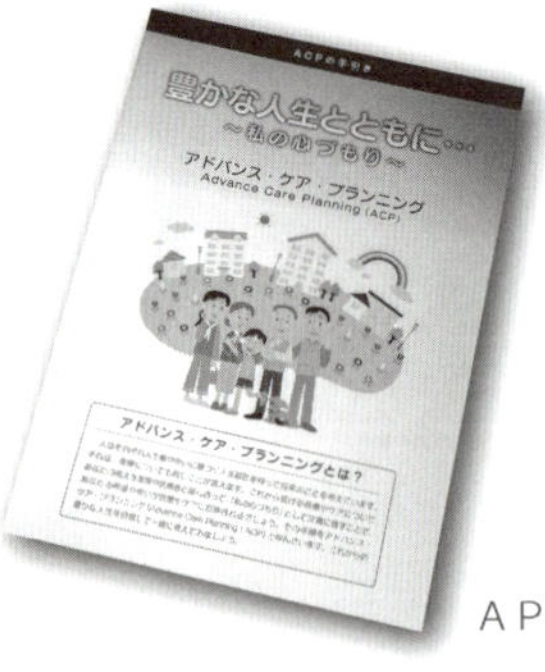

ＡＰＣ普及の冊子

がん治療が落ち着いたときや、元気なころからこういった話し合いをし、家族や主治医と相談することにより、目の前の病気や治療から目を背けるのではなく、受け入れて、自身の人生をより豊かにすることができる有用なツールとして活用してほしいと思っている。

「乳がんは比較的予後の良い疾患です。早期発見、早期治療により根治が望めます。早期発見のためには、自己触診が大切です。しこりなど何らかの症状があれば気兼ねなく受診してください。また、仕事や子育てで忙しい世代がなりやすいがんでもあります。がん治療のために全てを犠牲にする必要はありません。最近は抗がん剤の副作用なども軽減していますし、乳房再建術も進歩し、乳房の喪失感を和らげることも可能です。『がんと闘う』のではなく、『がんとうまく付き合っていく』ことにより、ご自身の人生が豊かになるようお手伝いできればと考えています」

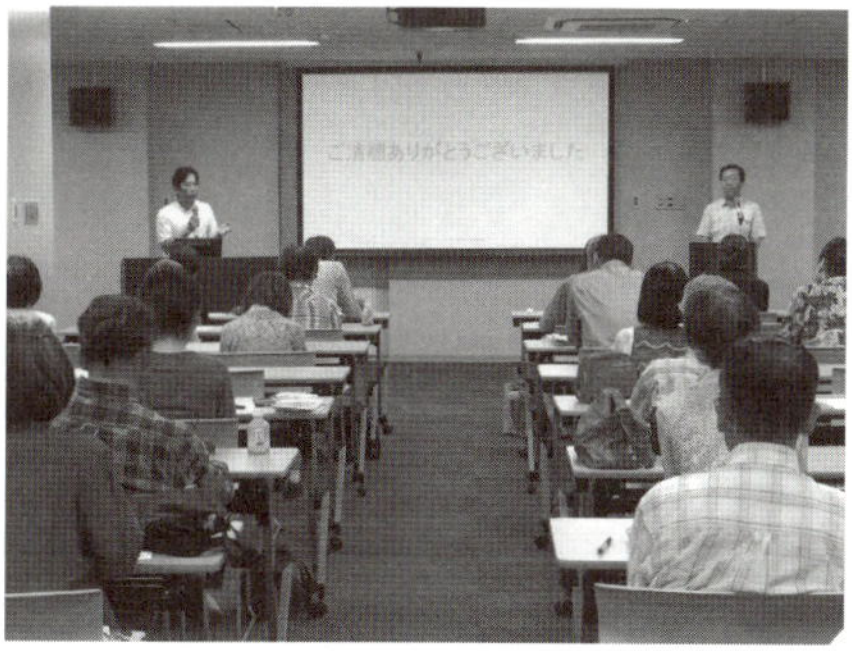

愛媛県立中央病院のがんサロンで、
ACP について講演（左が院長、2016 年）

呉市本通

呉地域で唯一の乳腺専門クリニック

医療法人エム・エム会 クリニック広島健診

安井 大介 医師

クリニック広島健診は、呉地域のクリニックとして初めての乳腺専門外来である。豊富な乳がんの診断・治療の経験を持つ安井大介医師は、その知識・技術だけでなく、何でも聞いてもらえ、話しやすくて頼りがいのある先生として、地域の女性の信頼を得ている。

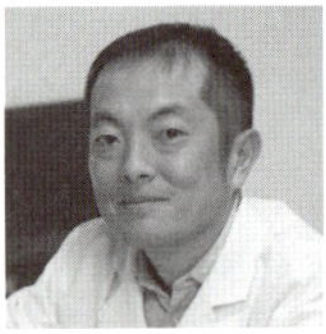

呉市本通1丁目1-1（メガネ橋プラザ2F）
TEL　0823-24-7567
HP　http://www.matterhorn-hospital.jp/hiroshima-kenshin.html
駐車場　あり（10台程度）

診療時間　＊乳腺外来

	月	火	水	木	金	土	日
9:00 ～ 12:30	―	○	―	―	―	○	―
13:00 ～ 16:00	―	―	―	○	―	―	―

＊乳腺外来は完全予約制　＊火曜／安井大介、木曜午後／尾崎慎治・重松英朗（いずれも呉医療センター）の交替利、第1土曜／角舎学行（広島大学病院）、第2・4土曜／尾崎慎治、第3・5土曜／重松英朗　＊乳がん検診／火・木・土

やすい・だいすけ。広島市生まれ。1999年九州大学医学部卒業。聖マリア病院（久留米市）、九州大学病院、浜の町病院（福岡市）などで内科・外科を研修。大阪回生病院、九州大学第１外科乳腺グループ、ブレストピアなんば病院（現ブレストピア宮崎病院）などを経て、2009年幸田医院を開院（2016年12月に幸田医院を閉院し、現在は島の病院おおたに乳腺外科で勤務）。2011年よりマッターホルンリハビリテーション病院で乳腺外来を開設。呉医療センター、ＪＡ広島総合病院、大阪回生病院の各乳腺外科で非常勤。日本外科学会専門医。日本乳癌学会認定医。検診マンモグラフィ読影認定医・撮影認定医。乳房超音波認定医。

急増する乳がん患者の受け入れ窓口に

クリニック広島健診は、マッターホルンリハビリテーション病院（整形外科）に併設された健診専門の施設である。そこで人間ドック、婦人科検診、特殊健診など、地域の人々のあらゆる健康診断のニーズに応えてきた。そんな同院に２０１３年、もともとマッターホルンリハビリテーション病院に２０１１年に開設されていた乳腺外来が移設された。

乳がんは急速に増加し続け、日本人女性のがんの中で最も数が多く、40歳代から60歳代の重要な年代を中心に襲う病気である。しかし、呉地域には総合病院以外に乳腺専門クリニックがなかった。乳がんの検査や治療を受けようと思ったら、地域の産婦人科医院で相談するか、総合病院へ直接行くしかなかった。そんな事情もあって、これまで呉地域では、複数の産婦人科医院が、乳腺専門医に代わって乳がん診断のスクリーニング的な役割を担ってきていたのである。

同院の乳腺外来は、そんな総合病院と産婦人科医院の中間に位置し、乳がんを診断する窓口として、気軽に行ける乳腺クリニック的な機能を果たしている。患者は、待ち時間のロスもなく、安心して診療を受けられるようになり、一方、

主な診療内容	●乳腺外来
乳腺外来	乳房の診察、エコー、マンモグラフィ、精密検査（細胞診、組織診）

総合病院の医師の負担も軽減された。地域の乳がん医療のために、同院の果たしている役割は限りなく大きい。

呉医療センターと病診連携

安井医師は、２０１２年から呉医療圏における地域がん診療連携拠点病院である国立病院機構呉医療センターの乳腺外科でも、外来診療と手術を担当している。

「私が行った当時、呉医療センターの乳腺外科外来は、毎日夜10時まで診療していました。あらゆる乳腺関連の患者さんが集まって、あふれ返っていたのです。ここ（クリニック広島健診）に専門外来があるのですから、術後の患者さんはこちらへ紹介したり、別の地域の患者さんで、その地域に専門医がいればそちらへ紹介して、地域へ帰してあげたり……。地域連携に精力的に取り組んで、1年後には夕方5時には外来診療が終わるようになりました」

クリニック広島健診の乳腺外来は、始めは安井医師が担当する火曜だけだったが、２０１３年より現在のクリニック広島健診へ場所を移し、２０１４年か

施設としての実績 （2016年4月～2017年3月）	健診受診者数／1531例（内、マンモグラフィ／1364例、エコー検査／167例）、新規発見乳がん数／6例 病理検査（穿刺吸引細胞診、針生検）／38例

らは土曜も開設されて呉医療センターと広島大学病院の専門医が交代で診療している。2017年からは木曜午後の診療も加わった。

祖父の背中を追って

安井医師は、広島市の生まれだが、母方の祖父が江田島市で幸田医院を開業しており、幼いころから休みのたびに島へ行って、医師として働く祖父を見ていた。物心ついたころにはすでに、医師は一生続けられる仕事であり、人の役に立つ仕事だと、自分の将来を重ねて考えていた。

修道中・高校から九州大学医学部へ進学し、卒業後は同大学第一外科へ入局。10年間研鑽をした後には江田島の祖父の医院を引き継ぐつもりだったため、大学院へは進学せず、研究より臨床を重視した。限られた時間で少しでも多くの臨床経験を積みたかったのである。

1999年、最初に研修医として行った聖マリア病院(福岡県久留米市)は、100キロ圏内から同時に7台の救急車がやってくるような超急性期の救急病院だった。そこでは自分で自由にスーパーローテーション(複数の診療科を回って研修をすること)を組むことができたため、研修医の2年間、内科を中心に

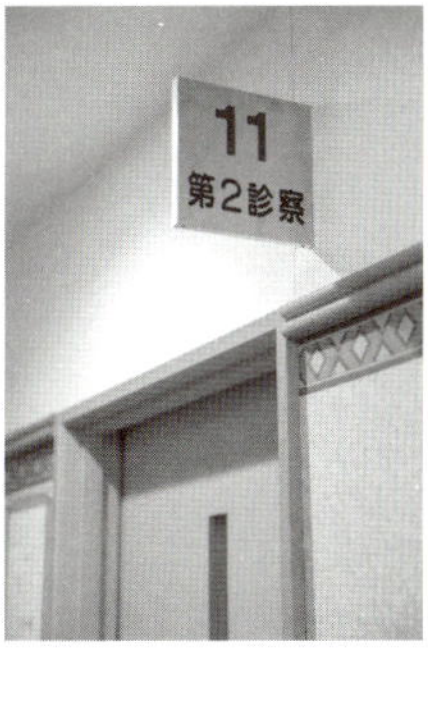

2013年、乳腺外来(第2診察室)が加わった

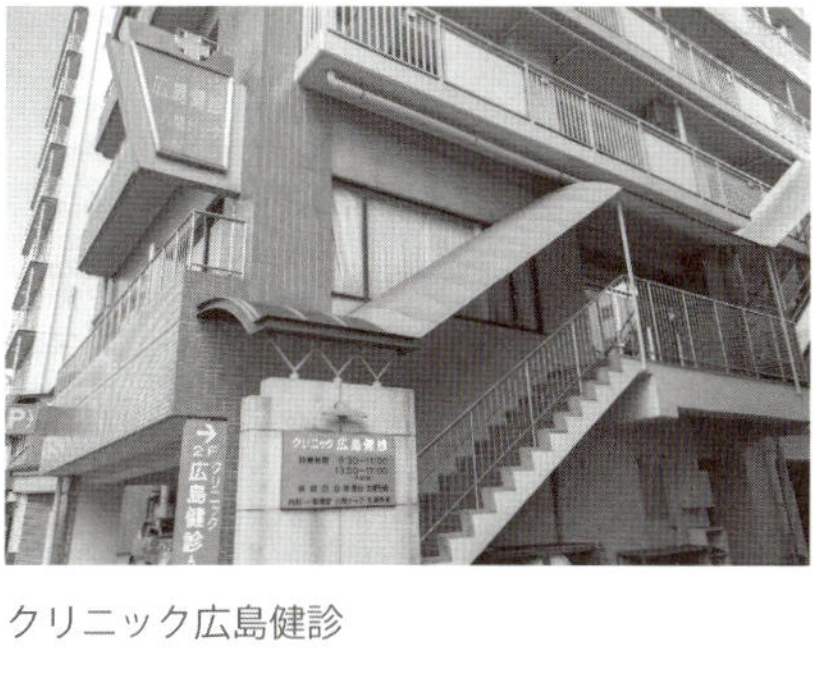

クリニック広島健診

血液内科、循環器内科、脳神経内科、小児科、放射線科、麻酔科、整形外科、外科を3か月ずつ回った。島の医院に行った時に、どんな患者が来ても対応できるように、できる限り多く経験したかった。日中は所属する診療科で診療を行い、夜間は救急室に張り付いて、救急医療の最前線を学んだ。

「敷地内の寮に住んでいたのですが、2年間、ほとんど寮へは帰らず、病院に寝泊まりしていましたね。大晦日にシャワーを浴びるために寮の部屋へ帰ると、ガスが止められていたこともありました。今とは時代が違うんですね。働くことに対して自由だったし、やりたいことに対して病院が常に応えてくれました」

密度の濃い2年間だった。このときに、医師1人では1から10までの全てを行えないことを自覚し、スタッフのありがたさ、チーム医療の大切さを痛感した。また、治療の道筋をどうやってつけていくか、その思考回路を身につけた2年間でもあった。

その後、九州大学病院、民間病院勤務を経て、福岡県指定がん診療拠点病院である浜の町病院で、多くのがん治療に携わった。ここでがん治療の現実を見て、手技の基本を身につけた。

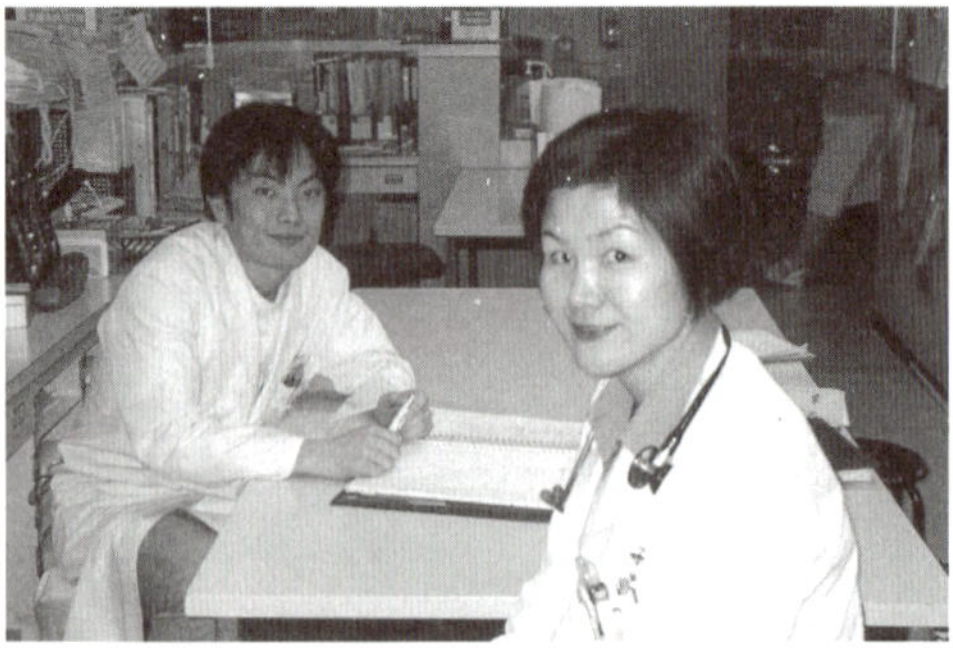
聖マリア病院時代の安井医師（左）

乳がん治療にやりがい

２００３年、大阪回生病院の外科にスタッフとして勤務。これが乳がんとのかかわりのスタートとなった。ここでは乳腺外科をまんべんなく手がけ、自分で診療し、治療や方針を考えた。それを繰り返すうちに、乳がんが自分の一生をかけて本気で取り組むものになっていた。

「乳腺外科医は、1人の患者さんに対して最初の初診から最後まで診ることができます。例えば胃がんは、まず消化器内科でがんと診断されてから外科に行きます。乳腺外科医は、しこりを見つける病気の窓口から、検査、診断、手術、抗がん剤、再発治療や緩和治療、最終的にはお見送りまで、主治医が1人の患者さんに一貫してかかわることができます。さらに、乳がんは予後の良いがんであり、治療が良く効きます。

もしも再発したり、進行して治らないような状態であっても、治療をすることにより可能であれば残された時間を少しでも長くして、同時に症状の緩和や副作用のコントロールを行うことにより、限られた時間の中でも充実した時間が過ごせるように医師が関与できます。乳がんの場合は治療薬がよく効くため、再発後の残された時間が比較的長い。患者さんは命がけで治療を受けていますので、自分も命がけで長期にわたり治療にかかわらせてもらえる。患者さんの人生の最終章をより良いものにするために、自分たちが頑張ることで少しでも役に立てる、そこが一番やりがいを感じるところですね」

外来でもチーム医療を大事に

患者とゆっくり話がしたくても、外来ではそんなに時間をかけるわけにはいかない。外来で1時間くらいかけて話せれば理想的だが、1人に対してそうすれば、ほかの患者にもスタッフにも迷惑をかけてしまう。

いかに短い時間で、患者の言いたいこと、訴えたいことを話してもらうか。それは医療技術だけではない、コミュニケーションスキルが問われる部分であり、そこに安井医師のプロフェッショナルとしてのこだわりがある。

「時間は短くても、患者さんの訴えたいことを的確に聞き出し、かつ、こちらが聞いておきたい情報までしっかり聞き出し、それに対処し、アドバイスもして、いかに患者さんに満足して帰ってもらうか。それを大事にしています」

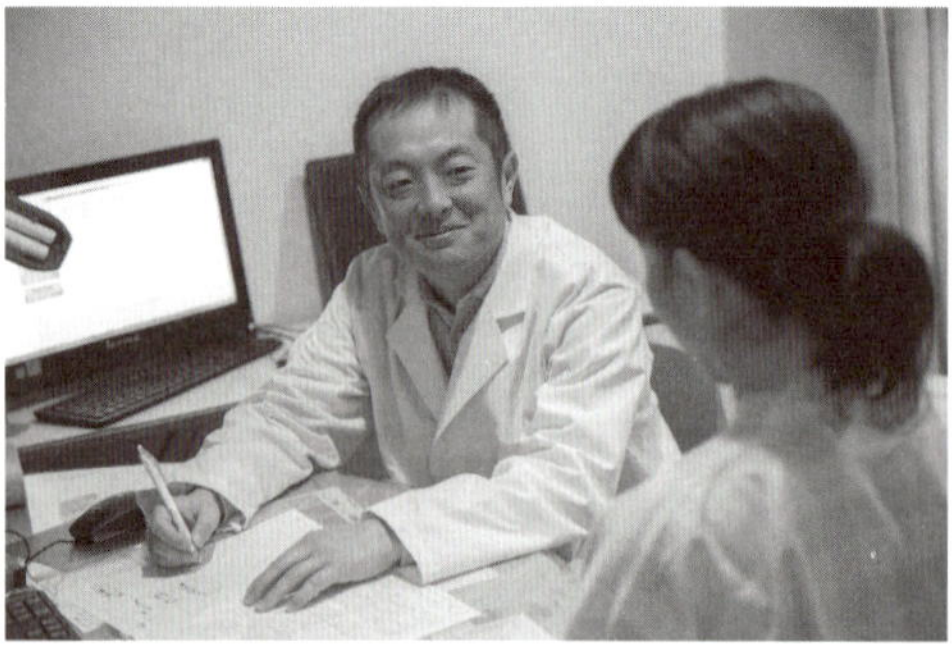

問診では、患者さんの訴えたいことを聞き出す

患者の性格や反応をみて、この人には率直に聞くか、聞かない方がいいか、日を変えて話した方がいいかなど、質問の仕方や話し方を常に考え、工夫する。特に、悪いニュースをどう伝えるかには、気を遣っている。患者の動き、顔色、表情の変化から心の中を推しはかりながら、慎重に進める。さらに、診察室で横に付いている看護師にも「今の患者さんの反応、どう思う?」と印象を聞いて、意見を求める。

1人で診ていると、一人よがりになりがちだ。そうならないために、気になる患者については必ず同席した看護師や薬剤師、検査にかかわった技師、時には窓口の事務スタッフにも患者の様子・反応に関して意見を聞くように心がけている。それが、外来での安井医師のチーム医療である。

「患者さんとのコミュニケーションでは、地域性も関係します。大阪、福岡、広島ではそれぞれ地域性が異なります。大阪の人はどこかに笑いがあるけれど、広島の人は真面目です。そうした地域性も頭に置いて対応しています」

安井医師は現在、クリニック広島健診だけでなく、呉医療センター、大阪回生病院など、複数の病院で非常勤医師として勤務し、手術も含めた診療を行っている。どの病院でも、時間を見つけては院内のさまざまな部署に努めて顔を出し、看護師、技師、事務のスタッフらとよく会話する。無駄話のようでも、医療では、できるだけ直接コミュニケーションをとって連携し、一緒に頑張っていくことが大事だと思っている。チーム医療というと、手術の場面や入院患者の治療にかかわる場面を思い浮かべるが、実はこうした病院内のスタッフの連携を大事にしている。

最新鋭の機器を駆使

クリニック広島健診では乳腺外来を開設したのを機に、診察室を改装し、機器も更新して、最新鋭のデジタルマンモグラフィとエコー（超音波検査装置）を備え、乳がん検診と外来診療を行っている。現在、安井医師が担当する火曜の午前だけで、1日15人前後の予約（完全予約制）がある。

乳がんに関係する検査は、マンモグラフィ、エコー、骨密度、CT、血液検査、細胞診、組織診を行う。検査するだけでなく、手術後の患者のフォロー、再発予防のためのホルモン治療にも対応している。

初診は、マンモグラフィとエコーを併用した検査が標準となる。これらの機

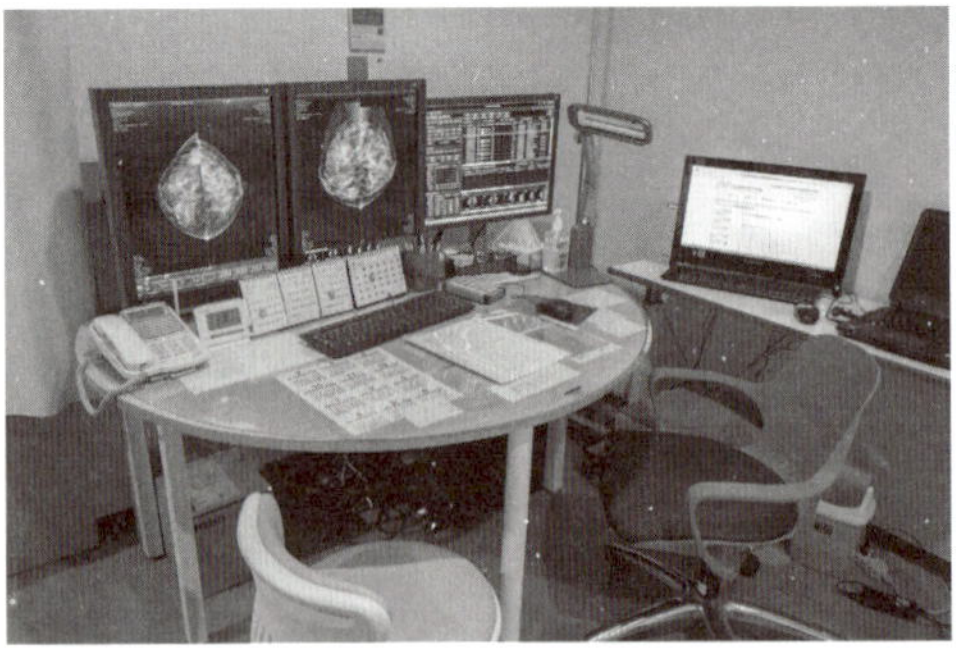

診察室の様子

械にはそれぞれ診断に関して得意不得意分野があり、２つが補完しあって的確な診断ができる。

マンモグラフィは、石灰化病変などの、いわゆる、しこり（腫瘤《しゅりゅう》）をつくらない乳がんを見つけるのは得意だが、しこりをつくる乳がんの場合、しこりは白く写るのだが、背景の乳腺も白く写るため、指摘しにくいことがある。いわば、雪の中で白いゴルフボールを見つけるようなもので、乳腺の発達した若い女性は特にその傾向が強い。一方、エコーはしこりを診るのには適しているが、しこりを作らないがんを診るのには適さない。

乳がん検診はマンモグラフィ・エコー併用、マンモグラフィ単独、エコー単独のいずれも受け付けている。原則として医師による視触診を行っているが、厚生労働省「がん検診実施のための指針」では、２０１６年春から「視触診をしてもよい」に変更され、現在は視触診は乳がん検診に必須ではなくなっている。

ひと手間を惜しまない

安井医師は、検診マンモグラフィ読影認定医や乳腺超音波認定医に加え、医

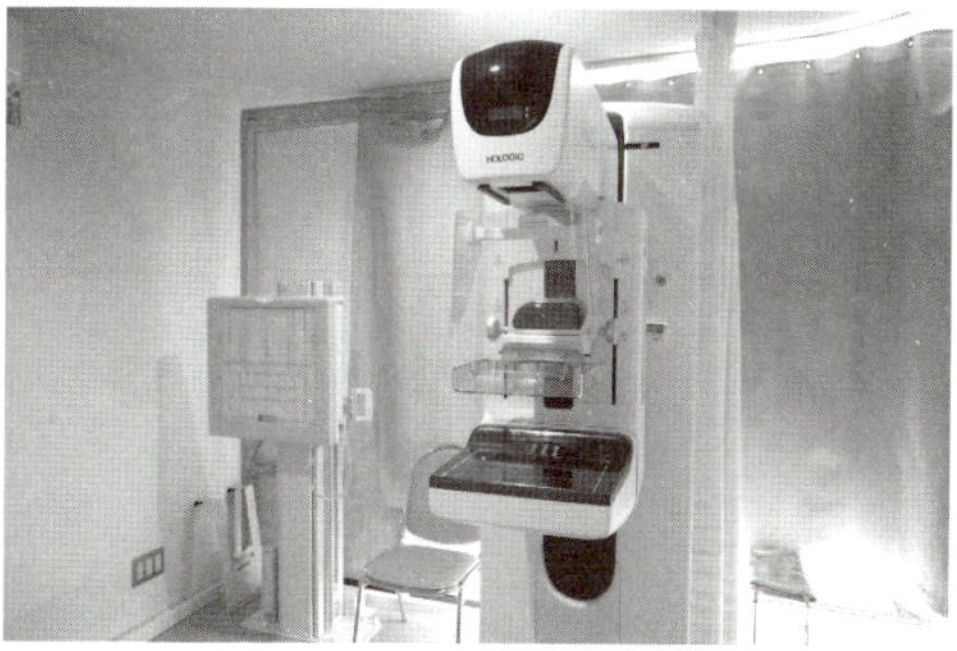

最新鋭のデジタルマンモグラフィ

師でありながら診療放射線技師と同じ検診マンモグラフィ撮影技術の認定も持っている。また、クリニック広島健診では、検診マンモグラフィ撮影認定を持った診療放射線技師と乳腺超音波認定を持った検査技師（各2人）が全員女性であるため、女性の患者が抵抗なく検査を受けることができる。

画像検査の結果、がんが疑われる場合は、細胞をとって検査する穿刺《せんし》吸引細胞診（細胞診）や組織をとる針生検《はりせいけん》（組織診）を行う。細い注射針を使う細胞診の方が、検査の痛みが少ない。細胞診だけで正しく診断できるものもあれば、乳頭状病変や授乳期のしこりのように細胞を見ただけでは診断しにくいものもある。細胞診をしても、初めから診断結果が「鑑別困難」になると予測されるケースでは、安井医師は細胞診を省き、針生検を勧めている。できるだけ無駄な検査を防ぐことも、専門医としての経験のなせる技である。

ごく小さな腫瘍が見つかって、細胞診検査で「不適（inadequate）」という結果が出る場合がある。検査で採取された細胞数が少なくて診断できないから「不適」、つまり病理学的に判定不能になるわけで、そのときは臨床の情報が大切になってくる。その原因としてはもともと細胞の少ない腫瘍を検査した場合と、もう1つは腫瘍そのものに針が刺さっていない検査エラーの場合である。

細胞診検査では、エコー画像を一方向からしか確認しない医師も多い。その

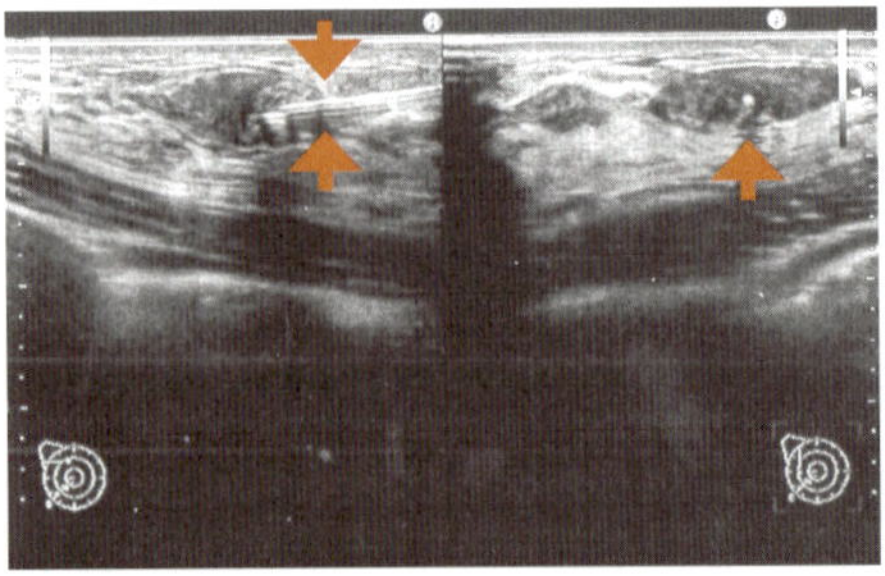

穿刺吸引細胞診

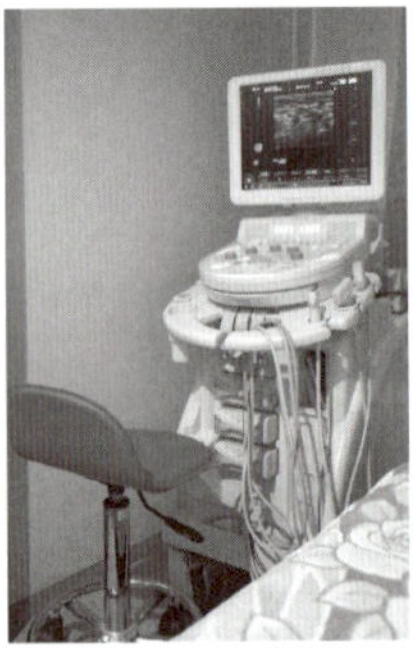

エコー（超音波検査装置）

ため、実は腫瘍に針が刺さっていないのに、エコー画像上では刺さっているように見えることがある。

安井医師は、縦横の2方向のエコー画像を見て、針が間違いなく腫瘍に刺さっていることを必ず確認する。だから、たとえ3㎜程度の小さな腫瘍でも、確実に細胞がとれる。「こんなに小さいのによく刺せるなあ」と、ほかの医師から感心されることがあるそうだが、実は2つの方向から見て針の位置を確認しているだけのことで、このひと手間をかけるとかけないとでは、検査の精度が全然違ってくるのだという。

スムーズな地域連携

クリニック広島健診は、乳腺外来のみで入院施設はないため、乳がんと診断したら、手術、抗がん剤治療、放射線治療は基幹病院へ紹介し、同院では行わない。

しかし、安井医師はもともと多くの手術を手がけてきた乳腺外科医である。現在も、呉地域の基幹病院である呉医療センター乳腺外科で、非常勤の医師として診療と手術を行っている。

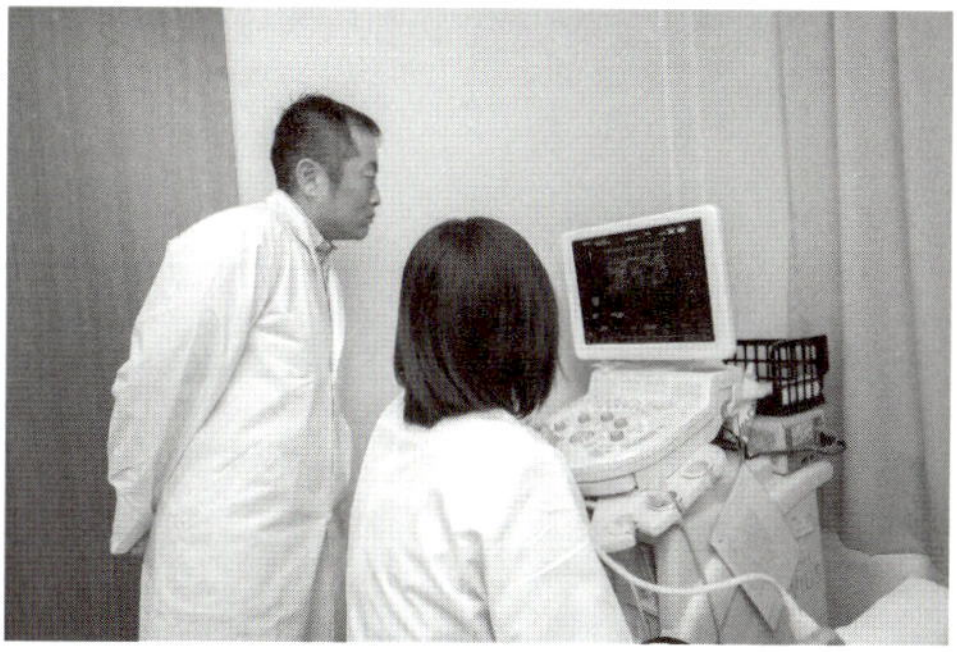

検査画像を確認する安井医師

同院が乳がん診療の窓口として機能して乳がんと診断したら、次は呉医療センターで受け入れる。同センターで一連の治療が終わったら、再びクリニック広島健診へ戻り、引き続き定期的な診療と、必要があればホルモン治療を行う。その間は、主治医は変わらずに場所が異なるだけなので、患者は抵抗なく治療を続けられる。「知らない先生になるのは嫌だけど、安井先生がいるなら行きます」と言う患者は多いという。

紹介先は、患者の希望を聞いてどこの病院でも紹介するが、実際には9割以上の人が呉医療センターを希望するという。またその逆のケースもあり、同センターで手術をして、その後のフォローを受ける施設がない場合、クリニック広島健診への紹介が可能である。いずれの場合も、患者にとって、引き続き同じ医師に診てもらえる安心感は計り知れない。

「地域連携というか、自分連携ですね」

ここではそれがスムーズにいっているから、患者にも喜ばれている。

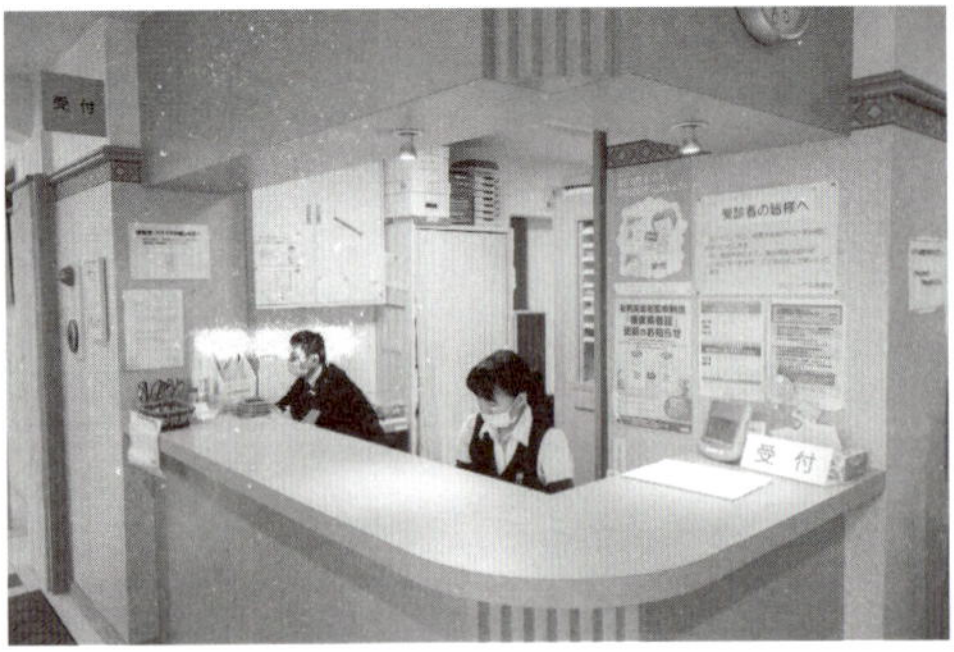

受付窓口

手術の技術を磨く

安井医師は、手術の正確さにも定評がある。

それは、ブレストピアなんば病院（現ブレストピア宮崎病院・宮崎市）で学んだ。ここは、日本有数の乳がん治療の症例数を誇るがん研有明病院の医師が立ち上げげた、民間の乳腺専門医療機関で、ベッド数がわずか36床の病院でありながら、年間400例前後の乳がん手術を行っている。

安井医師は2005〜2006年にかけて、九州大学第一外科の医局からこのブレストピアなんば病院に派遣され、手術の手技を徹底して学んだ。

「乳がん専門の先生方が全国から見学に来る病院で、月に1度はがん研有明病院から病理の先生も来ていました。その先生から顕微鏡を見ながら教えてもらったり、全国のトップクラスの先生方とも交流できました。いろいろな話を聞いて、多くの刺激を受け、またさまざまな手術を経験できて、本当に鍛えられました」

このとき、安井医師は大学を卒業してまだ6、7年であり、外科医としては若手だったにもかかわらず信頼してもらえ、最後の半年間で約60人の乳がん手術を1人で執刀した。助手としても、その3〜4倍の数の手術に携わった。

1人で手術するときは、誰も教えてくれない。困っても、1人で解決せざるを得ない。

「きつかったけど、この経験で技術は上達しました」と振り返る。

また、その後赴任した大阪回生病院も、手術の腕を磨く場となった。ここには常勤医師として3年、その後8年間非常勤医師として勤務し、現在も広島から毎週通っている。大阪には、大阪大学をはじめ複数の大学とその各系列のさまざまな病院があり、手術を見ようと思えば、さまざまな大学のさまざまな手術の方法を学ぶことができる。自分から積極的に動かなければそれらを見るチャンスはないが、安井医師は時間を作ってはいろいろな病院に赴き、手術を見せてもらい、一緒に手術を行った。そうして手術の技術を高めていったのである。

外科医としてのこだわり

「乳がんの手術は、難しくはないものの手術のやり方や考え方は何種類もあっ

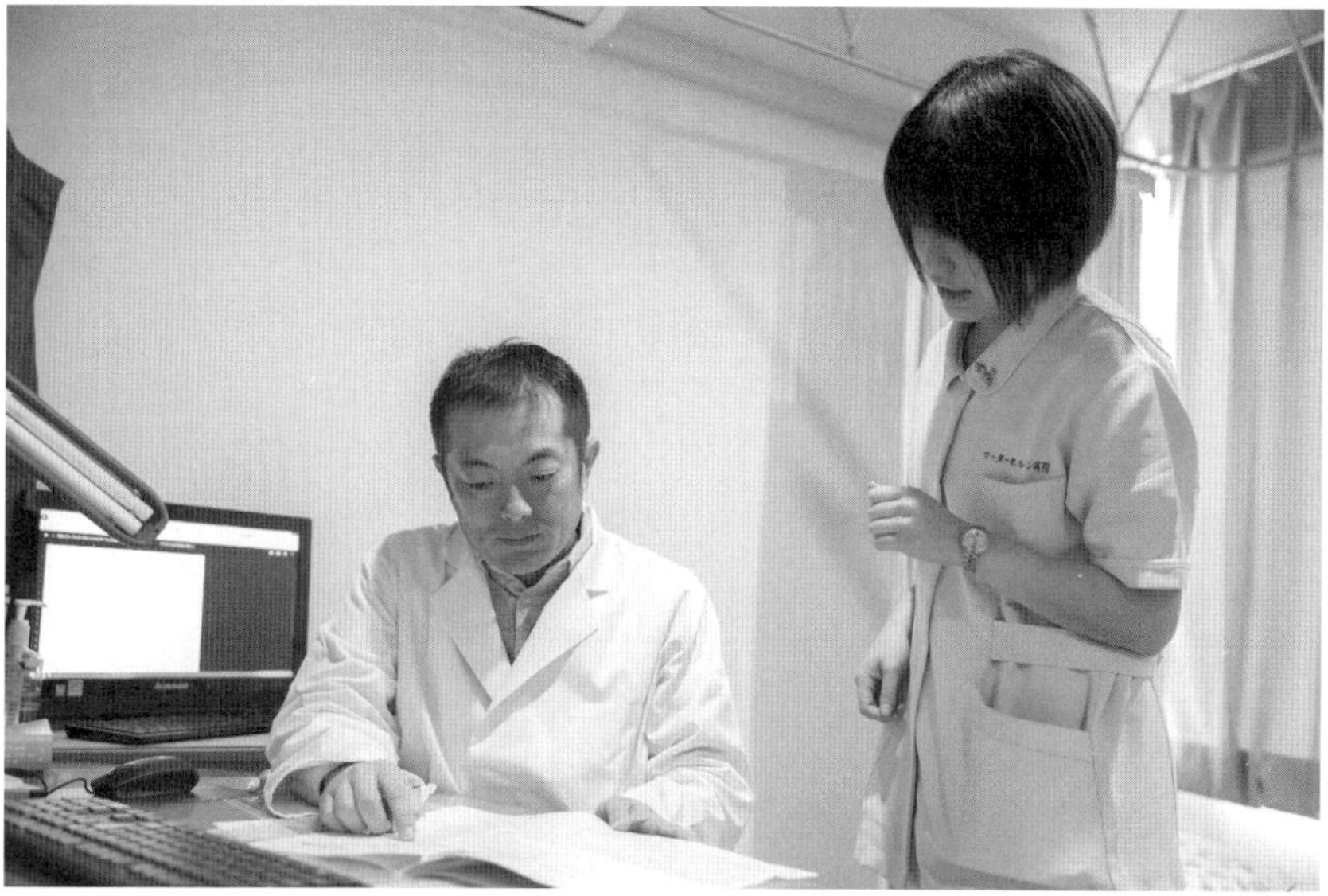

看護師たちからも意見を聞く

て、出身の大学医局によっても異なります。それらは、医学書や教科書ではなく、さまざまな医師の手術を見なければ分かりません。それら経験をどう生かしていくか、自分のやり方に合ったものを取り入れればよいのです」

安井医師には、道具の使い方一つでも外科医としてのこだわりがあり、コンセプトは「きっちり手術する、妥協を許さない」ことだという。

例えば乳がんでは、「リンパ節の転移を少々残しても予後は変わらない」「リンパ節郭清《かくせい》で血管や神経をきれいに残しても、電気メスでばっさり切っても予後や合併症は差がない」、などの報告があり、あいまいな部分が多い。数値化もしにくいため、何となく手術してもある程度は許されて、リカバリー（改善や回復処置）もしやすい。だから、きっちりできない医師が曖昧なやり方で手術することもよく見かける。安井医師は、絶対にそれが許せないという。

「もちろん、きっちりやるべきではなく妥協をして手を緩めた方が良い場合もありますが、自分の役割は、正確なデータに基づいた確立された理論のもとで、確実な技術を持って手術をすることです。自分は、有効であるときちんと証明されてないような不確実な手技を使った手術はしません。自分の患者さんは実験台ではない。手術のパイオニアになることは、外科医として格好が良いかもしれませんが自分の役割ではないと思っていますから、最先端といえども患者さんに治療上の不利益をもたらす可能性のある手術はする必要はない。それが自分の手術のコンセプトです」

その考え方は手術だけでなく、抗がん剤治療に対しても同じである。

患者の満足を追求

再発がんに対する治療は難しい。

学問的にみれば、良い治療かどうかは生存期間で判断されるが、安井医師は臨床医として、「現実の診療の場では良い治療かどうかは、その患者さんが亡くなる時に満足してくれているかどうか」だと考える。

がんが再発した後の抗がん剤治療の目標は、延命が全てではない。再発した後の人生をいかに充実して過ごせたかどうか、だと考える。ただし満足度は一律的に数値化できないものであり、学問的にも確立されていない。その人が何をしたいか、何を大事にしているか、何に困っているかなどの話を考慮に入れた上で、それぞれの場面で一番満足度の高い治療は何かを考えていくという。

「がんになって治らないと言われたら、あと何年生きられるかも大事ですが、今何がしたいのか、どんな生活ができるのか、家族とともに何ができるのか、それらを考える。実は、そこが一番大事なのです」

10年間寝たきりの状態より、たとえ1年であっても家族と一緒に旅行したり、充実した生活を過ごしたいと望む患者もいる。逆に、寝たきりでもいいから少しでも長生きをしたいと希望される人もいるだろう。人によって考え方は違うし、そこが再発した場合の治療に関係してくる。安井医師は、患者がどう考えているかを、全身を耳にして患者の話すことから汲み取ろうと努める。

さらに、専門家としての役割は、どれだけたくさんの治療の選択肢、つまり知識を持って、それらを患者に提示してわかりやすく説明できるかどうかだという。

基本的には、患者が好きなように選べるように、なるべくたくさんの治療選択肢を提供する。それだけでは患者さんが判断できない場合も多く、そんなときは、「この抗がん剤は○○％効きます。数字としてはこっちが上ですが、効くか効かないかは、実際はなってみないと分かりません。今のあなたの生活にはこちらが合っているのでは……」といったように、主治医としての意見をやんわりと織り交ぜて説明する。それも、相手を見ながら臨機応変に対応していく。そこに生かされるのが、日ごろのコミュニケーションから得る患者の情報、つまり、その患者の性格、考え方、思い、現在の生活の状況などである。

安井医師は、「患者さんから見て自分に合う先生が、良い先生です」と考える。医師の側からすると、そうなるには相手をしっかり観察しないと難しい。コミュニケーションをとっていかに相手の懐に入れるか、それを常に意識している。

「心がないと伝わりませんが、心がありすぎても医師としては駄目なのです」

そうしたバランス感覚も、今まで勤務してきた数々の病院で学ぶことができた。

話しやすい雰囲気を作る

安井医師が患者に対して常に心がけているのは、「話しやすい雰囲気をつくること」だという。

患者が話してくれなければ、検査だけでは分からない症状や兆候がたくさんある。乳がんの再発治療は難しいだけに、専門医としても力の見せどころだ。

その人の家庭環境や社会環境まで把握しないと、その人に合った本当に良い治療はできない。単に生存期間ではなく、患者の満足度の高い治療をめざそうと思ったら、患者が話しやすい環境がなければ難しい。診察室で十分な話ができずに満足度の低い治療をしていると、その結果、処方した薬を実は家で飲まずに捨てていた、ということにもなりかねない。

「だから、家庭環境の話にもどんどん踏み込みます。『お子さんは何歳？　何人？』などと聞くことも大事です。子どもさんの年齢によって、お母さんの病気をどう伝えるかなどのアドバイスもします。また、副作用が強くても仕事を休める状況かなども聞いて、使う薬を変えるなどの判断をしていきます。若年性乳がんの場合は、結婚の予定や挙児（妊娠・出産）希望まで聞いていきます」

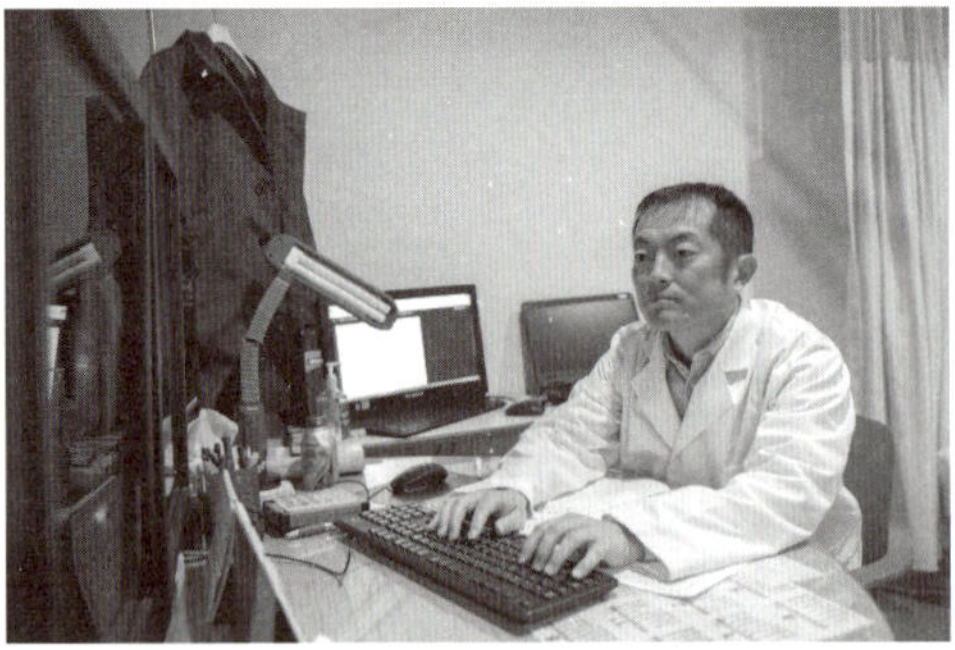

治療データを分析するため
パソコンに向かう

ホルモン治療は、乳がん患者の7割（高齢者は8割）を占めるホルモン陽性乳がんの患者に行うが、それをきちんと5年続ければ、10〜15年先の予後は改善されて再発率は半分になり、乳がんで命を落とす人は3分の2になるという長期データがある。骨粗《こつそ》しょう症《しょう》や肥満などの問題をコントロールしながら、薬を変えた方がよいかどうかなどの判断をしていくのが専門医の役割である。

できるだけ短い時間の中で踏み込んで聞くのも、全ては患者が満足いく医療のためと思っている。話しやすさをつくるのは、雰囲気も必要だが、診察室などの環境も大事と考え、同院の診察室はこじんまりとした雰囲気に改装している。

「『ここの外来は話しやすいね』と言われるのが一番嬉しいです」と、笑顔を見せる。

東広島市西条岡町

東広島地域の経験豊富な乳腺専門外来

医療法人社団樹章会

本永病院

（マンモグラフィ検診画像認定施設、日本乳癌学会関連施設）

笹田 伸介 医師

東広島市で70余年、地域に根差した医療を担ってきた本永病院。もともと産婦人科診療を行い、さらに乳腺専門外来と甲状腺の専門外来も設け、地域の女性にとってはかかりつけ医的な存在の病院である。笹田医師は、乳腺専門医、がん薬物療法専門医・指導医として乳腺専門外来を担当している。

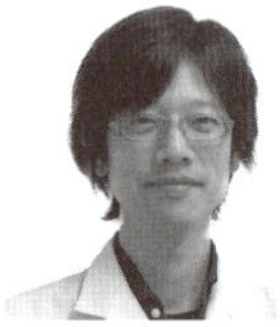

東広島市西条岡町8-13
ＴＥＬ 082-423-2666
ＨＰ http://www.motonaga.or.jp/index.html
駐車場 あり（90台）

診療時間

	月	火	水	木	金	土	日
13:00 ～ 16:00	○	休診	○	休診	休診	休診	休診

＊祝日は休診　＊乳腺外来：受付時間 8:00 ～ 15:00、診療時間13:00 ～ 16:00（※予約を優先）、
＊月曜／笹田伸介、水曜／角舎学行（広島大学病院）

ささだ・しんすけ。1978年福山市生まれ。2003年 広島大学医学部卒。2013年 同大学大学院修了・医学博士。広島大学病院、九州医療センター、広島市立広島市民病院、三原市医師会病院、国立がん研究センター中央病院を経て、現在は広島大学病院乳腺外科勤務。2016年４月より本永病院乳腺外来で診療開始。日本外科学会外科専門医。日本消化器外科学会消化器外科専門医。日本乳癌学会乳腺専門医。日本臨床腫瘍学会がん薬物療法専門医・指導医。検診マンモグラフィ読影認定医。

東広島地域の乳がん患者さんに安心を

ＪＲ山陽本線西条駅から徒歩５分。同院は、「酒都西条」の酒蔵通りのすぐ近くに位置している。終戦翌年の１９４６年に診療所を開設し、現在は内科、外科、神経内科、産婦人科、リハビリテーション科などを設置している。東広島地域の人々にとっては、昔からあって親しみやすく、どこに行けばよいか迷ったり悩んだりした時にまず受診しやすく、かかりつけ医的な存在の病院である。診療所、クリニック、拠点病院など、複数の医療機関が連携して地域の患者を支えるという現在の医療制度のもとで、診療所などからの紹介入院や、高次医療機関からの逆紹介入院の受け入れにも対応している。

２０１１年から乳腺専門外来を開設し、週に２日、広島大学病院と連携して乳腺外来診療を行っている。笹田医師は、広島大学病院乳腺外科で診療を行いながら、２０１６年４月から同院で毎週月曜午後の乳腺専門外来を担当。水曜午後は、同じ広島大学病院の角舎学行医師が担当している。

同院の乳腺外来では、乳がん診療における一般的な検査から治療までを幅広く行っている。マンモグラフィや乳腺エコー検査などの基本的な検査を、豊富な経験を持つ乳腺専門医が手がける。検診や、ちょっと気になる症状があった

主な診療内容	●乳腺外来
乳腺診療	乳房の診療、エコー、マンモグラフィ、精密検査（細胞診、組織診） 術後のフォローアップ（薬物療法など）

時などに受診して、治療が必要かどうかを専門医が判断する。手術などの治療が必要と診断されれば、適切な病院を紹介する。

「東広島地区の方で、乳がんが心配だったり、乳がん検診で要精密検査という結果が出たときに、『本永病院を受診すれば安心』と思ってもらえる施設になるように努力しています」

高い診断精度を維持

同院の検査は、マンモグラフィ検査、乳腺エコー検査、MRI検査、組織検査に対応し、乳がん検診、乳腺精密検査、手術後のフォローアップや薬物療法（抗がん剤治療、ホルモン治療）までを行っている。乳がんの手術は基本的には行っておらず、また、放射線治療装置も設備していないため、放射線治療にも対応していない。

「乳がん検診は、乳がんの症状のない方が行うものです。現在は、40歳以上の女性を対象に、2年ごとのマンモグラフィ検査と視触診が勧められています。

実績 （2016年1月〜12月）	乳がん検診数／1955例（内、マンモグラフィ検査／1891例） 新規発見乳がん数／23例、細胞診／23例、組織診／48例

乳腺エコー検査はオプションとして行っています。
乳腺精密検査は、症状のある方や乳がん検診で異常があった方（精密検査の必要がある方）に、乳がんなどの治療が必要な病気の有無を検査するものです。検診を受けていない方は、マンモグラフィ検査や乳腺エコー検査を行い、必要に応じて組織検査やMRI検査などを行います」

乳がんの診断に必要とされる標準的な検査には広く対応しており、組織検査も、細胞診、針生検《はりせいけん》、マンモトーム生検（穿刺吸引組織診《せんしきゅういんそしきしん》）が可能だ。石灰化しか見えないという特殊な状況では、ステレオガイド下マンモトーム生検（マンモグラフィを見ながら行うマンモトーム生検）を行うことがあり、この場合は広島大学病院を紹介している。

「乳がん検診や乳腺精密検査の診断では、さまざまな状況に対応できる準備をして、高い診断精度を維持することに努めています」

検診では、マンモグラフィ読影認定医が二重チェックを行い、精密検査は乳腺専門医が担当している。

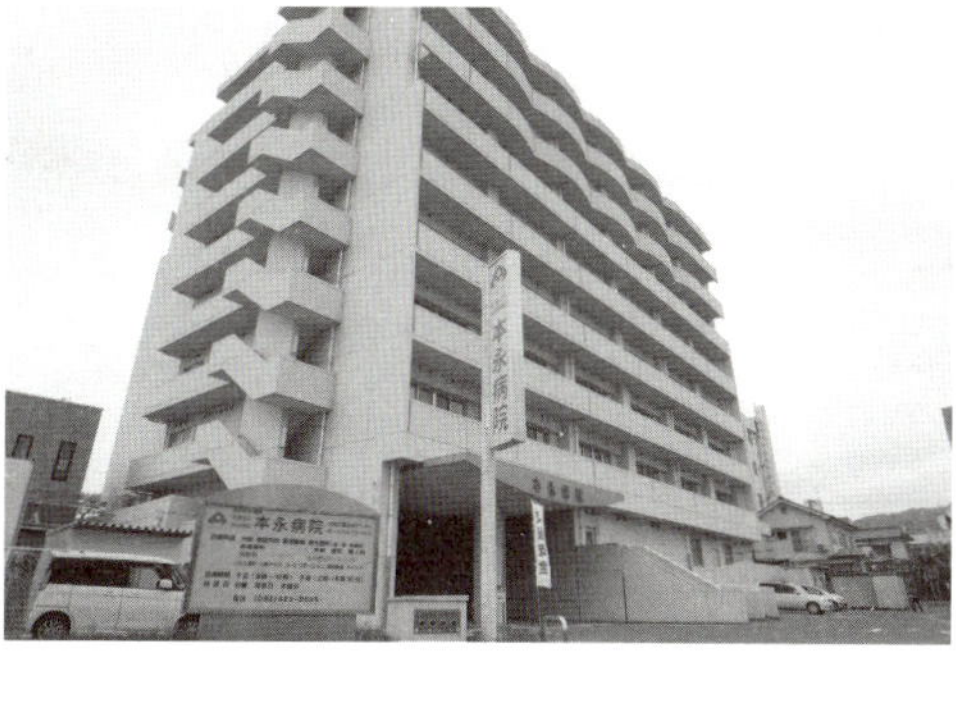

外観

検査をやり過ぎないように配慮

一方で、検査のやり過ぎに注意して、患者に大きな負担をかけないことにも配慮している。

乳がんだけに限らず、どんな検査であっても、100%白か黒かが分からない状況が存在する。一般的な検査をして気になった患者が、次の段階の細胞の検査をして、がんではないという結果が出たとしても、診断することが非常に難しい、いわゆるグレーゾーンはあるという。そのような患者全員に対して、その時点で結論を求めるためにさまざまな検査を追加するのは、やりすぎになることが多い。

検査をして早く安心できたらいい、という考え方もあるが、検査で針を刺せば当然痛みがあるし、出血があったり、腫れたりもして、また、医療費も当然多くかかる。がんと疑わしい箇所が数㎜とごく小さい場合は、その目標の細胞を取ること自体が難しいこともある。もしそれが結果的に乳がんであっても、ごく早期の人は転移しない状況と考えられるため、安全な範囲の期間内で時間をかけて診ていく方が、効率が良いと判断することもあるという。

そういう判断を的確にできるのは、笹田医師が国立がん研究センター中央病

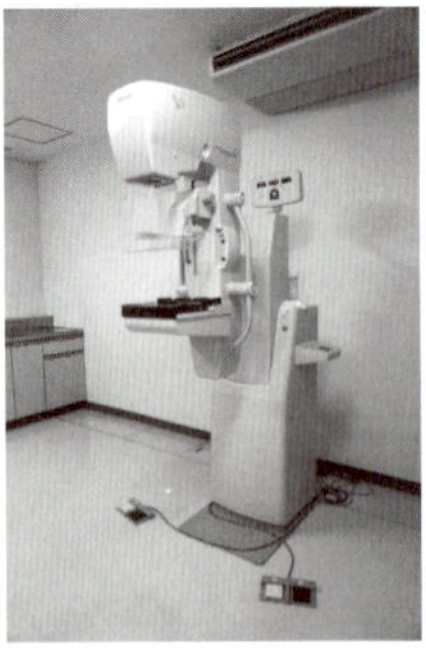

デジタルマンモグラフィ

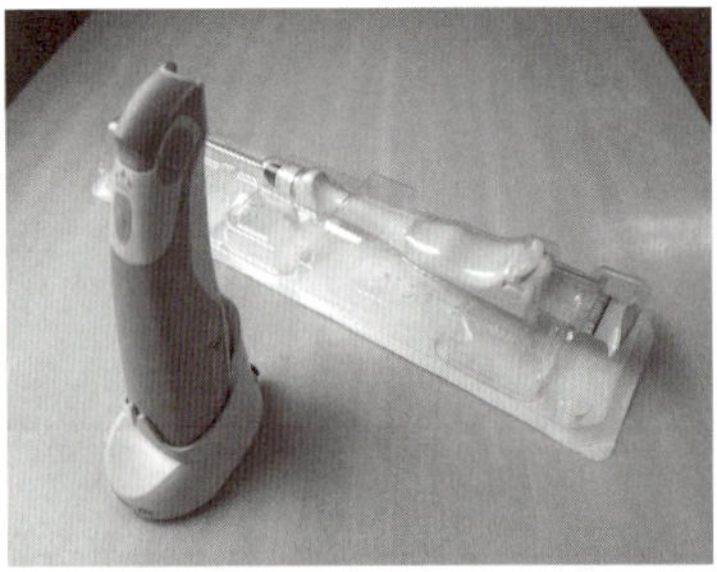

マンモトーム生検器具

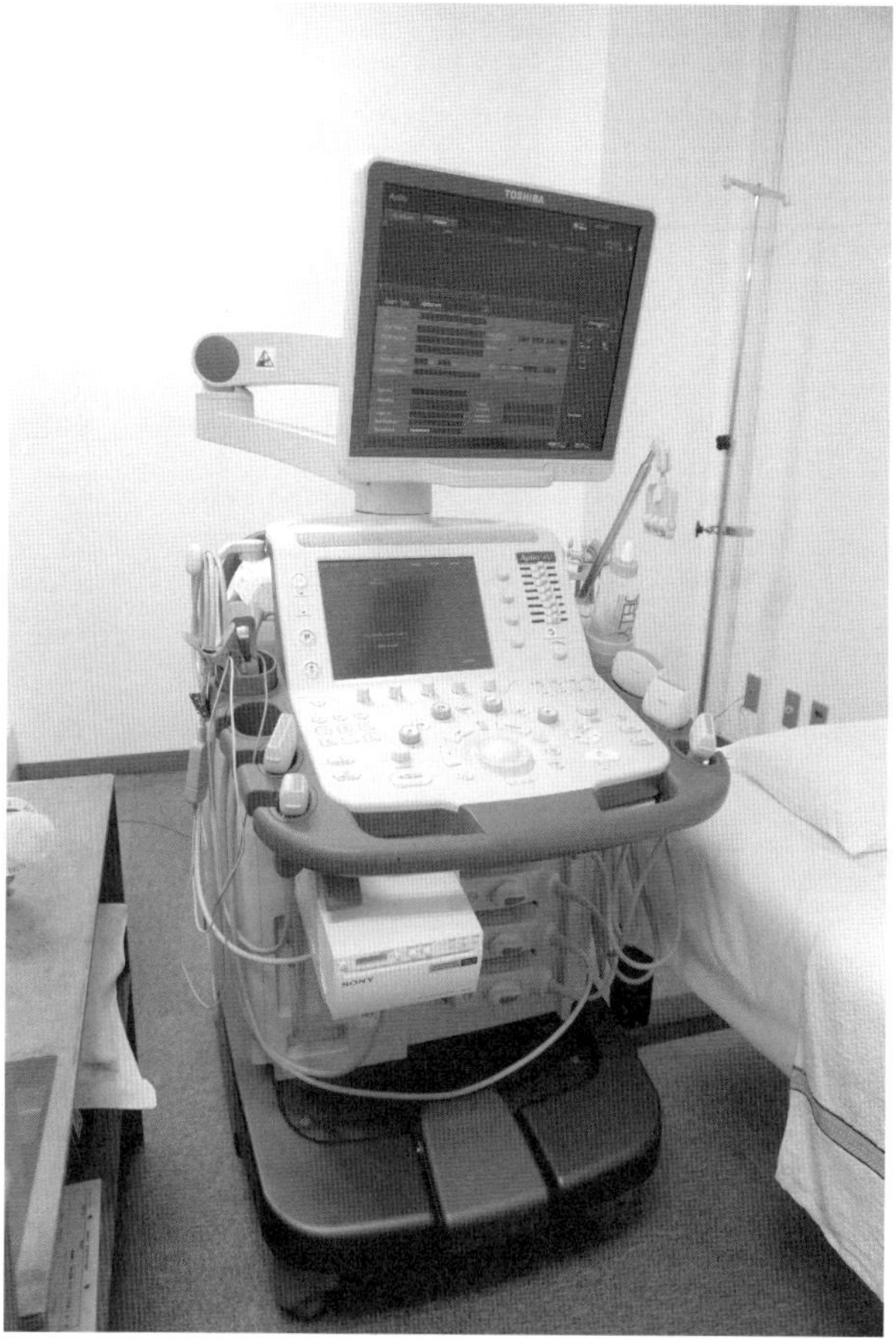

最新型の超音波エコー検査機を導入している

院（東京）などで、これまでに多くの乳がん患者を診てきた経験があるからである。

針を刺すのは1度だけを心がける

マンモグラフィやエコー検査などでがんがはっきり疑われたら、次の段階としては針生検を行うことが多い。細胞診は効果的な検査ではあるが、採取できる細胞数が多くはないため診断がつきにくいことがある。確実な診断が必要な場合は針生検を優先して行っている。マンモトーム生検は、できるだけたくさんの組織を取らなければ診断がつきにくい細胞密度（病気の細胞がどれくらいあるかの密度）が小さい場合などに行い、実際にそれが必要な人はそれほど多くないという。

笹田医師は、できるだけ負担が少なくて済むよう、針を刺すのは1度で終わるように心がけている。頻度《ひんど》としては細胞診と針生検が多く、マンモトーム生検は多くない。

「乳がんかどうかはっきりしないといった、診断が難しい状況は決して少なくありません。検査結果と状況を患者さんに詳しく説明して納得いただけるように、特に気をつけています」

手術は拠点病院へ紹介

同院では、多くの診療場面に対応した準備を行い、必要があれば広島大学病院を含む、がん診療の連携拠点病院へ紹介するシステムが整備されている。

「手術は相談可能ですが、『迅速病理診断《じんそくびょうりしんだん》』という特殊な検査には対応していません。患者さんの不利益になる可能性があるので、乳がんの手術は行っていません。良性腫瘍《しゅよう》などの場合は、相談の上で手術することもあります。放射線治療を選択する場合は、近くに東広島医療センターがありますから、そちらへ紹介し、そこで治療を受けていただくことができます」

乳がんの手術には、迅速病理診断という特殊な検査が必要になることが多い。手術中に病理診断を行うことで、がんの有無を診断し、再手術を少しでも減らすための工夫である。これには、設備やスタッフが整っていることに加え、外

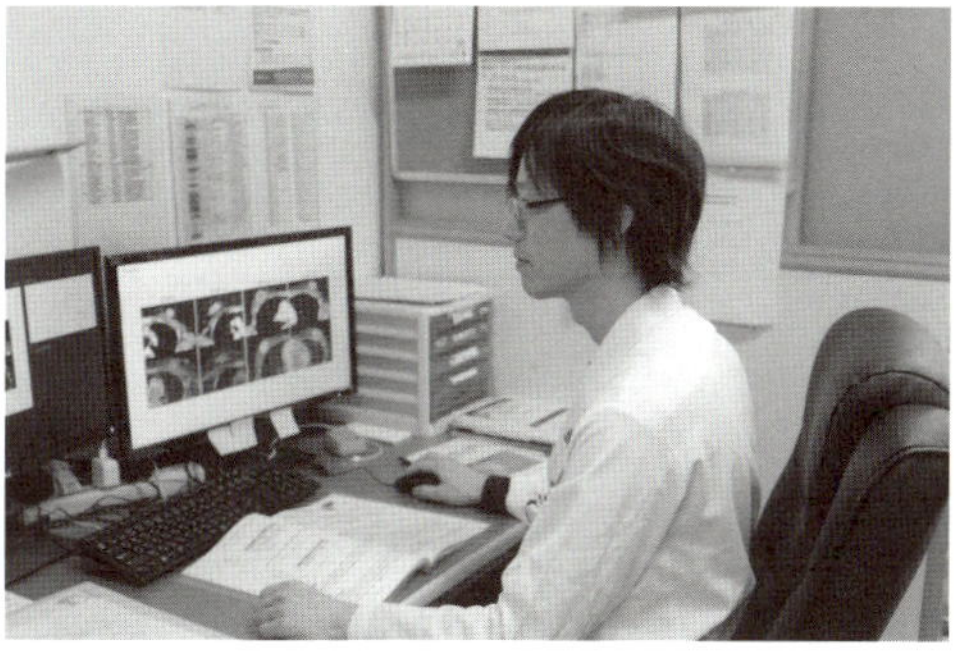

広島大学病院の研究室で（笹田医師）

科医、病理医、検査技師の協力が不可欠で、このチームが確立された施設でないとできない検査なのである。

同院で乳がんと診断されて手術が必要となったら、手術が可能な施設を紹介する。

「紹介先は、広島大学病院が多いです。基本的には同じ医師、つまり私が紹介した場合は、広島大学病院でも私が手術やそのほかの治療まで担当します。もちろん、患者さんと話をして、その希望や都合によっては広島大学病院以外のがん診療連携拠点病院への紹介も行っています。紹介先は交流のある先生が担当していますから、特別に注意することはありませんが、必要な情報を提供し、二重検査にならないようにしています」

最大の特徴は充実した人材

乳がんは、乳房にがんが見つかった段階で、目に見えない小さながん細胞が全身に散らばっていることが少なくない全身病である。そのため、術後に化学療法やホルモン治療などの全身治療を徹底的に行って、再発や転移を防ぐこと

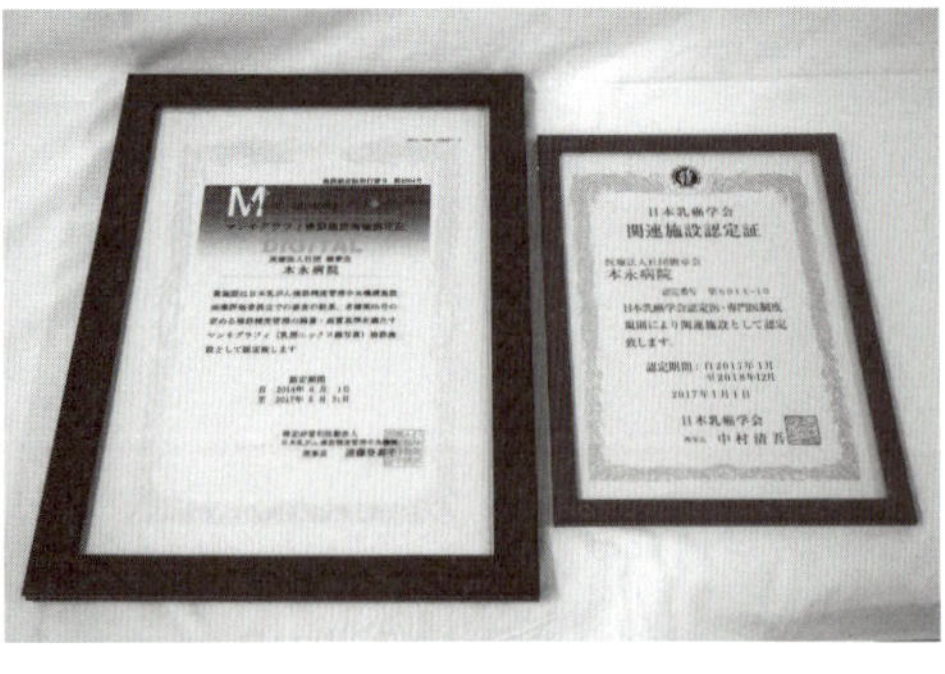

右：日本乳癌学会関連施設認定証
左：マンモグラフィ検診施設画像認定証

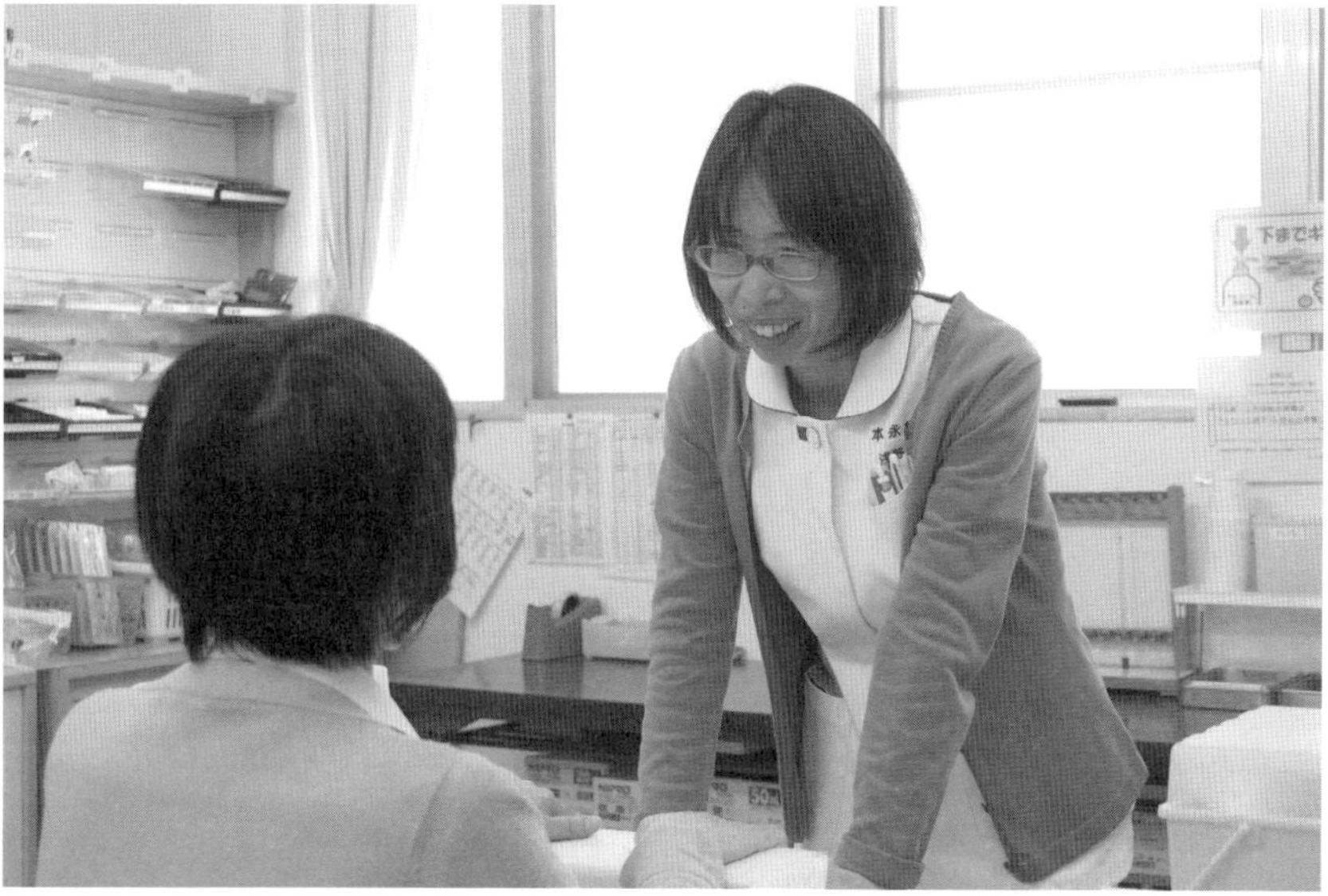

がん化学療法看護認定看護師がレベルの高い看護を提供

が大事になる。多くの場合は、手術でがんを切除した後も、引き続き長期にわたって定期的に受診していくことが必要である。

その意味では、手術を広島大学病院で受けて、術後に再び同院に戻ることのメリットは大きい。主治医が変わることなく、診断から手術、さらにフォローアップまで続けて診療を受けることができるのである。患者にとっては、「自分のことをよく分かってくれていて、信頼のおける主治医に引き続き診てもらえる」という安心感は大きい。通院するのも、自分の住んでいる地域にあるもともとの病院だから、患者の負担は小さくて済む。

「当院の一番大きな特徴は、診療に乳腺専門医2人、がん薬物療法専門医1人、がん化学療法看護認定看護師1人が携わっていることです。がん診療連携拠点病院に劣らない人材で診療を行っています」

笹田医師自身が乳腺専門医であり、がん薬物療法専門医・指導医でもある。さらに、がん化学療法看護認定看護師が、抗がん剤治療を受ける患者の安全や安心に配慮し、治療に伴う副作用などの苦痛が少しでも緩和されるように、レベルの高い看護を行い、患者やその家族を支援している。

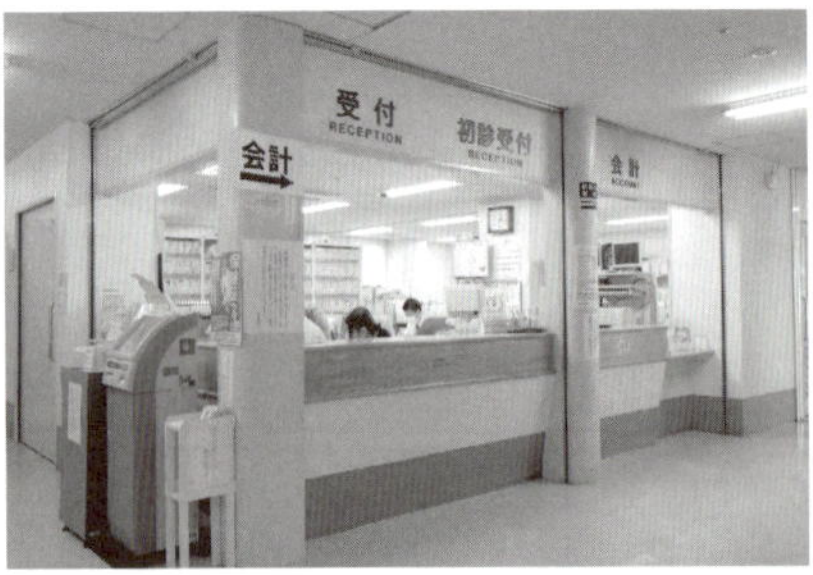

受付

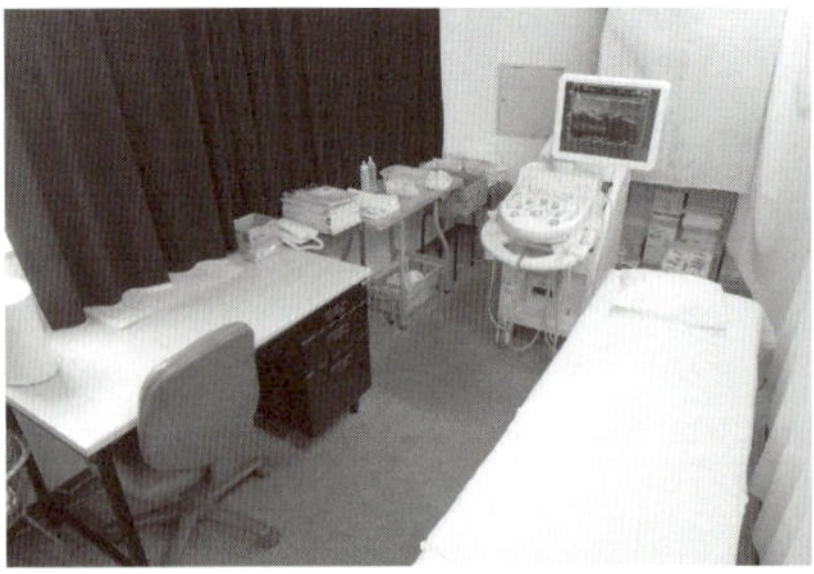
検査室

薬物療法に興味

笹田医師は福山市の生まれ。広島大学附属福山中・高等学校から広島大学医学部へ進んだ。

「小さいころは屋外で走り回っていた子どもで、医学部への進学を決めたのは、大学進学を前にどの学部に進学するか、将来自分はどう生きていきたいのか、を考えた時でした。ドラマチックな話は全然ないんですよ。人の体の仕組みに興味があったことと、人の役に立ちたいと考えて、医師という仕事を選びました」

現在も体を動かすことは嫌いではないが、運動らしいことはしていない。好きな旅行も、忙しくてなかなか行けないのが残念と苦笑する。

がん薬物療法専門医である笹田医師は、乳がん治療の中でも薬物療法を得意としている。

もともとは消化器外科専門医であり、医師になった当初は消化器外科全般を

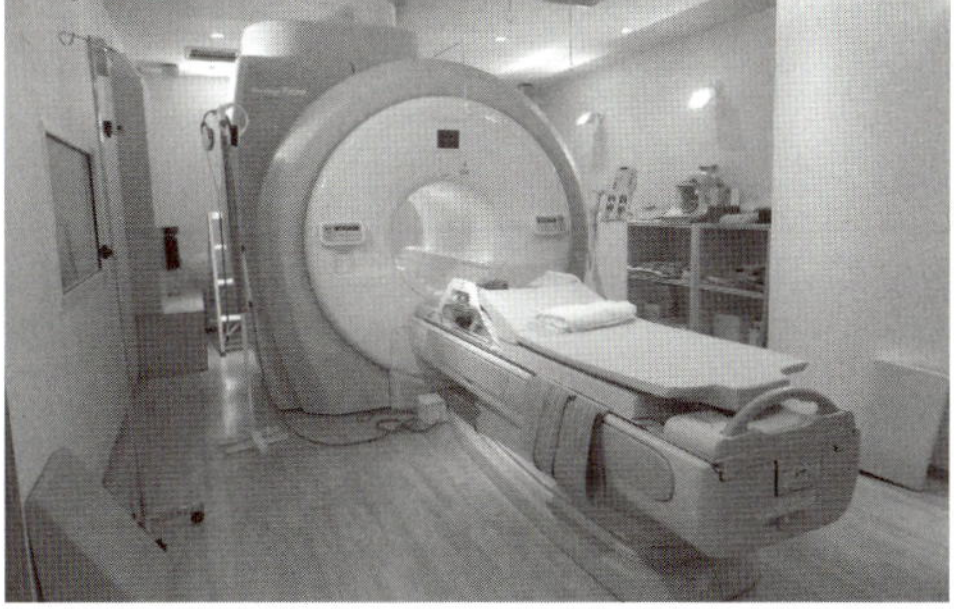

MRI 検査にも対応している

中心に、乳がんや肺がんの診療にも幅広く携わっていた。広島大学大学院に入学した際に、がんプロフェッショナル養成基盤推進プランに参加し、薬物療法の研修にも力を入れて、がん薬物療法専門医を取得した。

しかし、外科にいたのではどうしても薬物療法の経験が少なくなる。そこで、薬物についての知識や経験を積むために、２０１４年４月～２０１６年３月までの２年間、国立がん研究センター中央病院（東京）の乳腺・腫瘍内科で研修を行った。日本を代表するがん専門病院で主に薬物についての勉強を行いながら、乳がん、婦人科腫瘍、悪性軟部《あくせいなんぶ》腫瘍などのさまざまながんの診療にかかわった。中でも乳がん診療に多く携わったことが、乳がん専門医になるきっかけになった。

薬物療法が大きな意義を持つ

乳がんはほかのがんと違って、特に地方では専門の内科医ではなく、乳腺外科医が内科的な部分まで全て診ていくことが多い病気である。また、さまざまながんの中でも、薬物療法が大きな意義を持つがんの1つであることにもやりがいを感じた。

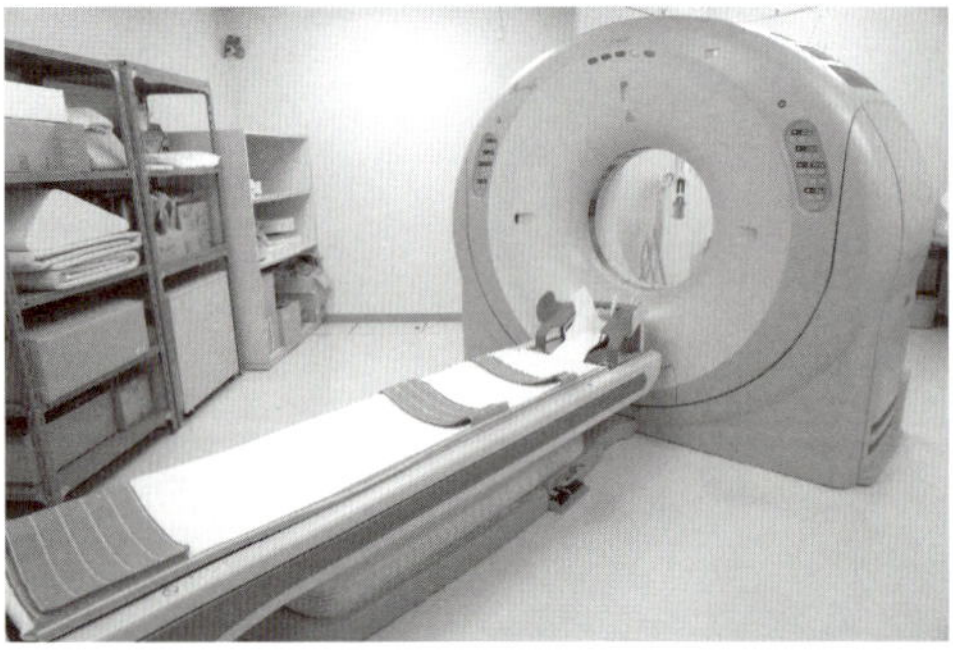

CT（レントゲン室）

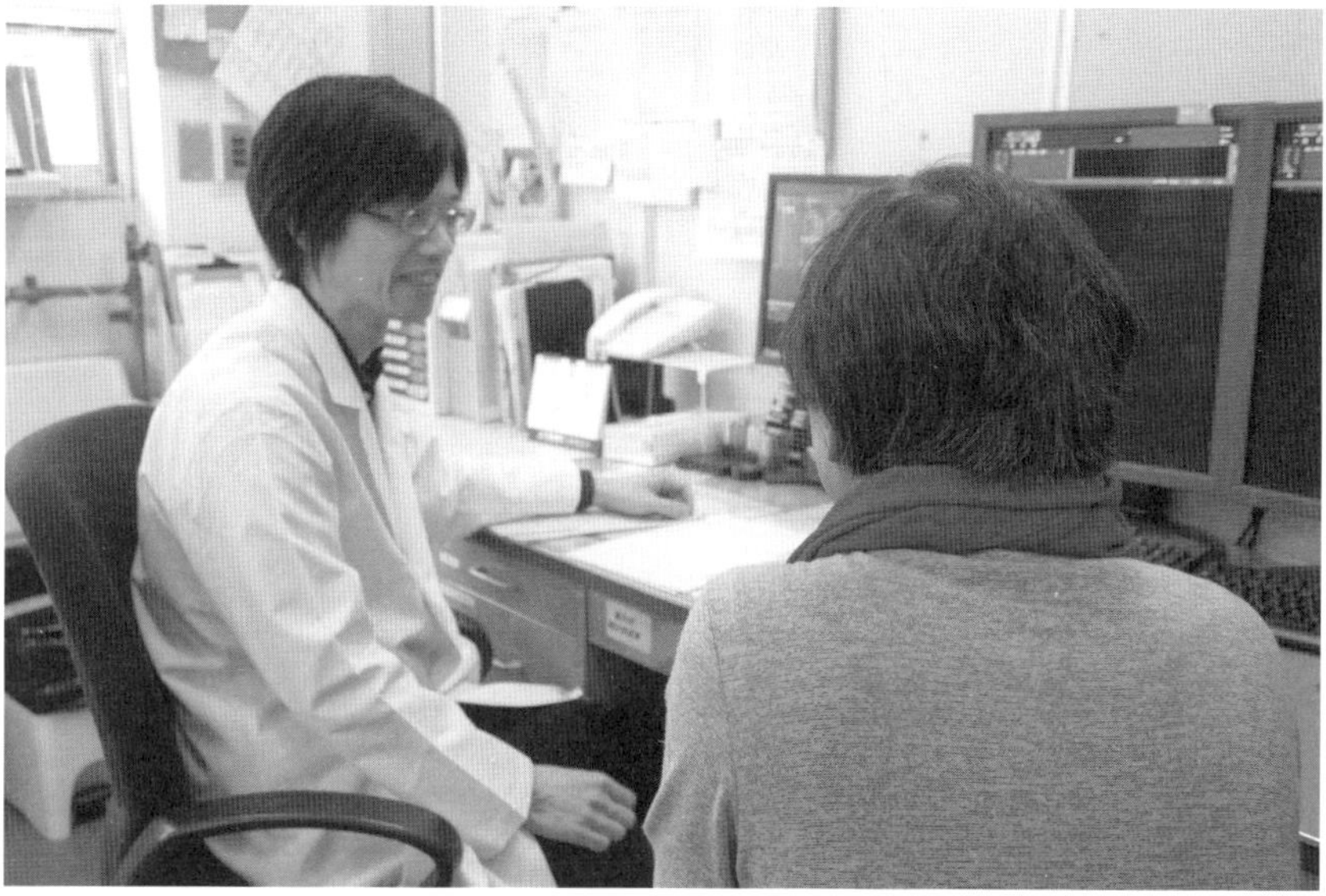

「患者と相談しながら、最適な治療を選択します」と話す

乳がんは全身病であり、手術だけでは再発する可能性があるが、薬物療法により再発を減らすことができるため、ほとんどの人が全身治療としての薬物療法を行うことになる。薬物療法をすることで生存率が上がるといわれているがんである。

薬物療法には、ホルモン療法、化学療法、分子標的療法があり、これらの治療をスムーズに行うための支持療法（副作用対策）も含んでいる。

乳がんにはさまざまな病気のタイプがあり、それに合わせた治療法を選択する。また、治療には副作用がつきものだが、効果と副作用のバランスを考え、メリットの多い方法や患者の価値観にあった方法を選んでいく。ある意味、患者との共同作業のようになることも少なくない。

患者へ柔軟に対応

現在は、ガイドラインによる標準治療があり、それにのっとって治療法を決めていけば、医師によってそれほど差が出ることはないという。

「がん薬物療法専門医として、さまざまな臨床試験のデータを大切にして、たくさん存在する情報を正確に把握して方針を決めます。ガイドラインがどうしてこうなっているのか、その意味を考えながら決めていきます。ガイドラインも全部の人に当てはまるわけではないので、患者さんによって柔軟な対応や応用が必要になる。その部分に専門医としての差が出てくるのかなと思います」

肝臓や腎臓にもともと疾患を持っていたり年齢の高い人は、副作用が強く出やすい傾向がある。そうした患者の状態を考慮して、患者に一番良いと思われる治療法を考えて提案するが、自分の価値観を押し付けることはしない。

例えば、この抗がん剤を使えば生存率が2％上がるという臨床試験のデータがあっても、その差が2％なら、効果が出るのは50人に1人で、残りの49人は受けても受けなくても変わらないということになる。しかし、副作用はそれなりに出る。人によっては1％でも良くなるなら受けたいという人もいれば、そのくらいの効果ならつらい治療は受けたくないという人もいる。

「その患者さんご自身の考え方や思い描いている人生設計もお聞きし、相談しながら一緒に考えて、『じゃあ、これで行きましょうか』と、最適な治療法を選択していきます」

さまざまな取り組みで、あらゆる年代の女性をサポート

「乳がん検診の受診は、恥ずかしいと思う女性が多いと思います。当院の診察室は、ほかの外来診察室と待合のエリアを区分けして、恥ずかしさが少しでも解消できるように配慮しています。また、乳がんはがんの中では比較的若い方でも発症するため、職場や家庭の仕事で時間がとれないことも多いと思います。ですが、ご自身の将来もありますし、子どもさんやご家族のことも考えて、まずは推奨されている検診を受けてください。

私自身は患者さんに接するときに、正確な情報提供をすること、誠実、公平であることを第一に心がけて診療にあたっています」

同院は、平日は子育て、介護、仕事などで忙しくて乳がん検診を受けられない女性が日曜に検診を受けられるよう、10月の第3日曜に乳がん検診マンモグラフィ検査を受診できるJ・M・S（ジャパン・マンモグラフィー・サンデー）に協力している。

また、毎月第2水曜の12時30分〜14時まで、同院6階にあるホールで、「まちなかリボンサロン in 東広島」を開催。お茶を飲みながら、がん患者や患者家族などが悩みを話したり、情報交換したりできる交流の場を提供している。

「乳がん検査したけれど説明がよく分からなかった、と言われて受診される方も時々いらっしゃいますが、当院1か所で検査が済んで、納得のいく説明が受けられて、自分の状況をしっかり把握できるのは良いなと思います。乳がんだけでなく、婦人科疾患や女性に多い甲状腺疾患の診療も行っていますから、女性にとっては相談しやすい病院ではないかと考えています。

働く女性、家庭を守る女性、子育てをする女性、年代に関わらず全ての女性をサポートする病院です。現在は受診の予約が多くて、待ち期間が出てきているという状況ではありますが、急な受診にも可能な限り対応しています。心配なことがあったら、気軽に受診してください」

竹原市竹原町

乳腺・甲状腺の専門的診断治療を提供

医療法人 かわの医院

（マンモグラフィ検診画像認定施設、日本乳癌学会関連施設）

川野 亮 院長

甲状腺にかかわる病気は女性に圧倒的に多く、実は不妊の原因になることもある病気だ。川野院長は、乳腺外科・甲状腺外科・甲状腺内科の専門医であり、乳腺だけでなく、甲状腺の異常に関しても専門的医療を提供。その一方で、高齢者の多い地域で家庭医として、できる範囲で最大限の対応をしており、地域になくてはならない存在となっている。

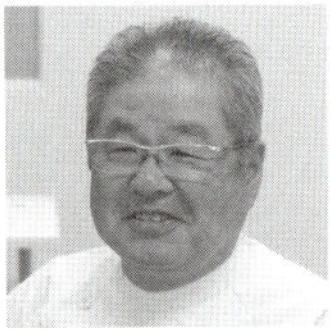

竹原市竹原町3554
TEL　0846-22-0724
HP　http://www.kwnmed.com
駐車場　あり（15台）

診療受付時間

	月	火	水	木	金	土	日
9:00 ～ 12:00	○	○	○	○	○	※	休診
14:30 ～ 18:00	○	○	休診	○	○	休診	休診

＊日曜・祝日、水曜午後・土曜午後は休診　＊木曜午後：女性医師（マンモグラフィ読影AS評価）診療、診察が可能です
※第１土曜：循環器内科外来、第２土曜：広島大学病院乳腺外科医師担当　＊乳腺甲状腺外来は院長が担当。できるだけ予約を（土曜の診療は担当医が変更になることがありますので、電話で確認をしてください）

かわの・りょう。1981年川崎医科大学卒。1983年同大学大学院入学。川崎医科大学内分泌外科（現乳腺甲状腺外科）、広島赤十字・原爆病院外科、 医療法人錦病院（山口県岩国市）副院長を経て、1995年～現在に至る。医学博士。日本乳癌学会認定乳腺専門医（指導医）。マンモグラフィ読影（A評価）。乳房超音波講習会受講（A評価）。検診マンモグラフィ撮影認定医師。日本内分泌・甲状腺外科学会専門医。日本甲状腺学会専門医。日本外科学会認定外科専門医。日本消化器外科学会認定医。日本医師会認定産業医。所属学会：日本乳癌学会、日本外科学会、日本乳癌検診学会、日本甲状腺学会、日本内分泌外科学会、日本消化器外科学会、日本臨床外科学会、日本臨床内科学会、日本超音波学会、日本骨粗鬆症学会。

かかりつけ医として、地元で頼りにされる

同院は、前院長が1967年に開業し、それ以来、竹原市で半世紀の歴史を刻み、一般の内科外科医院として、さまざまな患者に対応する、まさに「かかりつけ医」として地元の人々に親しまれ、頼りにされてきた。

2013年に建物を新築。日本庭園を全面的に組み込み、待合室や廊下、診療を待つ中待合からも、ガラス越しに庭園を眺められるような設計にした。来院する患者には、もちろん好評だ。

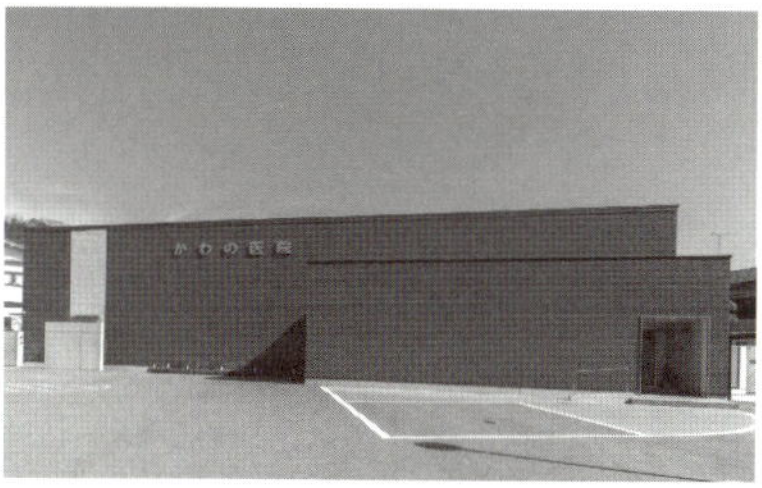

モダンな外観

医院の正面からは、窓という窓は見当たらず、ダークな色調の壁が見えるだけ、モダンでスタイリッシュな建物の外観は、小さな地方都市では一際目立つ。院内へ一歩入ると、大きなガラス窓の向こうに広がる、手入れの行き届いた和風庭園に目を奪われる。その外観とのギャップに、初めて訪れた人は誰もが驚くに違いない。

「もともとは、医院からは見えない自宅の庭

主な診療内容	●乳腺診療　●甲状腺診療　●外科　●内科　●胃腸科
乳腺診療	乳房撮影（デジタルマンモグラフィ）、超音波検査 超音波エラストグラフィ、超音波ガイド下針生検 超音波ガイド下マンモトーム生検、しこりの摘出生検、乳管造影 腫瘍マーカー（血液、分泌液）、分泌液の細胞診 そのほか必要に応じ他施設を紹介
甲状腺診療	超音波検査、超音波エラストグラフィ、血液検査（甲状腺ホルモンなど） 細胞診、そのほか必要に応じ他施設を紹介

でした。日本庭園は父（川野敬慈前院長）の趣味だったのですが、それを家族だけで楽しむのではなく、患者さんに診察の待ち時間に眺めていただいて、少しでも癒されてリラックスしていただけるように、と建て替える時に医院に組み込んだのです」と、川野院長は話す。

乳腺・甲状腺を専門に学ぶ

患者にいつも寄り添い、役立って喜ばれ、感謝されている父の姿を、子どものころから間近に見てきた院長は、自分もぜひ医者になりたい、と思っていた。成長していくにつれ、医師は社会貢献できる仕事であることにも魅力を感じていた。外科医を目指したのも、「何かあれば、最後には外科に相談に来るよ」という父の言葉が頭にあったからだという。

川崎医科大学を卒業後、内分泌外科、消化器外科、心臓血管外科、脳神経外科、麻酔科、整形外科などの外科系の6科を、ローテーションし研修した。その中で、甲状腺外科の専門性にひかれ、また、欧米での乳がん発症の多さを知り日本でも増えていくのではないかと考えた。

そこで当時は診療科としては全国でも珍しかった同大の乳腺甲状腺外科（当

実績（年間）	乳がん検診数／約800例、マンモグラフィ／1500例以上 乳房超音波検査／1000例以上、甲状腺超音波検査／1000例以上

時は内分泌外科）に進み、乳腺と甲状腺それぞれの分野の教授に師事し、両分野がそのままライフワークとなった。

現在も、院長は、同院で家庭医としてのスタンスを保ちながら、一方で乳腺外科、甲状腺外科、甲状腺内科の専門医としての診断や治療を行っている。

乳がん診療に取り組む

父に広島に帰ってくるように請われるまで、川崎医科大学附属病院で診療経験を積み、１９８７年に広島大学原医研腫瘍外科に再入局した。

乳がんの患者は再発する患者もあり、再発するとその部位によってさまざまな症状が現れる。川崎医科大学附属病院は総合病院であり各科の専門の医師がいたため、患者に何か起こるたびに、どうケアしたらいいか、いろいろな科の医師に相談にのってもらい、一つひとつの問題に対応していった。その時の経験は後の大きな強みとなり、同時にチーム医療の大切さも学んだ。

「患者さんからもいろいろなことを教えていただき、とても感謝しています。その時に経験させていただいたことが、開業医としての今につながっています」

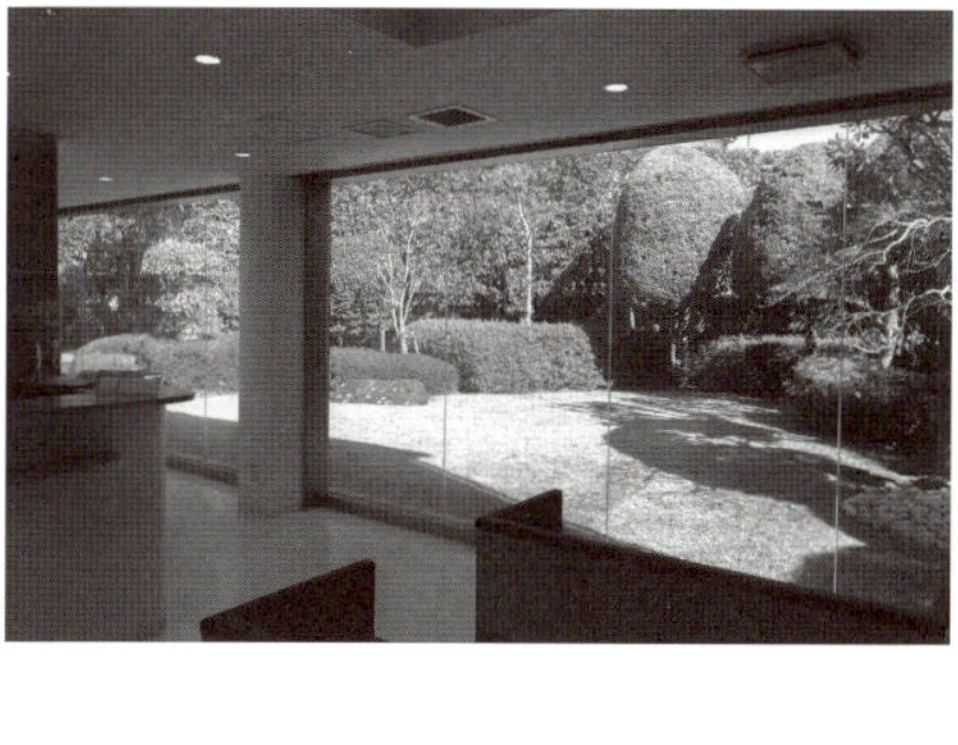

待合室から眺められる日本庭園

さらに、患者はがんだけでなく、糖尿病や高血圧などの合併症を持つ人も多く、それらの病気も一緒にケアしながら、乳がん治療に取り組んだ。

「合併症を持った患者さんの診療では、先輩や他科の先生に教えてもらいながら診療しました。患者さんの乳がんだけを診るわけではなく、内科疾患なども含め1人の人として診療ができないといけません。その経験が、今大いに役立っています」

乳がんの早期発見に全力を尽くす

同院は、乳がんに関して、手術と放射線治療は専門施設（基幹病院）へ紹介するが、それ以外は、検査も抗がん剤やホルモン治療も同院で行っている。

以前は、院長自ら半開放型の病院で手術もしていたが、開業医として乳がん患者の役に立つには何が大事だろうと考えた。自分が手術するよりも、専門医で多くの患者の治療を担当している先生に手術を含めた治療をお願いするのが、患者のためであるとの結論に達した。だから、現在は手術はしていない。

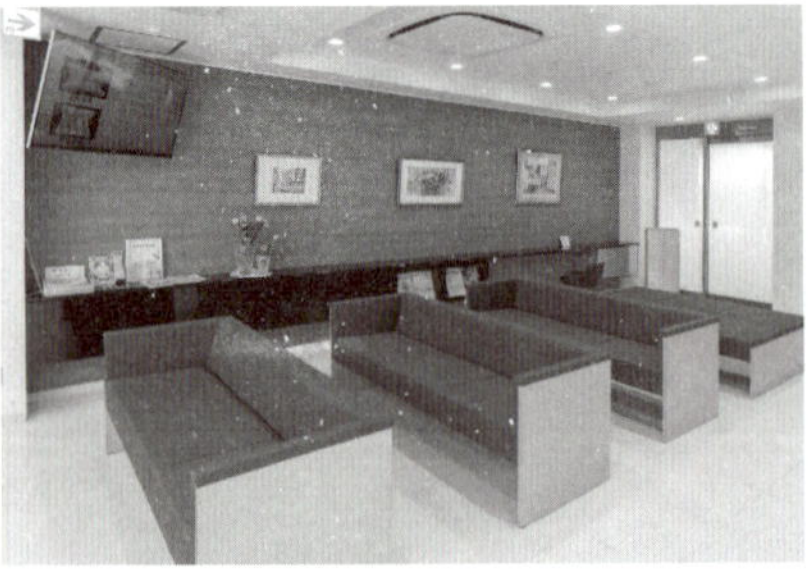

待合室

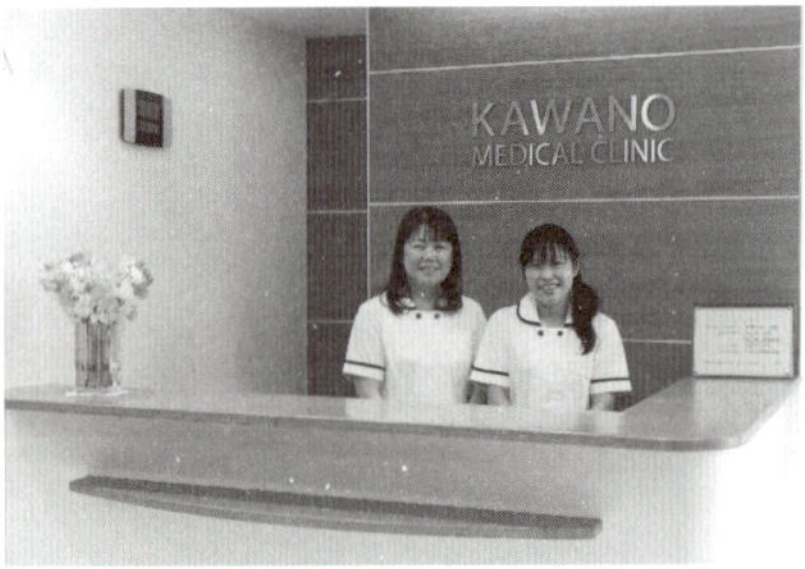

受付窓口

「検診や検査をして、乳がんを発見して、治療を受けていただく。その中で、今までの自分の経験を生かして乳がんを早期に発見し、がんが小さいうちから正確な診断をして治療を受けていただくことが、ゆくゆくは治癒率を上げることにつながると考えています。これが、自分の立場で乳がんの患者さんに一番貢献できることだと思っています」

小さな乳がんをどうやって発見し的確な診断をするか、それは、院長の永遠のテーマである。

医療レベルを維持する努力を怠らない

1992年ごろ、国内のある医師が超音波で10㎜以下の触ることのできない小さな乳がんを見つけた、という報告があった。

「これだ！」と思った。早期発見すれば、治癒率は上がり、傷は小さくてすむ。化学療法も受けなくてすむかもしれない。院長は、文献を読んで、その医師の講演を聞きに行き、学会や研究会でその医師に直接会って、その技術を教えてもらった。そうすると、エコーの画像に目が慣れてきて、自分でも小さな病変

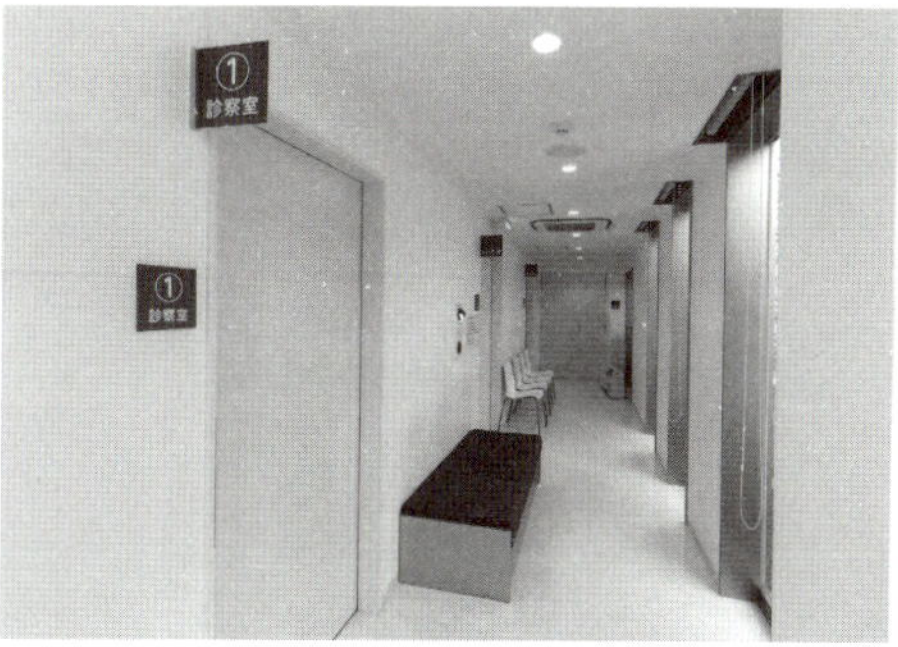

中待合と廊下

を見つけることができるようになった。

現在、院長は、日本乳がん検診精度管理中央機構の乳房超音波技術講習会の講師も、2度務めている。また、マンモグラフィ、読影、撮影技術、全てA認定を持っている。

マンモグラフィの撮影は、女性技師がする方が患者の抵抗が少ないと考え、女性技師が主に行っている。また、木曜午後には、読影のAS認定を持つ女性医師が外来を担当している。

検診や検査では、精度管理が重要になる。医師1人で行っていると、自分の立ち位置が分からなくなる恐れがある。それを防ぐために、日本乳がん検診精度管理中央機構が開催する、講師のための講習会などにできる限り参加して研修し、情報交換に努め、レベルを維持する努力を続ける。

技術を高め、診断の精度にこだわる

乳がんの検査では、マンモグラフィ、エコー、細胞診、針生検《はりせいけん》に加え、昨年から、超音波ガイド下マンモトーム生検も導入している。

細胞診、針生検、マンモトーム生検は、それぞれの適応を絞って使い分ける。

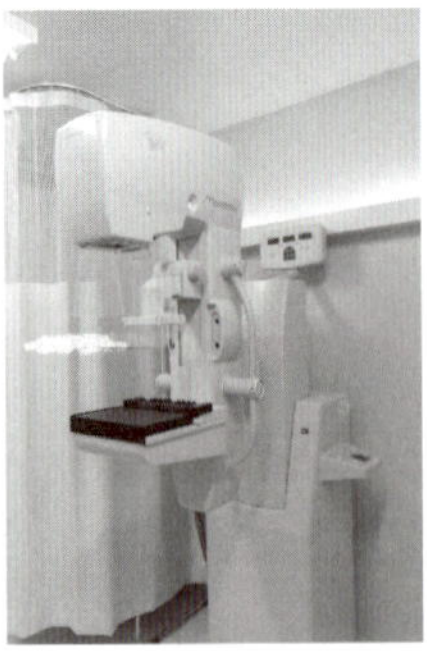
マンモグラフィ装置

手軽で体への負担も小さい細胞診は、主に良性を確認する場合に行うようにしている。針生検は、悪性を疑うときや細胞診では細胞が取れそうにないとき、1度の検査で診断をつけるために行う。

マンモトーム生検は、前の2つの検査に比べると傷が大きいため、適応を絞る。最初から診断がつきにくいケースや、嚢胞内腫瘍《のうほうないしゅよう》のように、嚢胞が破れて周りに散らばる恐れがある場合などに行う。

いずれも、合併症を起こさないように、細心の注意を払いながら行うことが基本である。

細胞診や針生検は、技術の差が出やすい。そのため、学会などで名医や名人といわれる医師に直接会って、細かい技術の指導を受けて修得した。

「僕は、エキスパートの先生にしつこく聞くんです。患者さんに針を刺すのに失敗は許されませんから、針の向きなど細かいことまで考えながら、ごく小さな腫瘍でも確実に組織を取るように心がけています」

乳腺や甲状腺に関して、専門の医師の話を聞いて参考にすることも多い。また、積極的に学会や研究会に参加し新しい知識や技術を学び、新しい検査装置

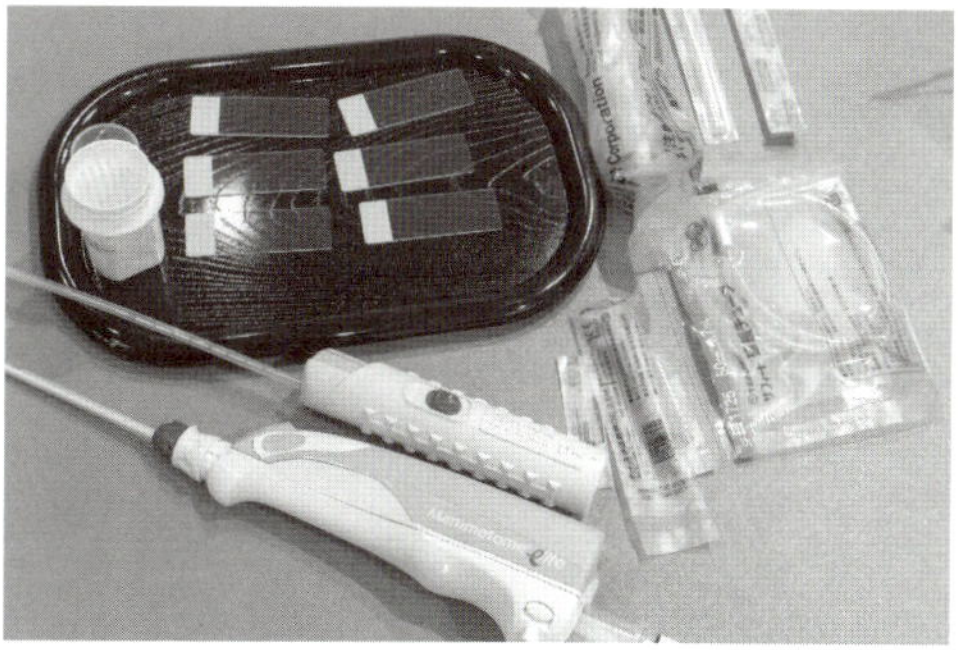

細胞診・マンモトーム生検の器具

などの情報を得るようにしているという。

人とのつながりを大事にし、良いと思うことは積極的に取り入れる。そして、それを患者に還元するように努力している。

臨床現場で必要な力を磨く

院長は、広島大学の医局に入局した後、1988年から広島赤十字・原爆病院（広島日赤）外科に2年間勤務して、乳腺・甲状腺外科と、一般外科と消化器外科の修練を積んだ。

1990年から5年間は、山口県岩国市の錦病院で副院長を務めた。ここでも同じように、乳腺・甲状腺外科と一般外科や消化器外科とともに一般外来を担当。岩国では、医師会主催の勉強会が盛んで、週に4～5回も開催されていた。そこで、心臓や腹部の超音波検査、内視鏡検査、外科手術など、いろいろな手技を学ぶことができ、臨床の現場で必要な診断力を身につけることができた。

川崎医科大学附属病院、広島日赤、錦病院での研修、診療を通じて「受け持つ患者さんにとって何が必要なのか」ということを患者に教えられた。特にこの7年間の経験は、乳腺、甲状腺分野の診療ではもちろんのこと一般外科、消化器外科、一般外来診療を行うにあたり院長にとって大きな財産となっている。

「今、このように開業できているのは、あの時の諸先生のご指導と経験に支えられています。都会と違って地方では、自分の専門以外の病気を持つ患者さんを、一つひとつの病気で全て紹介するわけにはいきません。当院1か所で、プライマリーケア（総合的に診る医療）レベルをこなせなければいけないと考えています。高齢者が多いため、乳腺・甲状腺だけでなく、糖尿病、コレステロール、血圧の管理など、生活習慣病全般にも対応するようにしています。それは、この地域の患者さんにとっては大切なことだと思います。地域の人々にとって、家庭医でありながら、乳腺と甲状腺に関しては専門的な医療を提供できる、それが僕のコンセプトであり、理想です」と笑顔を見せる。

乳がんに限らず、胃がんや肝臓がんを見つけることもある。

ホルモン治療や療法も

1995年に竹原に帰り、その2、3年後には、マンモグラフィを導入した。

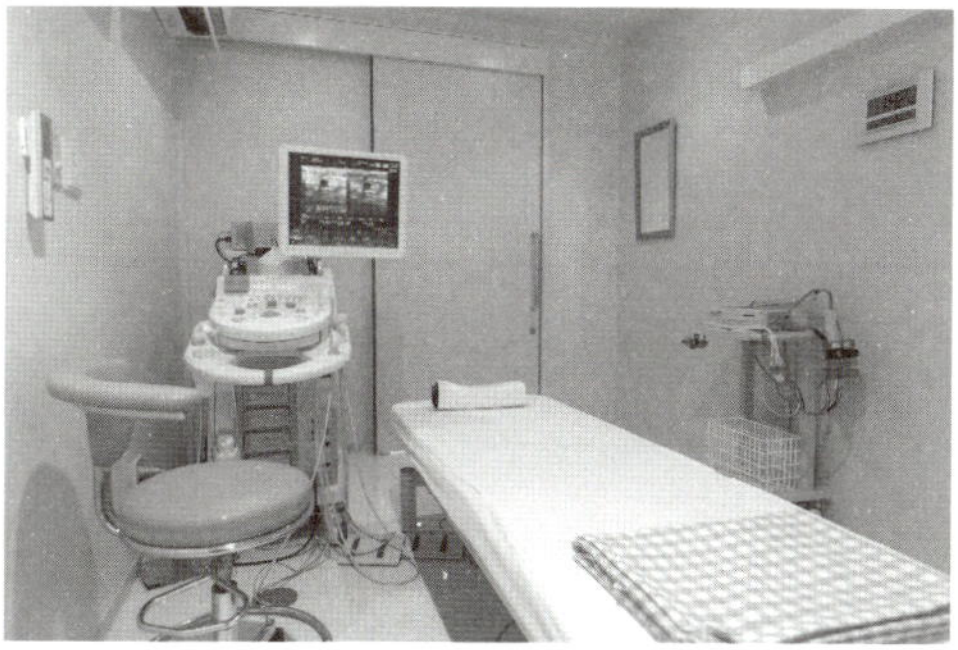

超音波、心電図室

「周りの医院で導入している施設はどこもなかったですし、何か役に立つのでは、と思って入れたのですが、実際には、そのころは年間10〜20人くらいしか使うことはなかったですね」

２０１３年には現在の医院を新築して開院し、この時に骨密度測定装置を導入した。乳がんのホルモン治療の副作用として、骨粗《こつそ》しょう症《しょう》があるため、それをきちんと評価、診断できる機械が必要だと思ったからだ。この機械の導入に当たっても、測定方法の講習を受けて、専門的な勉強をした。骨粗鬆症財団の病医院リストにも、竹原市で1件だけ、同院が載っている。

ホルモン治療だけでなく、クリニックでは例が多くない化学療法も行っている。リスクはあるが、それをしなければ困る患者が多いからだ。全ては患者のことを思って、である。

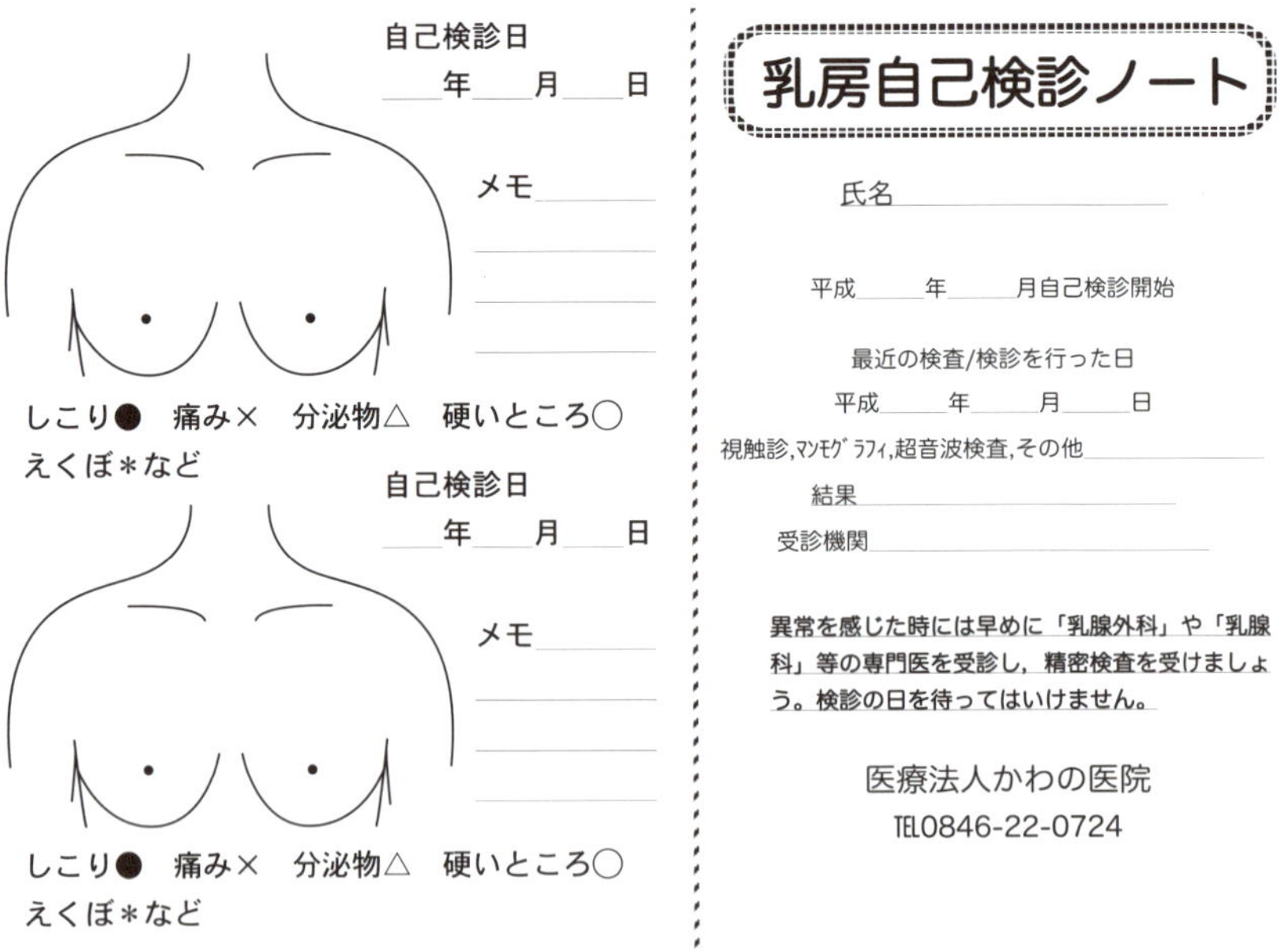

自己検診も毎月続けて行うことが大切です
（※実際の自己検診ノートは12回のメモが取れるようになっています）

「抗がん剤治療は、大なり小なり必ず体調を崩します。竹原から、例えば広島まで、週に1回抗がん剤治療に通うのは、患者さんにとってはものすごくつらくて負担が大きいと思います。それなら、当院でできる範囲で近隣の方に対応させていただければ、患者さんも楽になります。地域性というものもあるのです。よく、標準治療という言葉を耳にしますが、都会に住む方は容易にそれを受けられますが、地方に住む方は、皆が同じに受けられるわけではないんですね」

化学療法は、もちろん、安全をしっかり確保した上で行っている。総合病院と連携を取り、発熱などの危険が伴う場合は、すぐに連絡を取って紹介する。また、逆の紹介で、術前化学療法をやってもらえないか、と総合病院の医師から連絡が入ることもあるという。日ごろから連携を取り、何かあれば、お互いに相談し合える関係づくりができている。

女性に多い甲状腺の病気

甲状腺の病気の中で多いのが、バセドウ病と橋本病だ。バセドウ病は、甲状

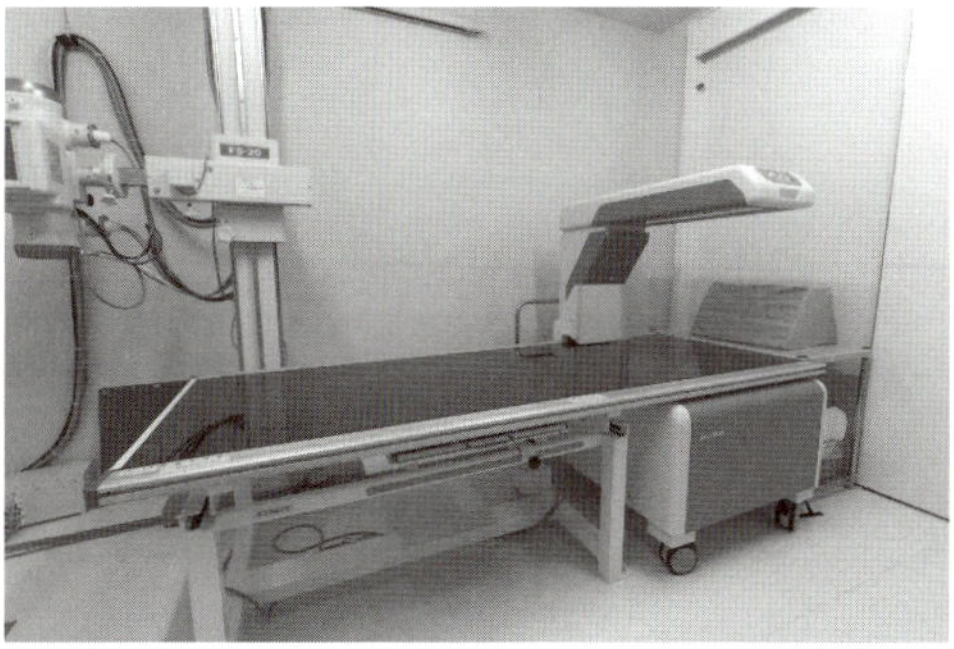

骨密度測定装置

腺機能亢進《こうしん》症の代表的な病気で、橋本病は、甲状腺機能低下症の代表的な病気である。バセドウ病は比較的耳にすることが多いが、橋本病も、実は有病率は意外に高く、20〜30人に1人いるといわれている。どちらも、女性が8〜9割と多く、甲状腺がんも、理由は分からないがやはり女性が多い。バセドウ病の治療は、今では手術を勧めることは少なく、主に、薬物治療かアイソトープ治療を行っている。

中高齢の方では、典型的な症状が出にくく、バセドウ病と診断されず苦しむ方もいる。主治医が変わるたびに治療方針が変わり、甲状腺機能が上下することで苦しむ方もいる。また、しっかり説明を受けていないと、患者自身も病気を軽く考えて、いつの間にか悪化していることもある。院長は、そんなケースを数多く診てきたという。

甲状腺の薬物治療は、実は意外に難しい場合もあり、副作用に注意しながら服用期間を判断していく必要がある。コントロールが困難な方もいる。命にかかわることは少ないが、患者の数は多く、薬のコントロールがうまくいかなくて困っている方も多い、と指摘する。また、典型的な症状だけではなく合併症の問題もあり、診断がついた後の治療中の患者の訴えが合併症の症状であるのにもかかわらず、気のせいで片付けられた場合もあったそうだ。

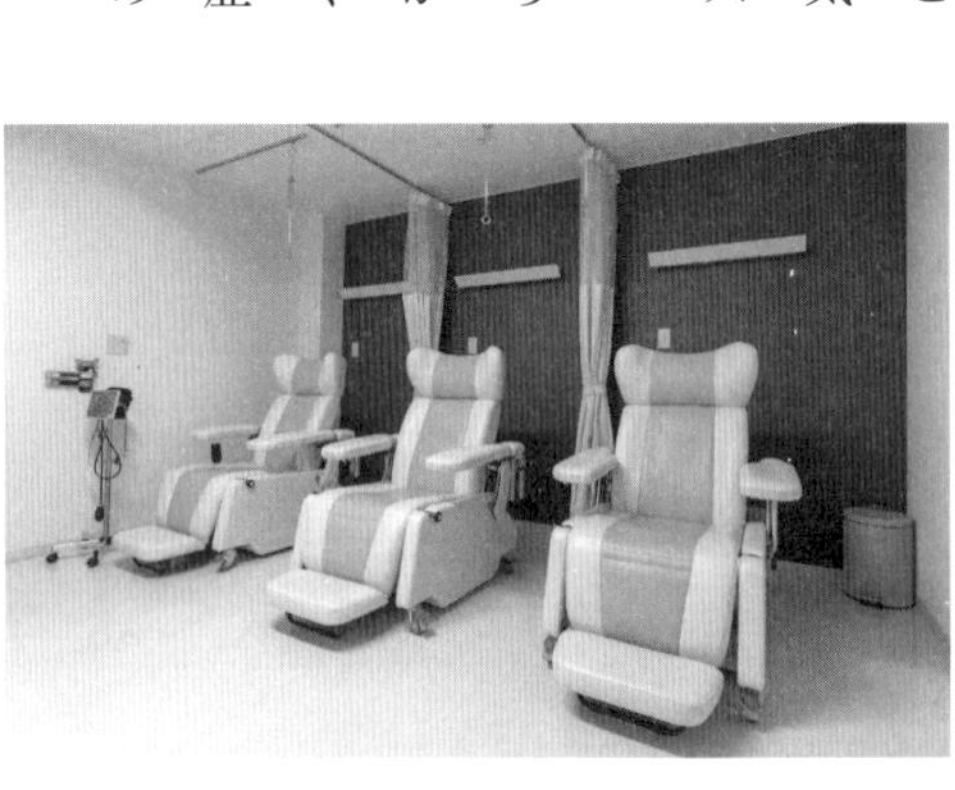

点滴室

甲状腺機能の異常が不妊を招くことも

甲状腺の病気は、20~30歳代の若い人にもみられる。若い女性で問題になるのは、甲状腺機能に異常があると、不妊や流産の原因になる場合があることだ。不妊と甲状腺との関連はあまり知られていないのか、結びつけて考えられないことが多い。

通常は、妊娠すると初期に甲状腺ホルモンの値が高くなる。橋本病がある人は、ホルモン値が上がりにくいため飲むホルモンの量を増やす必要がある場合もある。しかし、気を付けなければいけないのは、甲状腺の病気は、自覚症状が出ないことがあることだ。潜在性甲状腺機能低下症といって、実際はホルモンの値は正常な状態なので症状は出ないのだが、甲状腺刺激ホルモンが高くなり、体はホルモンが足りないと感じて、もっとホルモンを増やしなさいという信号が出続けている人がいる。こういう人も、甲状腺が十分に働いてくれないので、妊娠が難しいことがある。

治療が必要かどうかの判断は、症状ではなく血液検査で決める。妊娠に関係のない人の場合は、様子をみていくこともあるが、妊娠を希望している人には、薬や甲状腺ホルモン剤を使って甲状腺ホルモンをコントロールしていく。米国甲状腺学会でも、妊娠を希望する女性へのコントロールの指針が出されている。

「甲状腺ホルモンは、高すぎると妊娠の継続が難しく、流産や早産、または死産の危険性も出てきます。低いと妊娠が難しなったり、ホルモンが足りないことで胎児の知能や精神運動発達障害のリスクが増加したり、妊娠を維持しづらくなることがあります」

また、出産後に甲状腺ホルモンの異常をきたすこともあるという。

「マタニティブルーの症状が出た場合、ひょっとしたら甲状腺に原因があるかもしれません」

妊娠や出産に、甲状腺がかかわっている可能性があることを知っているのと知らないのとでは、大きな違いがあると院長は指摘する。

「妊娠したい人は、一度甲状腺の検査を受けた方がいいと思います。たまたま当院へ来た患者さんの甲状腺検査をしたらホルモンが低かった、ということ

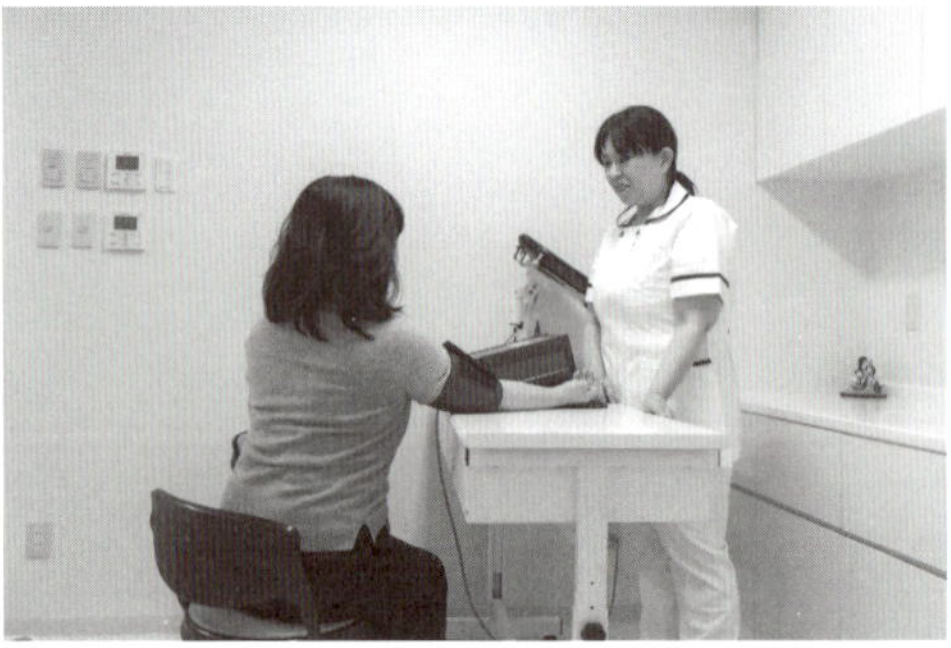

処置室

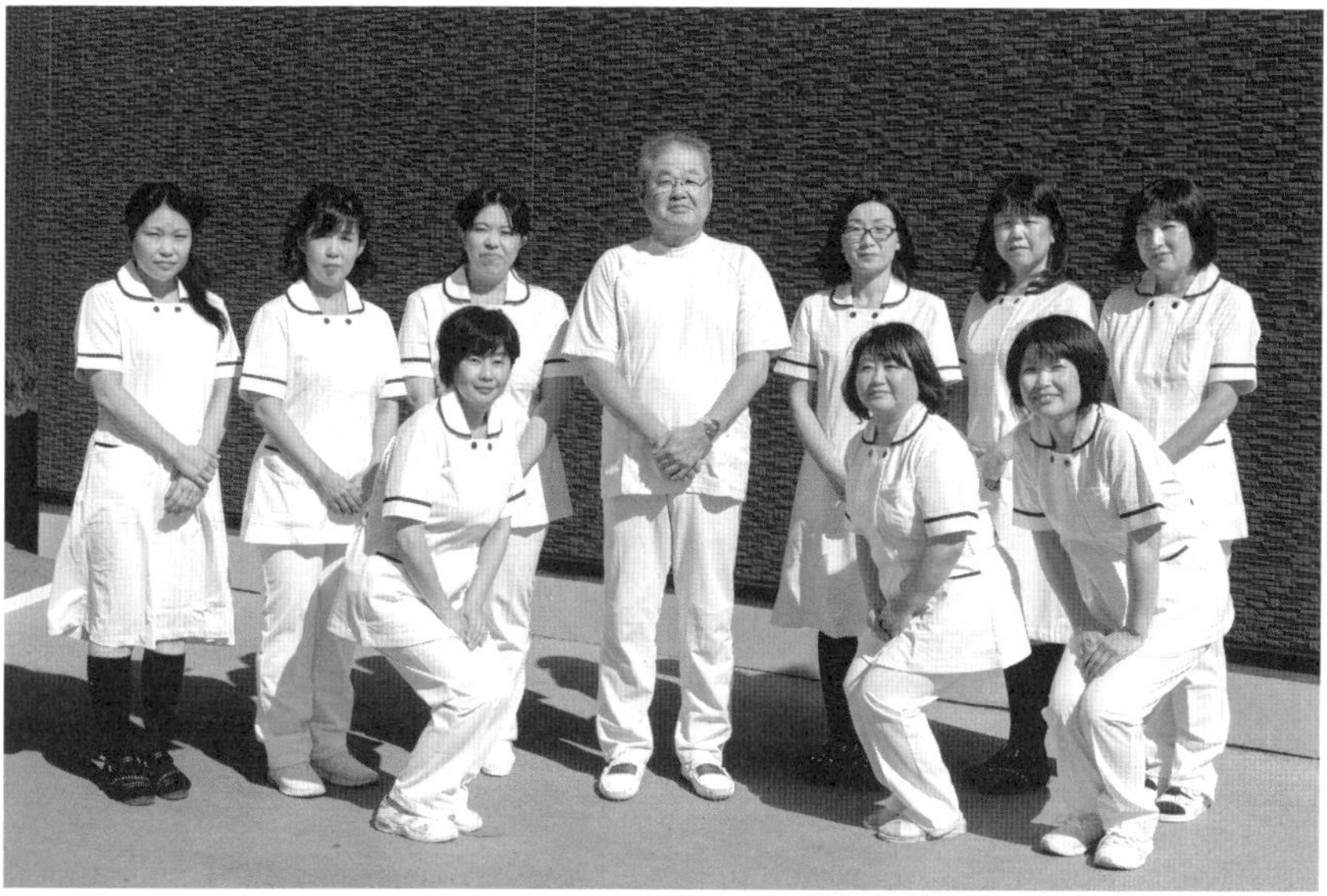

院長とスタッフ

があり、その方がずっと不妊治療をしていると言われたので、すぐに甲状腺ホルモン剤を飲んでもらったら、何か月かあとに妊娠しました。偶然かもしれませんが、できることはしてあげたいし、妊娠できる環境をきちんと整えてあげたことが、良い結果に結びついたのかもしれません。そういう方が、竹原で私が診た患者さんにも、何人かおられます」

「おかげで命拾いしました」

甲状腺の裏側に副甲状腺という米粒大の臓器があるが、これは血液のカルシウムを調節するホルモンを出す役割を持つ。副甲状腺の病気で、疲れやすくなったり家事をする気力がなくなったことを、病気だと考えずに、だらしないと自分を責めたり、更年期ではないかと悩んだりするケースもあるという。

ある患者は、数年前に体がとてもしんどくなったとき、更年期だと思っていた。そのころ、医院に骨密度測定装置を導入したときだったので、骨密度を測ってみると、以前測定した結果と比べて骨密度が異常に低くなっていた。そこで、ピンときた院長が血液検査を行うと、血液中のカルシウムと副甲状腺ホルモンの値が高くなっていた。エコーで副甲状腺を見ると、米粒大くらいあるは

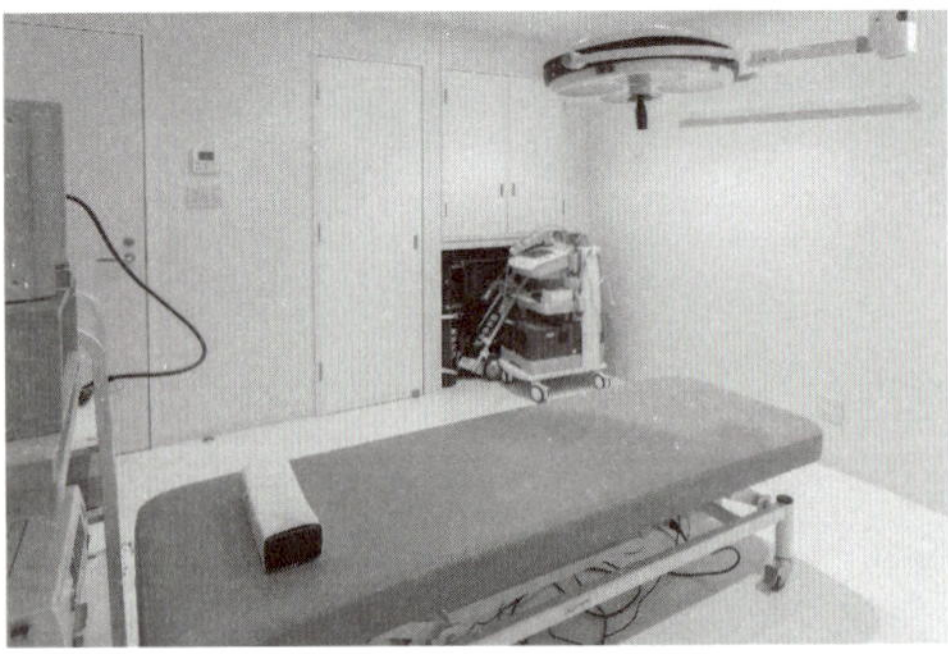

内視鏡、小手術室

ずの副甲状腺が、大豆大に腫《は》れていた。「やっぱり思ったものがあった」と院長。中年以降の女性に多い副甲状腺腫瘍による原発性副甲状腺機能亢進症だった。腫瘍からホルモンが出過ぎて骨が溶け、血液中のカルシウムが高くなって体調が悪くなっていたのだ。よくある病気ではないため、骨粗しょう症の治療だけをするところだが、その患者さんが幸運だったのは、院長が甲状腺専門医だったことだ。

「あまり多くない病気なので、経験がないとなかなか見つけられないでしょう。エコーでも、疑って検査しないと、非常に見つけにくい。比較的まれなケースです」

院長自身も、正直驚いたという。患者は、すぐに手術を受けて、今はすっかり元気になっているという。

患者の満足を第一に

「父が長い間、家庭医として地域の人から頼りにされてきたこの竹原で、僕も家庭医の役割をきちんと果たさなければ、と考えています。乳がんの専門医としては、これ以上の検査は必要ない、というくらいきちんと検査や診断をして、専門医が治療を担当している病院へ紹介させていただきます。紹介先の病院で、再度診断する手間が必要ないようにして送り出すようにしています。また、甲状腺は病気の率は高くても多くは良性の病気であり、異常があるからといって、すぐに治療をする必要がないケースもあります。そうした見極めをしてあげることも大切だと思っています」

院長は、分からないことがあれば「宿題にさせてください」、と言って少し時間をもらったり、患者と一緒に目の前で教科書を開いたり、学会のホームページの説明を、患者にも一緒に見てもらうこともある。

「知ったかぶりはしません。正直に、素直に——。分からないことを分からないと言うのは、大切なことだと思っています。無理もしません。いつも考えているのは、自分のためにではなく、患者さんのために、ということ。医療は、患者さん本人が満足されることが、一番大事です。父がそうだったから、同じようにしています」

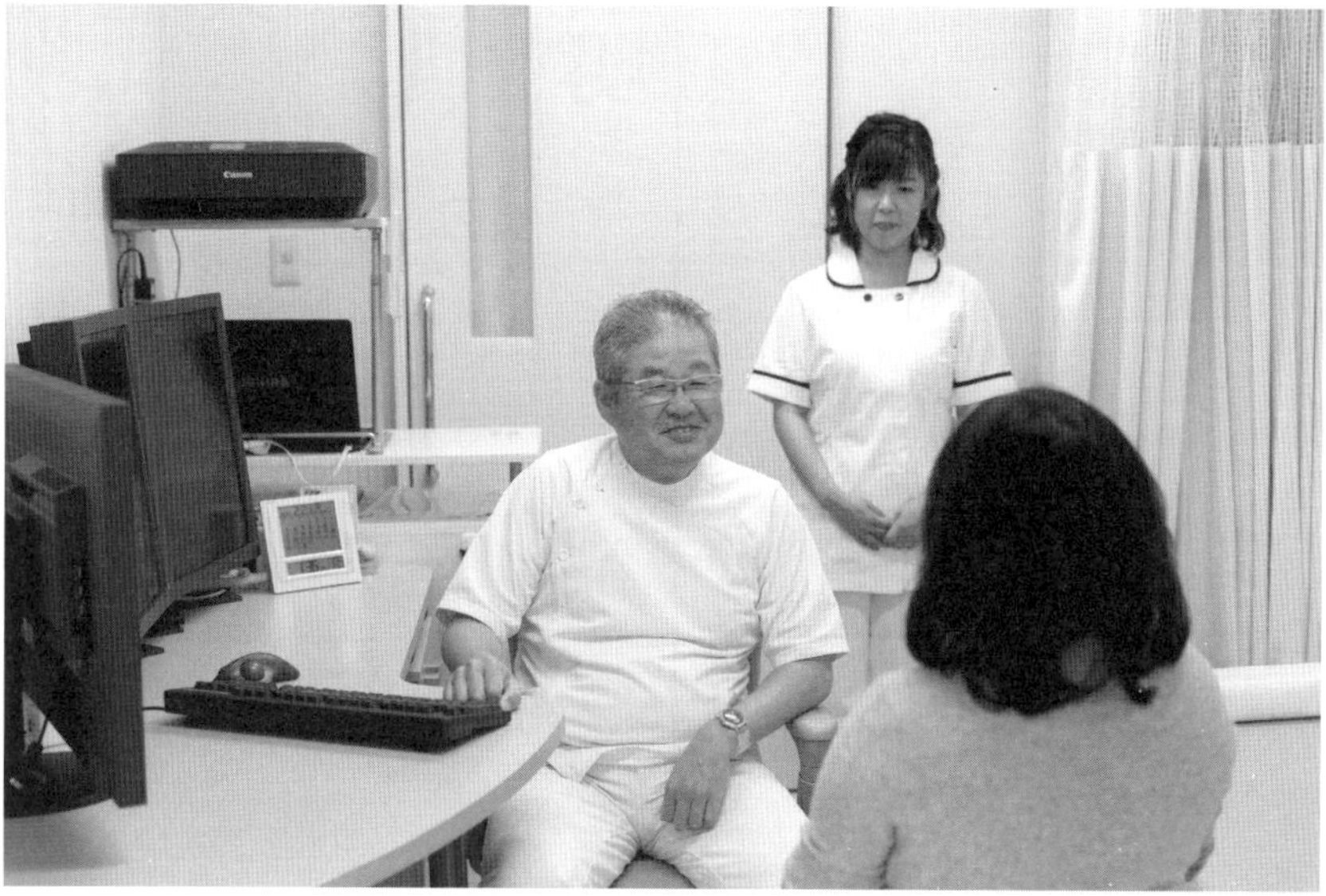

分からないことは分からないと伝えることが大切

福山市神辺町

内科のかかりつけ医として地域貢献の一方、乳腺専門医として世界レベルを追求

医療法人 いしいクリニック

（マンモグラフィ検診画像認定施設）

石井 辰明 院長

石井院長は、福山市民病院乳腺・甲状腺外科のチーフとして、500例を超える乳腺・甲状腺の手術（主にがんの根治術）に携わったあと、2008年に開業。以来10年、内科のかかりつけ医として地域の人々の健康を守る一方、「当院に来たからこそ、早期にがんが見つかり、命拾いできた人を1人でも多く」と使命感に燃え、乳腺専門医として研さんの日々を送る。

福山市神辺町十三軒屋136-3
T E L　084-960-5565
H　P　http://www.ishiiclinic.info
駐車場　あり（16台）

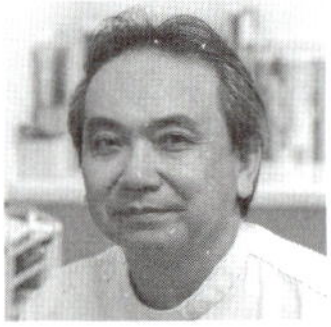

診療時間

	月	火	水	木	金	土	日
9:00 ～ 12:30	○	○	○	○	○	○	休診
15:00 ～ 18:30	○	○	○	休診	○	休診	休診

＊日曜・祝日、木曜午後・土曜午後は休診　＊乳がん検診の受付終了は30分前となります

いしい・たつあき。1990年佐賀医科大（現・佐賀大医学部）卒業、岡山大第一外科入局。各地の病院で消化器外科手術に携わり、2000年から福山市民病院外科勤務。2003年から乳腺・甲状腺外科を担当。2008年いしいクリニック開設。日本乳癌学会乳腺専門医、日本外科学会外科専門医、日本がん治療認定医機構暫定教育医・がん治療認定医、日本消化器外科学会認定医、日本甲状腺学会、日本消化器内視鏡学会など。マンモグラフィ読影（A評価）。マンモグラフィ撮影（A評価）。乳房超音波検査（A評価）。マンモグラフィ施設画像評価認定。岡山大学医学賞（林原賞）受賞（2000年）。

人助けできる職業をめざす

院長は、医師とは無縁の家庭に育った。父は税理士、母は教師。広島大学附属福山中・高校に通いながら、自分の人生や将来の道について考えた。お坊さんになって精神的な指導者として人生の意味を見つけるか。農業に進んで食物を生産するか。人の役に立つ医師をめざすか。何のために人生をかけようかと考えて、具体的に人助けをさせてもらえるのであれば医師がいい、という結論に達した。

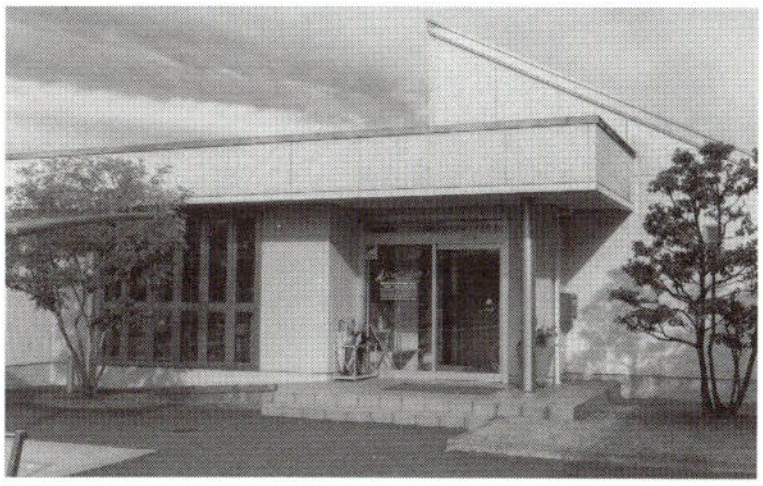

外観

「今、私は乳がんの早期発見に努めていますが、乳がんを早く見つけて、例えば70歳の患者さんの人生の10分の1を助けることができたとすれば、もしそういう人を10人助けられたら、それで私1人の人生がまかなえるのではないかな、と。医師は、自分が頑張ることで、現実に人助けができる。そう考えて、高校3年で文系から理系に移って、医学部に入りました。自分

主な診療内容	●乳腺外科　●消化器内科
乳腺外科	乳がん検診、精密検査、治療
消化器内科	胃カメラ（細径・経鼻内視鏡）、腹部超音波検査（胆石症など）
その他外来	甲状腺の検査、橋本病やバセドウ病の治療、福山市健康診査 特定検診（メタボリック）、内科一般、生活習慣病、予防接種 けがなどの外科治療、骨粗しょう症の検査と治療 後期高齢者の健康診査

でも変わっていると思います」と笑う。

医学部に進んで、外科医をめざしたのは、自分に一番向いていないと思えるところに行って、チャレンジしたかったから、とも。

「外科医は、直接自分の手で人の病や傷が治せるところも魅力でした」

しかし、結局それも今では、この仕事やこの状況が、自分には一番向いていた、と確信している。

乳腺にかかわる診療を気軽に

外科医として出発した当時は腹部外科がメインだったが、福山市民病院に勤務して乳腺外科と甲状腺外科を担当。チーフとして、さまざまな乳がん患者さんと向き合う日々を送って6年。２００８年に、乳腺クリニック「いしいクリニック」を開業した。

当時は、乳腺外科の開業医は少なかった。勤務医として多くの患者を見てい

実績 （2016年1月～12月）	乳がん検診数／4920例※ ※診療含む延べマンモグラフィ撮影数 新規発見乳がん数／97例、細胞診／386例

福山市民病院・石井外科長

がん研究の岡大医学賞受賞

腫瘍特異抗原とHSP結合 世界で初の証明

がん研究に著しい業績をあげた研究者に贈られる「岡山大学医学賞（林原賞）」を福山市民病院の石井辰明外科長（三五）が受賞した。がんワクチンの素材の一つとして注目される腫瘍（しゅよう）特異抗原が、細胞の中で熱ショックたんぱく質（HSP）と結合していることを、マウス実験で世界で初めて証明したのが認められた。

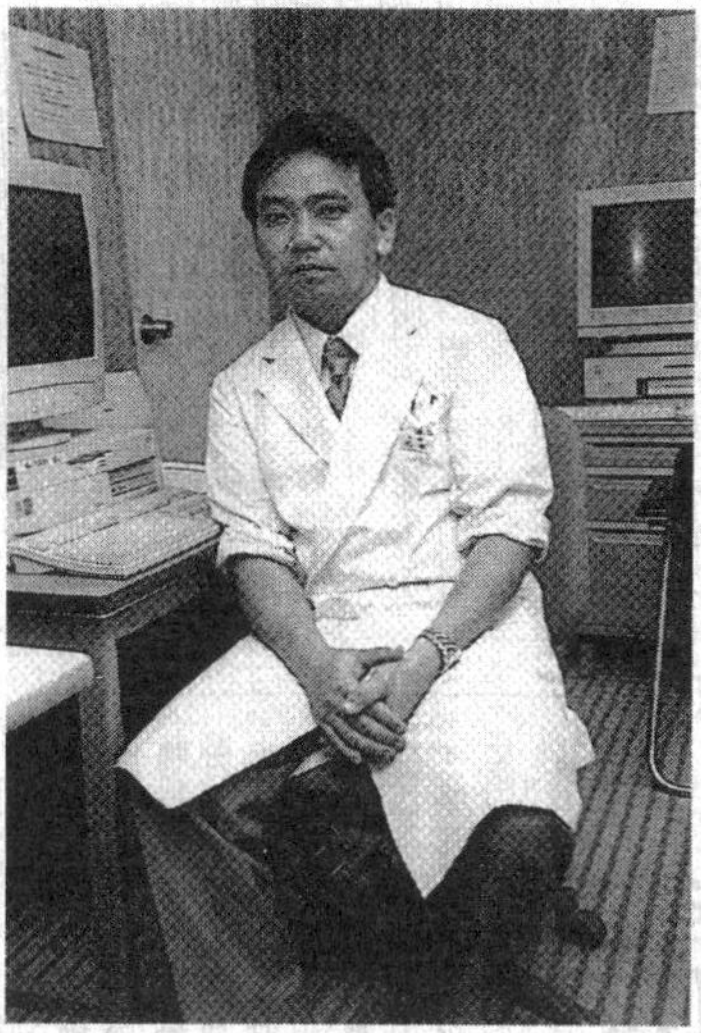

がんに関し卓越した研究業績をあげ、林原賞を贈られた石井外科長

腫瘍特異抗原は、個人やがんの種類によってそれぞれ形が異なり、見つけるのが極めて難しいといわれる。これまでの動物実験で、体内から取り出したHSPを投与すると、がんが縮小、転移が防げることが確認されており、「HSPと腫瘍特異抗原が結合している」と推測されていた。

石井外科長は、マウスの腹部で増殖させた白血病細胞を取り出して、細胞をミキサーですりつぶし、HSPを抽出。HSPに腫瘍特異抗原のみに反応するリンパ球を当てたところ、リンパ球がHSPにくっつき、腫瘍特異抗原とHSPの結合を実証した。

この研究成果で、マーカー（目印）となるHSPを見つけることによって、腫瘍特異抗原の発見が容易になるという。

石井外科長は、岡山大医学部第一外科（田中紀章教授）の研究生だった昨年二月、学位論文として米国の免疫学雑誌に発表した。

石井外科長は「マウス実験の段階だが、さらに研究が進み、腫瘍特異抗原の発見が簡単になれば、副作用が心配される抗がん剤にかわり、それぞれの患者に合ったがんワクチン治療が可能になる」と話している。

同賞は、インターフェロンなどを製造する「林原」（本社・岡山市）の寄付により、一九六三年創設された。

福山市民病院時代の院長のがん研究に関する業績を紹介する新聞記事
（山陽新聞 2000 年 7 月 2 日付）

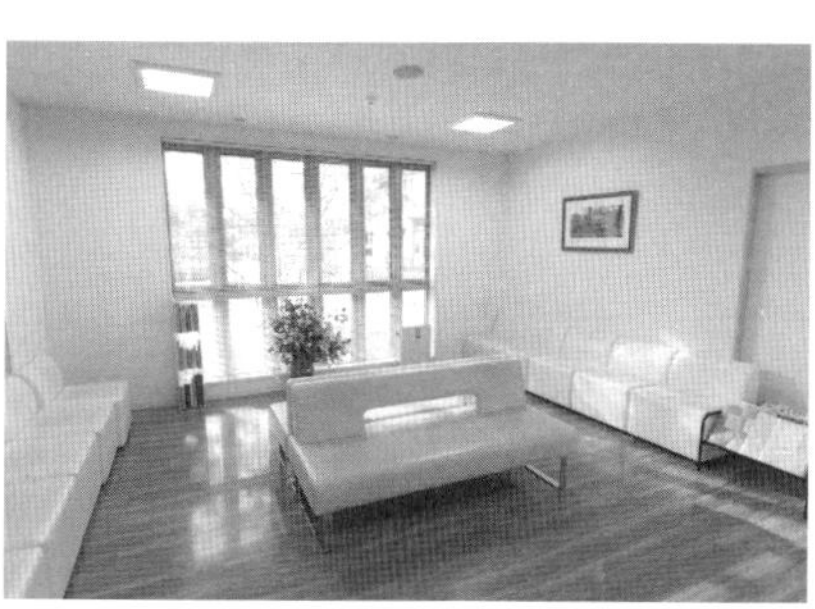

待合室

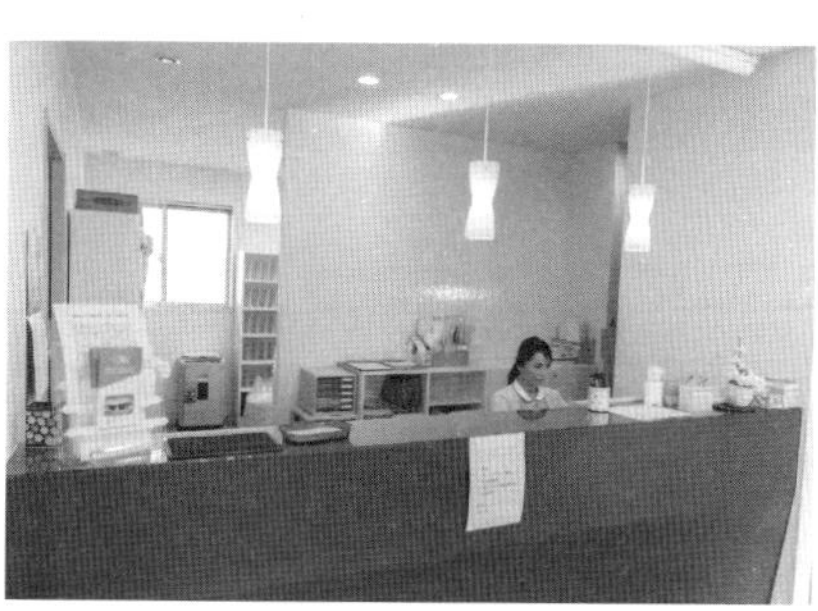

受付窓口

て、大きな病院にかかろうと思っても、時間がなかったり、遠かったりしてかかれない人がたくさんいることが気になっていた。かといって、乳腺外科は技術の差が大きい。乳腺専門ではない医院で乳がんの検診や診断をするのは危険、と言っても過言ではない。それで手遅れになってしまう例は、世の中には山ほどある。それほど診断が難しく、慎重に向き合うべき世界なのである。

「どこにでもあって、気軽に受診できる胃腸科のように、乳腺にかかわる診療も、もっと身近で気軽に利用しやすい形で、しかも良質な医療を提供したいと思いました」

もう1つ、基幹病院の乳腺外科医として、女性にとっては手や足と同じくらい大切な体の一部である乳房の切断をし続けるのが、だんだん苦痛になってきたこともあった。外科医の仕事は好きで、手術も好きだが、命のための治療とはいっても、女性に大きな苦痛を与える乳房の切断は、できることなら手がけたくない。院長の人間的な優しさである。

基幹病院との密な病診連携

現在は、自院で乳がんの診断をし、手術と抗がん剤治療は基幹病院へ紹介し、術後は病状にもよるが、再び患者を受け入れて、ホルモン治療も含めそのフォローをしている。

手術の紹介先の病院は、患者の希望を最優先するが、福山市民病院、福山医療センター、中国中央病院、倉敷中央病院と病診連携（病院と診療所の連携）を取っており、この4つの病院へ紹介することが多い。中でも福山市民病院は、自身が長く在籍していたこともあって、日常的なやりとりができ、顔の見える関係ができているため、紹介することが一番多いという。

院長は、乳腺専門医の傍《かたわ》ら、内科のかかりつけ医として内科全般も診療している。しかし、1人の医師で全ての病気に対応できるわけではない。分からないことも当然多い。福山市民病院には、乳腺に限らず、内科や皮膚科など、ほかのさまざまな診療科に相談したり、患者の診療を直接お願いすることもある。それができるのも、日ごろからお互いにやり取りし、協力関係をつくっているからである。

「開業医だから何をやっても許されると考えたり、患者さんを抱え込むのが嫌いなんです。難しいけれどこの患者さんを何とかここで治療してあげよう、などと思うと、間違いも多くなりがちです。今の時代の標準的な治療を提供しようと思ったら、病診連携は欠かせません。そして、もちろん自分自身の勉強も欠かしません」

基幹病院とは密に連携を取り、紹介状を1日に5～10通程度書き、毎日数え切れないほどの電話のやり取りをする。とても大変だが、それも全て患者のためだ。

予約制ではなく、順番とりシステム

予約制ではなく、思い立ったらすぐに診てくれる専門医療施設は、今少なくなっている。同院は、その数少ない、予約のいらない施設である。乳がんの検診ができる施設は少ないため、乳腺にかかわる患者は、府中市、尾道市、神石高原町、三次市、県を越えて岡山県の井原市、笠岡市などの遠方からも来院する。

予約制にして患者数を限定すれば、インターネットやスマートフォンでの予約に慣れているのは若い世代のため、もしかしたら、本当に医療の必要な70歳の方が予約できず、医療を受けられないかもしれない。ちなみに、マスコミで乳がんが大きく取り上げられ、話題になったときは「自分も心配で……」という患者が押し寄せる傾向が強い。そうなったときに予約制だと、40~60歳代の方の本来見つけるべき小さながんを、見つけられないことになる恐れもある。

地域性もあって、近隣に住む人々のかかりつけ医としての内科医の役割も、院長は大事にしている。都市部と違って、地方の場合、乳腺外科に限らず内科の患者も診ていることで、患者にとっても総合病院へ紹介してもらえるなどのメリットもあり、病診連携も意味を持ってくると考える。

また、合併症を持っている患者は、例えば乳がんで高血圧もある場合、総合病院なら乳腺外科と内科の2つの科を回らなければならないが、同院なら一度で済んでしまう。そんなメリットも、患者にとっては大きいのだ。

院長の気持ちとしては、断らずに全ての人に対応してあげたい。

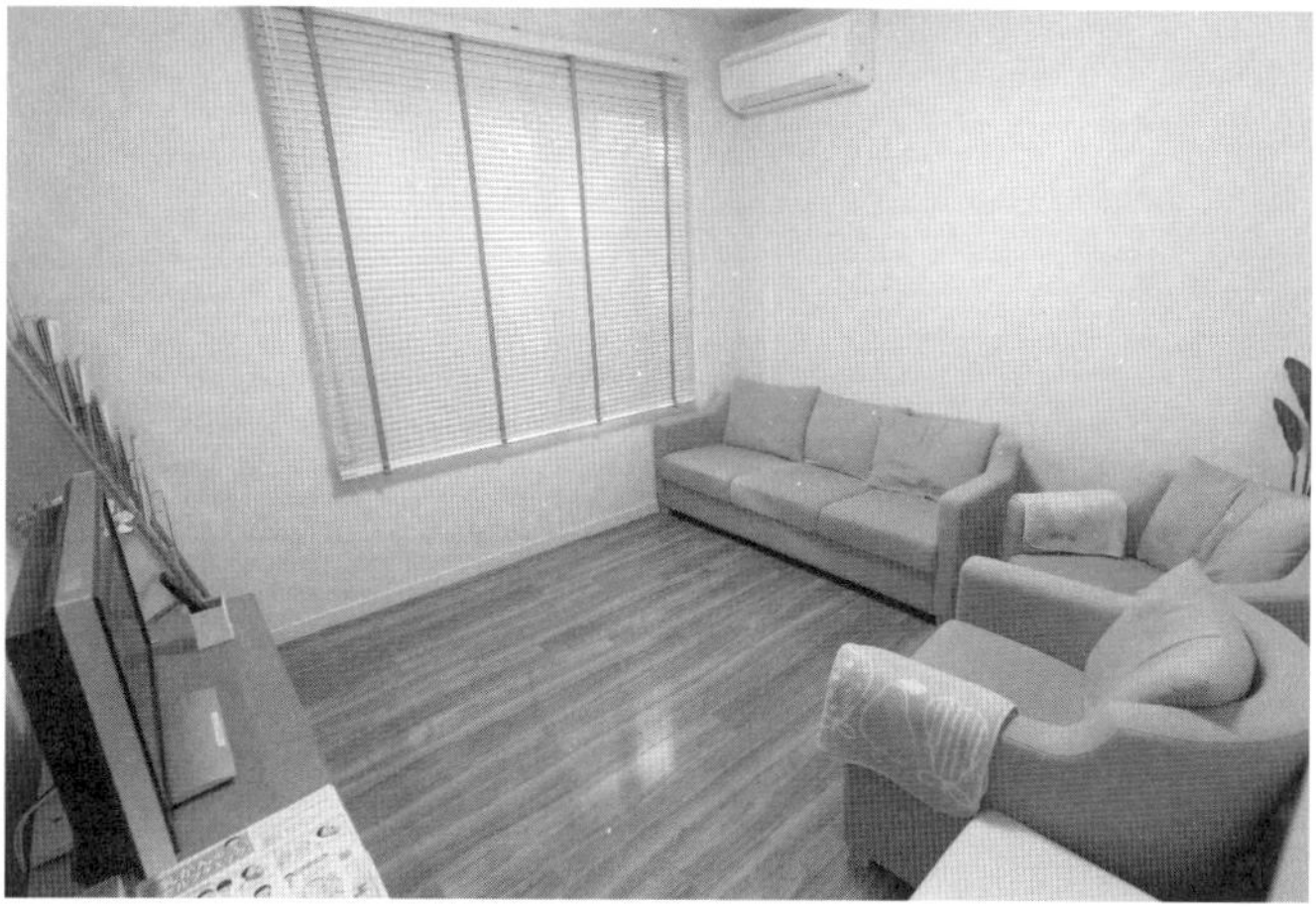

女性専用の中待合

しかし、患者の側からすれば、検査時間を要する乳腺の患者ばかりではなく、内科の風邪《かぜ》の患者もいるわけだから、「風邪ぐらいでこんなに待たされるなんて……」という不満もよく聞かれた。

そこで導入したのが、「順番とりシステム」。受診当日に携帯やパソコンで順番を取り、自分の順番が近くなるまでは自宅や院外で過ごし、順番が近くなったら来院するという仕組みだ。少しでも患者が待つ時間が少なくて済むように工夫している。

放射線技師と同じ資格を持つ

同院は、医師は院長1人である。院長自身が放射線技師も兼ねている。院長は、開業前に県外まで講習を受けにいき、試験を受けて、診療放射線技師と同じ資格を持っている。しかも、そのレベルは非常に高い水準にある。

マンモグラフィ撮影も、マンモグラフィ読影も、乳房超音波検査も、NPO法人日本乳がん検診精度管理中央機構のA評価の認定を受け、マンモグラフィ施設画像評価認定も取っている。分かりやすく言うと、マンモグラフィを撮影する技術、画像から乳がん（腫瘍《しゅよう》）を読み取る力、乳房のエコー（超音波検査）

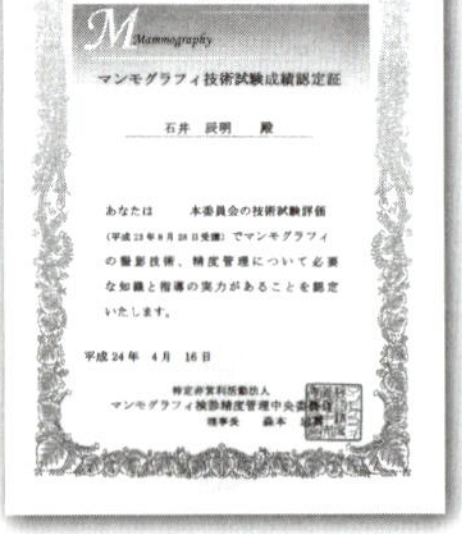
認定証発行番号　第 3687 号

Mammography

マンモグラフィ技術試験成績認定証

石井　辰明　殿

あなたは　本委員会の技術試験評価（平成23年8月28日受験）でマンモグラフィの撮影技術、精度管理について必要な知識と指導の実力があることを認定いたします。

平成24年　4月　16日

特定非営利活動法人
マンモグラフィ検診精度管理中央委員会
理事長　森本

マンモグラフィの撮影技術認定証

を操作する技術、安全できちんとした画像が撮れているかどうかの施設認定を、全て一定の基準以上でクリアしているということである。

同院では、乳腺の患者が来院して、診察、マンモグラフィ、エコーまでを行うと、患者1人にかかる時間はおよそ15～20分。3人診察すれば、1時間かかることになる。その間には、風邪の患者もいれば、消化器内科の胃カメラ検査も行う。それを全て院長1人で手がけていく。だから、遅いときは、診療が終わるのが夜の9時、10時になることも少なくない。

放射線技師や検査技師がいれば、おそらく院長の負担は半減するだろう。その方が、楽で効率的なのは、院長自身が一番分かっている。しかし、あえてそれをしないのは、ただひたすら「良質な医療を提供したい」という院長の想いの表れである。「心配性だから……」と笑うが、完璧主義、あるいは職人気質とでも言うべきであろうか。

最新機器へのこだわり

マンモグラフィも、エコーも、どれだけ正確に乳がんを見つけられるか、そのためのツールである。マンモグラフィの撮影と読影、エコーの技術レベルのどれか1つが低くても、乳腺を診療する上では、一番低いところに基準が合わせられ、低い力しか発揮できないことになる。正確な診断をするためには、どれもレベルが高くなければならない。だから、院長は全てでA認定にこだわるのだ。

さらに、いくら高い撮影技術を持っていても、いくら目利きで画像を読み取る力があっても、使う機械の精度が劣っていて、はっきりした画像が得られなければ、正確に読み取ることはできない。つまり、最新の機械を使うことも大事だ。

医師の技術の差もあるが、テクノロジーの進歩が医学を支えている部分もある。機械そのものの能力は、医師の技術に匹敵するほど大きいと思っている。だから、院長は医療機器の質にもこだわる。デジタルマンモグラフィ・ソフトコピー診断を導入し、モニター上で診断する。エコーは、高機能・高性能のハイエンド（最上級）モデルを使用。また、機械の仕組みを理解していないと管理できないため、名古屋まで機械の原理の講習を受けにも行った。最近、導入した胃カメラも、鼻から入れられる細径内視鏡で、患者の苦痛も少なく、画像強調機能を搭載していてがんを発見しやすい。

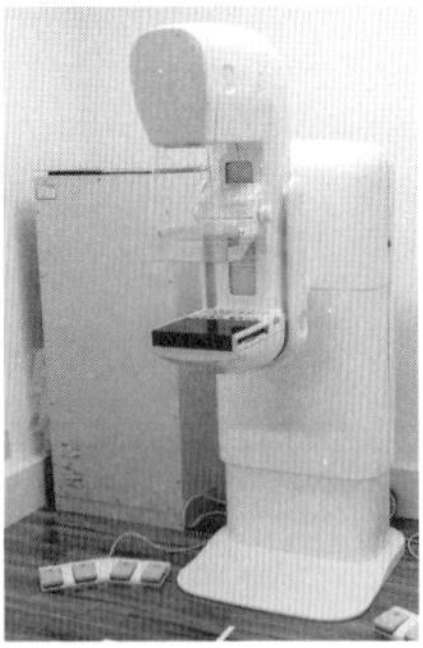

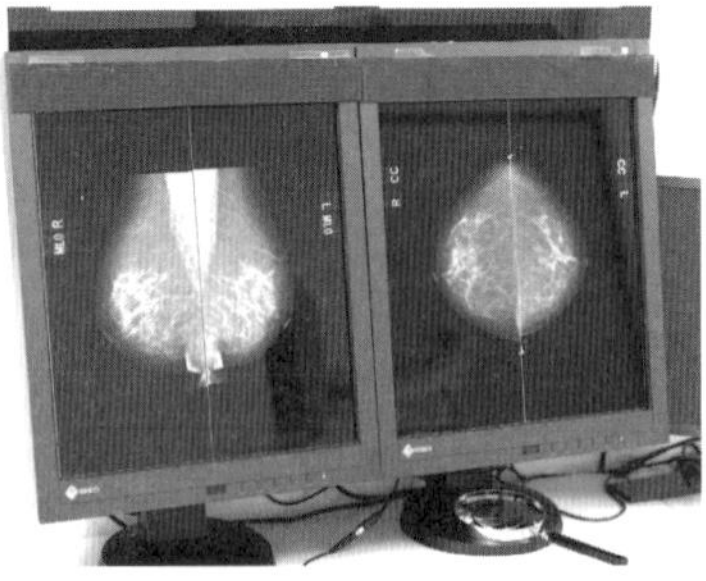

デジタルマンモグラフィと撮影画像

「患者さんには、どれだけ良い機械がそろっているかは分からないかもしれませんが、機械にこだわらないと、自分自身が納得できないのです」

エコーとマンモグラフィの長短所を把握して正確な診断

診療では、基本的にはエコーとマンモグラフィの両方の検査をする。

エコーにもマンモグラフィにも得意と不得意な点があり、どちらかに所見が出て、どちらかに出ないことは当然ある。

エコーは、腫瘤《しゅりゅう》を見つけるのに適していて、妊娠していても、人体に影響なく繰り返すことも、可能だ。乳腺が発達している高濃度乳腺でも、正確に診断することができる。

20歳代の若い人は、乳腺が発達していてマンモグラフィでは乳腺が真っ白く写り、同じように白く映る腫瘤を正確に判断しにくい。また、被曝も考慮して、エコーを基本にしている。エコーで所見があるなど、必要がある場合には、追加でマンモグラフィ検査もする。

一方、マンモグラフィの利点は、石灰化を見つけることができることで、1㎜未満の微細なカルシウムの沈着で乳がんが発見されるケースもある。エコーで分からなくて、マンモグラフィで発見されるものもあり、そのほとんどは早期乳がんだという。

だから、エコーもマンモグラフィも外せない。また、どちらにも所見が出ないで、ＭＲＩにしか映らないものもある。それらを全て把握して診療する必要がある。

エコーもマンモグラフィも人が扱うものだから、扱う人の質に規定される。乳腺の診断は、血液や尿などの検体検査のように数値化されて、誰が見ても分かるものと違い、難しい。乳腺は、対応する医師の技術や考え方によって、非常に左右される領域なのだ。そのため、開業医だから許されると考えて診療するのではなく、正確な診断ができないなら診療すべきではない、と院長は考える。

一例一例が真剣勝負

「エコーとマンモグラフィの画像を見てある程度こうだ、と診断できるのがプロです。針で刺して細胞を取ってみないと分からないというのは、アマチュアです。プロなら、最初にある程度見通せないといけません。それが専門医です。数多くのがん患者さんを診てきて、手術して、抗がん剤治療もして、最後

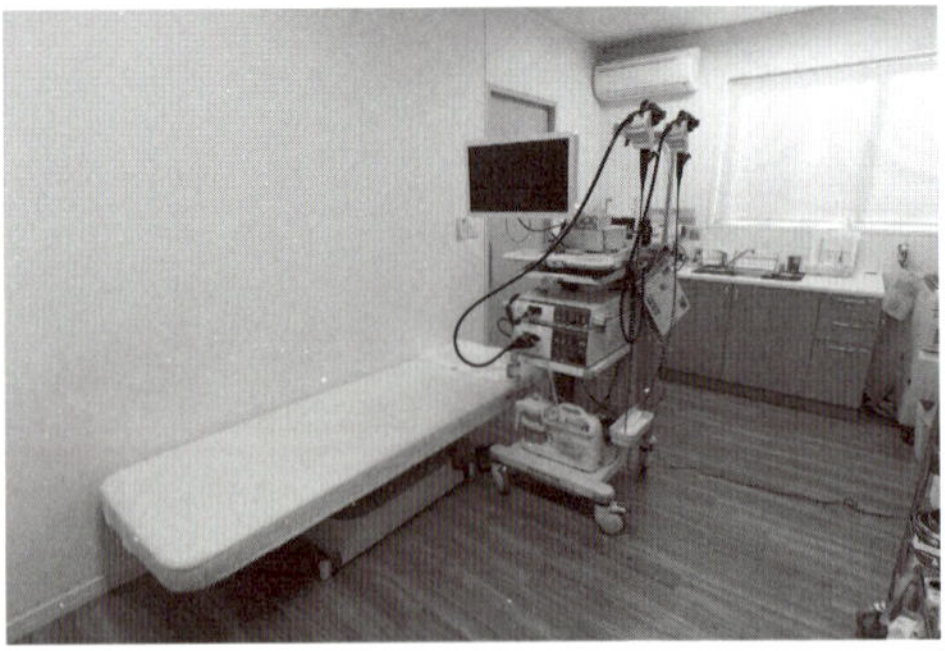

検査室

の看取りもしてきた、専門医の強みです」

院長は、乳がんが疑われたら、細胞診まで同院で行う。5㎜以下の微細な腫瘍でも、細胞を正確に間違いなく取れる。それも、年季や経験のなせる技である。細胞診も、正確な技術の自信がない場合は、その土俵に立つべきではないと考えている。

「画像診断で、ある程度がんという確信を持って、細胞診を行い、検査機関(福山市医師会健康支援センター)へ細胞診検査に出して、返ってきた結果が予想と違っていると、おかしいと思う。年齢、画像、針で突いたときの硬さなどを総合的に考えて、がんだと思っているわけです。そのときに、『あ、良性で良かったですね』で終わってしまったら、おしまいなんです。自分はこう思っていて、リスクの判定をして、それで返ってきた結果を斟酌《しんしゃく》します。良性なのにがんという結果で返ってきたり、逆にがんなのに良性という結果が返ってくる食い違いは、絶対にないわけではないのです」

それを俯瞰《ふかん》的に見て、どう判断するか。もしおかしいと思ったら、基幹病院

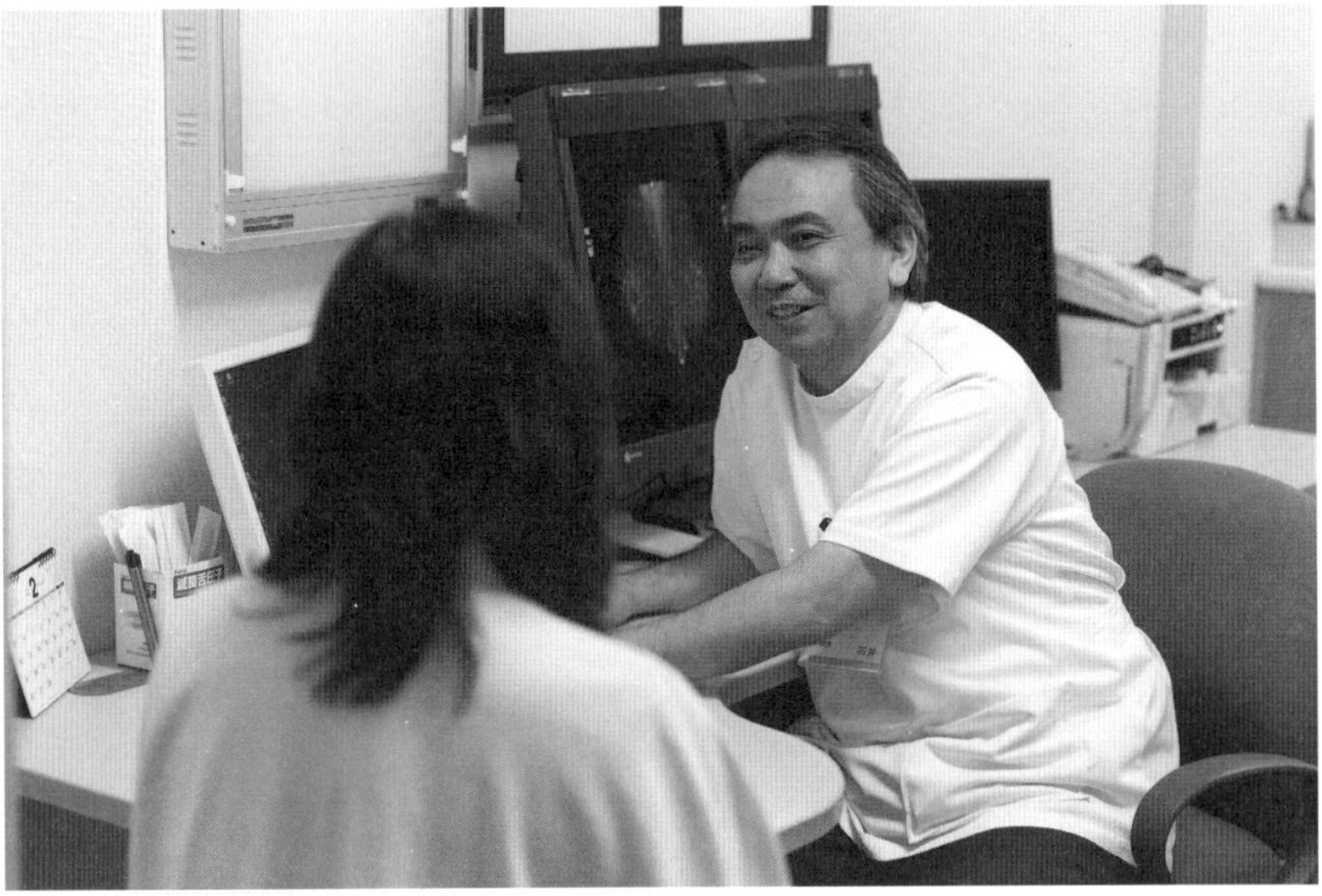

かかりつけ医として患者と向き合いたい

へ組織診断（針生検《はりせいけん》）、あるいはＭＲＩ検査を受けに行ってもらうこともある。

「一例一例に真剣に向き合うのは、心配性で、気が小さく、嘘が言えないからです」と苦笑する。

また、画像では異常がないと自分で思っても、心配になることもある。がんかもしれないと思ったら、やはり大きな病院へ行って徹底的に調べてもらうように、患者には勧める。


「それに応えてくれる市民病院の先生たちがいます。この患者さんはこの年齢でこういう所見がある、と話すと、それで分かってくれます。お互いにプロですから」


阿吽《あうん》の呼吸、そういうやりとりは、プロ同士でないと無理だろう。

院長は、細胞診は同院で行うが、組織診断（針生検）は紹介先の病院に依頼する。それは、治療する施設で常勤の病理医が組織診断を行えば、手術のときに切除した組織と対比できるからだ。患者にとってはそれが一番良いと考える。全て患者本位で考えていく。

あの先生が言うなら……

「ほぼがんではないと思っていても、判断できないときに、『半年待って大きくなるかどうかみましょうか』などと言う医師はよくいます。でも、それは人道的にはすべきではないことです。ほかの専門医に診察してもらえばもっと早く分かるのに、その医師が判断できないために半年間待ってもらうのは、その患者さんにとっては不安が残るだけです。半年間という時間は取り戻せません。相手の身になることが大切です。ある一定の選択肢の中からこの患者さんにはこれを提供しよう、という提供の仕方を、医師は患者さんの顔色や生活環境などから判断できないといけないのです」

院長は、乳がんだと確信したら、すぐに連携する基幹病院（福山市民病院が多い）に電話連絡し、自らがなるべく早い診察予約を取ってあげる。一番不安に思っているのは患者なのだから、院長はできる限り素早く対応する。時間が合えば、「今からどうぞ」と、当日の予約を入れてもらえることもあるそうだ。それが可能なのも、病診連携ができていて、「あの先生が言うなら間違いない」という、連携病院からの全幅の信頼があるからだ。

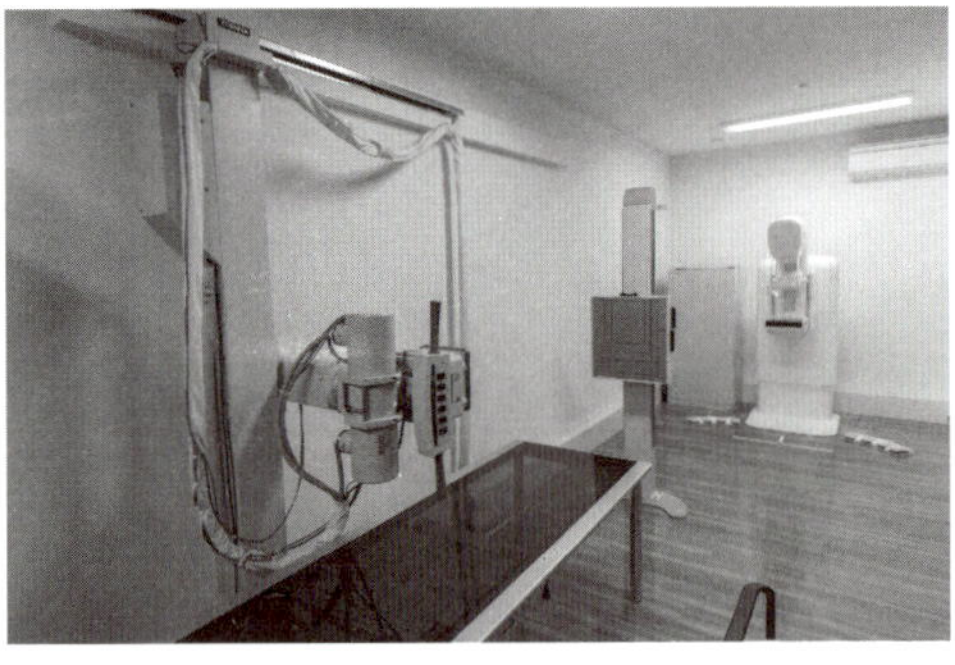

レントゲン室

医師に三振は許されない

開業医は、勉強しなくなったら、そこで成長は止まってしまう。

「人間は、1年経つと物事を忘れるものです。私は、忘れてきたなと思ったら、教科書をまた読み返します。1冊を繰り返し読むのです。乳癌学会にも、行ける限り行って勉強します。なぜ勉強が必要かというと、相談できる同僚が常にいるわけではない開業医にとっては、1人で乳腺を診療していく上で、一定レベルの技術が不可欠なのです。写真がきれいに撮れる、エコーができる、細胞診もきちんと取れる、必要があれば、当日でも基幹病院の医師にコンサルト（円滑に医療を進めるための技術）できて、MRIの予約が必要ならそれも自分で直接予約を取ってあげる。それらができなければ、1人で診療していくのは無理です」

院長は続ける。

「そのベースになるのが、日々の勉強です。医者として誠実な人間であろう

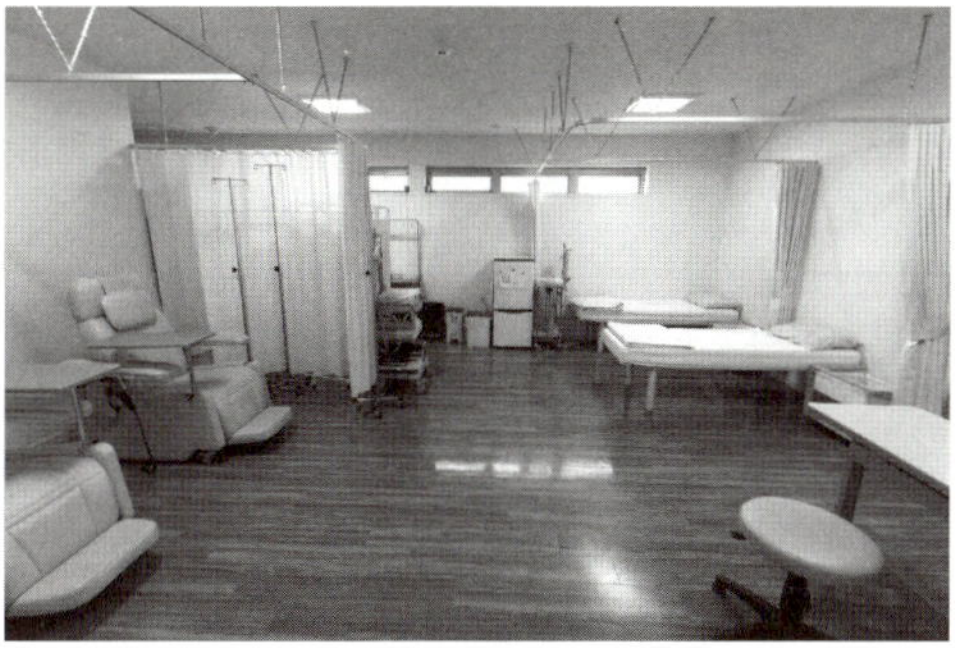

処置室

とすれば、1回1回、一人ひとりの患者さんに真剣に向き合わなければなりません。開業医なら何でもやっていい、という考え方は、3回バッターボックスに入ったら1回くらいは三振するかもしれないけれど、許してね、というのと同じです。人の命にかかわることでは、三振は絶対に許されません。それが医師のスタンスであるべきです」

バイブルは英語で書かれた2冊の教科書

院長が、毎朝起きたら1章ずつ読んでいるという、英語の教科書を見せてもらった。厚さ10㎝はある、分厚いアメリカの乳がんの教科書だ。そこには、症例写真が山ほど載っていて、これを見れば、毎回病院のカンファレンスに参加しているようなものだという。あちこちにマーカーや細かい書き込みがされている。3年前から毎日読み続けて、読み終わったら最初に戻って、また初めから読んでいく。その繰り返しで、もう3回り目だという。もう1冊、やはり英語で書かれた包括的な治療の本もあり、この2冊が院長にとって乳がん治療のバイブルである。

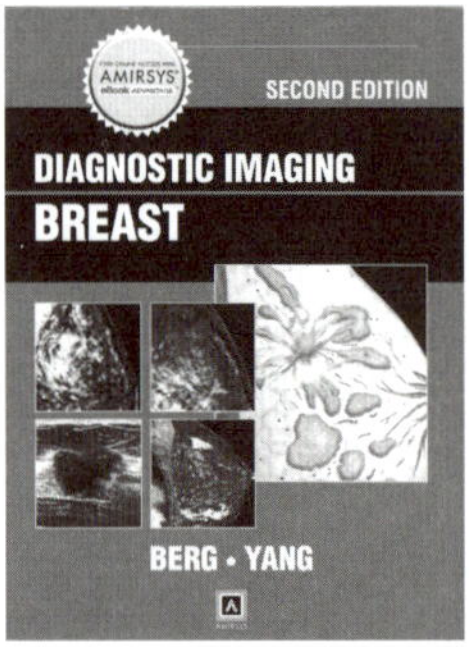

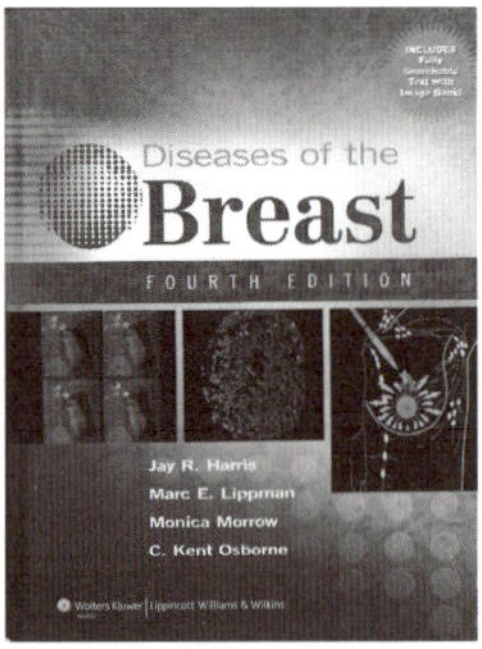

この2冊は、院長の乳がん治療のバイブル

右／『Diseases of the Breast』（Jay R. Harris・Marc E. Lippman・Monica Morrow・C. Kent Osborne、Wolters Kluwer〈Health〉・Lippincott Williams & Wilkins）

左／『DIAGNOSTIC IMAGING BREAST』（BERG・YANG、AMIRSYS）

「英語の教科書が優れているのは、世界をターゲットにできるところです。過去に得た知識や技術は、勉強し続けなければ、1年経てば80％になったり、50％になってしまいます。そうなると、最後には自分流の判断や誤った考え方で対応してしまうかもしれません。こういう本の良さは、各々を判断していくのに一番キーになるのはどの検査だと、書いていることです。同業の人に聞いても分からなかったことが、この本のここにちゃんと載っているじゃないか、ということが、よくあります。疑問に思ったことも、この本を読むと明確な答えが出ているのです」

「良い医療サービスを提供したい」

乳腺外科は、マンモグラフィにしてもエコーにしても、もやのかかったような白黒の画像を延々と見続ける世界である。開業医という立場では、同僚に『これ、どう思う?』と聞くこともできず、瞬時に結論を出さないといけない。そこで一定レベルの医療を提供しようと思ったら、勉強し続けていく努力は不可欠だという。

常に意識しているのは、患者に「良い医療のサービスを提供したい」という

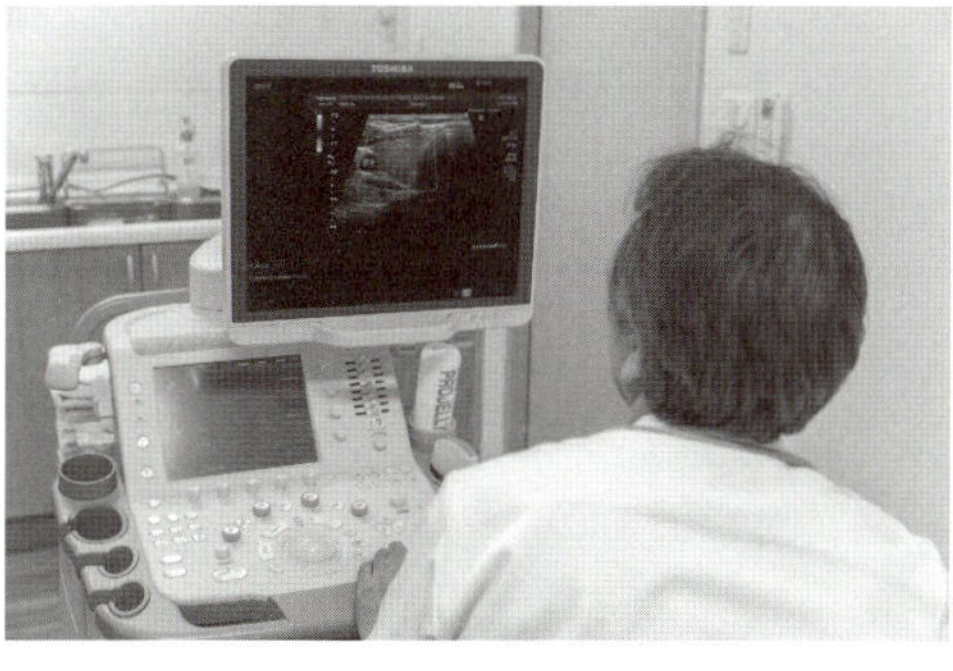

検査画像をこまやかに確認する

ことだ。乳がん啓発のピンクリボン運動にも賛同し、平日に病院に行けない女性が日曜に検診を受けられるように、毎年10月第3日曜にマンモグラフィ検査を受診できる「J・M・S（ジャパン・マンモグラフィー・サンデー）」にも協力している（福山市内では2施設）。

「乳がんはゆっくり進行することが多い病気です。そのため検診では見つけられず、1〜2年後に自分で触ってしこりに気づき、見つけることも多いのですが、ミリ単位の早期のがんを見つけてあげるのが専門医です。当院に来たからこそがんが見つかった、命拾いをした、という人を多く出したい。私の願いはそれだけです。自分の技術でどれだけの人を救えるかにこだわりたい」

紹介先の病院でも、石井先生だから微小な早期がんを見つけられた、と評価されることがよくある。医師になろうと決意した10歳代のときに考えていた将来像が、今、着実に成果となって表れている。

パート2

産科・婦人科診療

――頼れるかかりつけ医

医療法人社団 正岡病院 **正岡 亨**院長・**吉田 信隆**医師／広島市中区

医療法人社団秋月会 香月産婦人科 **香月孝史**院長／広島市西区

※同院は不妊診療も専門とします

さくらウィメンズクリニック **大下孝史**院長／広島市佐伯区

医療法人双藤会 藤東クリニック **藤東淳也**院長／安芸郡府中町

おおもとウィメンズクリニック **大本裕之**院長・**大本佳恵**副院長／福山市水呑町

解説

婦人科・産科の現状と動向

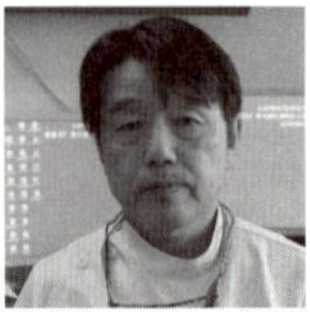

広島市民病院 婦人科主任部長、産科部長

野間 純

婦人科の主ながんは、卵巣《らんそう》がん、子宮頸《しきゅうけい》がん、子宮体がんです。卵巣がんは、一般に急速に発育するものが多く、初期段階で診断することは容易ではありません。子宮にできるがんは、子宮頸がんと子宮体がんに分けられます。どのような症状で受診し、がんと診断されたら、どんな治療法があるかについて、広島市民病院産科・婦人科の野間純主任部長に聞きました。

のま・じゅん。1952年生まれ。1978年、岡山大学医学部卒。岡山大学、香川労災病院、広島赤十字原爆病院などを経て、現職は、広島市民病院産科・婦人科主任部長。専門分野は婦人科腫瘍、内視鏡下手術。日本産科婦人科学会専門医、日本婦人科腫瘍学会専門医、日本婦人科内視鏡学会技術認定医、がん治療認定医。

検診により前がん病変で見つかる子宮頸がん

子宮がんの2015年の死亡率は、全国平均が4・9人（10万人当たり）に対して、広島県は4・6人と若干低めになっています。子宮がん検診の受診率も、2014年の数字では、全国平均の32・0％に比べて、41・5％と高くなっていますが、各自治体によってかなりのばらつきがあります。一番高い神石高原町が68・3％に対して、福山市は27・3％しかありません。広島市は45・2％です（県の資料より）。

子宮頸がんは、若年で増加傾向にありますが、前がん病変からの進行は遅いことが特徴です。各自治体では20歳からの検診を推奨していますが、性交渉がある人はかかりつけ医などでの受診をお勧めします。これは、子宮頸がんが性交渉によるHPV感染と深く関係しているからです。検診を受ければ、前がん病変で見つけることが可能です。前がん病変とは「異形成《いけいせい》」と呼ばれるもので、軽度から高度まで3段階に分かれています。

軽度〜中等度異形成と診断されたら、一般に外来で細胞診により経過観察をします。軽度異形成から高度異形成になるには、時間を要します。逆に、異形成から正常な状態に戻ることもあります。がん細胞が粘膜表面の上皮内にとどまっている状態を上皮内《じょうひない》がんといい、そのうち上皮の下にある基底膜《きていまく》を越えてわずかに入り込んだものをIA1期といいますが、上皮内がんやＩＡ１期で見つけて治療を行えば完治が望めます。

子宮体がん――不正出血があれば、すぐにかかりつけ医に受診を

１９７０年ころまでは、子宮にできるがんのうち、90％以上が子宮頸がんでしたが、近年、子宮体がんが増加し、ほぼ同数になっています。子宮体がんの割合が増えている要因として、食生活の欧米化や脂肪の摂取量の増加を挙げる人もいます。

この子宮体がんの診断に、月経時の出血以外の不正出血やおりものは大きな手掛かりです。このため、不正出血があればすぐにかかりつけ医などで検査を受けましょう。がん以外の原因で不正出血があることがあり、出血があっても進行がんとは限りません。子宮体がんの多くは、不正出血で見つかるので、早めに受診すればそれだけ早期に見つけることができます。

子宮体がんは、性交渉とは関係なく、女性ホルモンとの関係が深いがんで、妊娠経験のない人や無排卵などの排卵障害のあった人、肥満、糖尿病、高血圧の人など、ホルモンバランスの崩れによって子宮体がんになりやすいとされています。ただし、女性ホルモンとはあまり関係のないタイプの子宮体がんもあります。

これに対して、卵巣がんは進行が早いのが特徴です。検査した時点では異常がなくても、半年後にはがんが進行していることもあります。下腹部にしこりや圧迫感などの症状があっ

て受診したときには、すでにがんが進んでⅢ～Ⅳ期になっていることも多くあります。卵巣がんの種類によって、がんの進行については一律ではありません。最も頻度《ひんど》の高い漿液性腺《しょうえきせいせん》がんの場合は、早期に腹腔《ふくくう》内にがん細胞が広がることが多いがんといえます。早期発見に有効な方法はまだありませんが、腹部の違和感などがある場合は早めの受診が大切です。

また、卵巣嚢腫《らんそうのうしゅ》や子宮筋腫《しきゅうきんしゅ》は、頻度の高い疾患です。大きさや性状によっては、経過観察となるものや、手術や投薬が必要なものもあります。手術が必要になれば、かかりつけ医から手術のできる病院などへの紹介となります。いろいろな病院やクリニックで、診察をそのつど受けているような場合、前回より増大したのか、以前と同じくらいなのかなどの経過が分かりにくくなります。画像診断（ＭＲＩ、ＣＴ、ＰＥＴ）や腫瘍《しゅよう》マーカーなどである程度は診断はできますが、それまでの経過が診断や治療方針の決定に有用なことも多くあります。そのように、データや超音波所見の時間経過が分かることは大変重要なことであり、そういう意味でもかかりつけ医を持つことは大きなメリットだと考えます。

初期なら円錐形手術、腹腔鏡による広汎子宮全摘手術も

次に、治療方法について説明しましょう。

子宮頸がんの前がん病変、特に高度異形成や上皮内がんの治療は、子宮頸部を円錐形《えんすいけい》に

切り取る手術が主流です。この手術は、早期子宮頸がん（ⅠＡ1期）でも適応することは可能であり、子宮が残せるので妊娠や出産は可能です。閉経後の人は、円錐形手術ではその後の検診が難しくなるため、子宮を摘出するケースもあります。

がんの大きさや年齢、合併症にも関係しますが、ⅠＡ2期、ⅠＢ1期、ⅡＡ期では、子宮と膣《ちつ》の一部や骨盤内のリンパ節を含めて広範囲に切除する広汎《こうはん》子宮全摘手術を一般に行います。従来は開腹手術で行っていましたが、先進医療の認定を受けている施設では、低《てい》侵襲《しんしゅう》である腹腔鏡《ふくくうきょう》手術も可能です。先進医療では、手術代は自費ですが、そのほかの処置に関しては保険適用になります。手術以外の治療法としては、化学療法（抗がん剤など）や放射線治療を組み合わせることもあります。

広汎子宮全摘手術による合併症に、リンパ浮《ふ》腫《しゅ》があります。術後にリンパ液の流れが悪くなり、足がむくむことを指します。リンパ液の流れが停滞せずに、腹腔内にきちんと流れるように術式の改良も進んでいます。

また、もう一つの合併症として神経の損傷による排尿障害が問題でしたが、神経を温存する術式で膀胱の機能がある程度維持されるようになり、排尿障害の程度や頻度も減ってきています。

ⅡＢ期、Ⅲ期の手術ができない患者さんには、ＣＣＲＴ（放射線治療に化学療法を併用する療法）が一般的です。この療法によって、従来に比較して治療成績は向上しています。

放射線療法とは、Ｘ線などの放射線を照射してがんを治療するものです。体の外からがんに向けて放射線を照射する方法と、放射線が出る小さな線源を膣と子宮腔の中に入れて、直接がんに照射する方法があります。Ⅳ期になると、局所治療のためＣＣＲＴを行うこともありますが、抗がん剤の治療が中心になります。根治は難しく、緩和治療も考慮されます。

子宮体がんはⅠ期のケースが多く、手術での治療が第一選択となります。Ⅰ期の場合は、条件を満たせば、認定施設での腹腔鏡手術も保険診療で行えます。手術が難しい進行がんの場合は、化学療法や放射線治療が適応となります。進行すると治療が難しくなりますから、出血などの自覚症状があれば早めに受診をしましょう。

卵巣がんに関しては、Ⅲ期で見つかることが多いので、治療のほとんどは抗がん剤と手術の組み合わせになります。手術でがんが取り切れても、予防のために、ほとんどの症例で術後にも抗がん剤を使います。抗がん剤治療は、ＴＣ療法（カルボプラチン、パクリタキセル）、ＤＣ療法（カルボプラチン、ドセタキセル）が一般的に使用されます。以前の抗がん剤に比べると副作用は少なく、吐き気や嘔吐《おうと》についても有効な薬剤が開発されており、以前ほど問題にはならなくなっています。ただし、胚細胞腫瘍に対してはＢＥＰ療法が第一選択とされています。分子標的薬では、ベバシズマブが保険適用となっています。最近話題となっている免疫チェックポイント阻害剤ですが、卵巣がんの保険適用はまだありませんが、今後期待できる薬剤だと考えます。

そのほかの治療

良性腫瘍である卵巣嚢腫や子宮筋腫などの多くは、腹腔鏡手術を取り入れるところが多くなりました。患者さんの希望に応じて、低侵襲に行う治療が可能になってきています。また、月経過多に対してお腹《なか》を切らない治療の「マイクロ波子宮内膜アブレーション」や、子宮の中にある筋腫（粘膜下筋腫）に対する子宮鏡下手術なども行われます。

ホルモン補充療法は、閉経後で更年期症状がひどい場合などに有効です。自覚症状だけでなく、高コレステロール血症や骨粗《こつそ》しょう症《しょう》の予防などにも効果があります。特に、閉経前に卵巣腫瘍などで両側の卵巣を取った人には、ホルモン補充療法が考慮されます。子宮体がんはホルモンに依存しているので、ホルモン補充療法は基本的には行いませんが、ほかの薬剤などで改善せずに更年期症状が強い場合には使用されることもあります。卵巣がんや子宮頸がんの術後の更年期症状、前述の骨粗しょう症、高コレステロール血症などに対してホルモン補充療法を行うことは、がんの再発などに関して特に問題はありません。

クリニックと周産期母子医療センターの連携が重要

産科医不足や分娩を扱う病院の減少が報じられ、妊娠や出産に不安を募らせる女性も多いと思いますが、最近の統計では、広島県内の開業医クリニックでの出産が久しぶりに増加しました。これは、中規模の総合病院での出産数の減少もその一因と思われます。

県内には、合併症妊娠、胎児異常、異常分娩などのリスクの高い妊娠や出産に対応できる、母子・胎児集中治療室（MFICU）や新生児集中治療室（NICU）などを備えた2か所の総合周産期母子医療センター（広島市民病院、県立広島病院）と、これに準じた設備やマンパワーを持つ6か所の地域周産期母子医療センターがあります。そこでは、医師や看護師が母子管理や未熟児の治療に取り組んでいます。妊娠経過でハイリスクな問題を抱えている場合は、クリニックの指示により周産期母子医療センターへの紹介や母体搬送がされます。

ハイリスク妊娠とは、妊婦や胎児のいずれか、または双方に高いリスクが予想される妊娠のことです。何らかの疾患を合併している妊婦や、過去の不良な妊娠や分娩などが挙げられ、多数のリスク因子が存在します。具体的には、妊婦の高血圧、心疾患、糖尿病、双胎妊娠、前置胎盤や赤ちゃんの発育が悪い場合、赤ちゃんの超音波に異常があるなどのケースがあります。

クリニックなどからの紹介で、周産期母子医療センターがある総合病院で詳しく診察してもらい、その後経過が良好なら、再びクリニックに戻る場合もあります。かかりつけ医・クリニックと総合病院が連携しながら、妊娠管理や出産に臨めれば、より安心です。

広島市中区

常に患者様の方を向いていたい

医療法人社団 正岡病院

正岡　亨 院長

先生もスタッフもやさしく、丁寧に診てもらえて安心と、妊産婦からの人気の高さは抜群。さらに、がん検診や良性腫瘍《しゅよう》の治療まで対応し、広島市域の幅広い年齢層の女性から信頼を得ている。

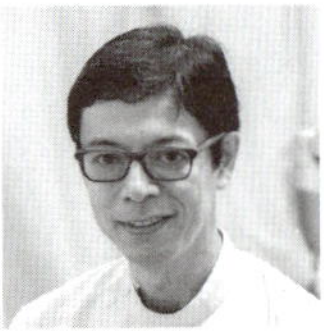

広島市中区猫屋町４-６
TEL　082-291-3366
HP　http://www.masaoka-hp.com/
駐車場　あり（19台）

診療時間

	月	火	水	木	金	土	日
8:30 ～ 12:30	○	○	○	休診	○	○	休診
14:00 ～ 17:00	○	14:00 ～ 18:00	○	休診	○	○	休診

＊日曜・祝日・木曜は休診　＊急患・分娩などについては随時対応。電話でのお問い合わせは24時間可能

まさおか・とおる。1984年東京慈恵会医科大学医学部卒。

広島大学病院産婦人科医局に入局後、国立大竹病院（現広島西医療センター）、広島総合病院、中国労災病院、JR広島鉄道病院（現JR広島病院）に勤務。1989 ～ 1990年アメリカニューヨークコロンビア大学医療センターで産科麻酔学を研鑽。

広島市医師会理事。広島市中区医師会会長。ソフロロジー研究会会員。日本タッチケア研究会会員。モットーは、東京慈恵会医科大学時代の学長の訓示「病気を診ずして病人を診よ」。

お産、婦人科腫瘍、がん検診など質の高い医療に定評

正岡病院は、お産で有名だが、それ以外の婦人科領域の腫瘍やがん検診などにもクオリティー高く対応している。

病院のたたずまいは、エントランスも待合室もラウンジも、まるでヨーロッパのノスタルジーあふれるプチホテルか、古いお城にいるような、優雅でゆったりとした、落ち着いた雰囲気を醸《かも》している。

広島県内の産婦人科の中でも一、二を争う豪華な病院だと評価する声をよく聞くが、誰でも受け入れてくれて、気軽に受診できる産婦人科病院だ。

80年を超える広島での歴史

同院は、1933(昭和8)年に現院長の祖父に当たる正岡旭初代院長が正岡産婦人科医院を開設したのが始まり。今から80年以上前のことだ。当時はおそらく自宅分娩が当たり前の時代だろうから、広島という地方都市で、同院は相当先進的な医療施設だったことは想像に難くない。

主な診療内容	●一般産婦人科診療　●産科手術　●婦人科小手術
産科	妊婦健診、産前・産後ケア 産科手術(帝王切開、子宮頸管縫縮術、流産手術等)
小児科	定期健診(満1歳まで)、育児相談、母乳相談、栄養相談
婦人科	子宮頸がん検診、子宮体がん検診、子宮筋腫・卵巣検診 月経不順、月経過多、月経痛、不正出血等月経のトラブル 不妊相談、避妊相談(ピル、緊急避妊等)、更年期障害、性病チェック 婦人科小手術・腹腔鏡手術(初期頸部がん、子宮脱、良性卵巣のう腫)

しかし、残念ながらこの医院は原爆で焼失してしまい、終戦の2年後に医院を再建。1949年には増築し、病院の認可を受けて、正岡病院となった。

その後、1967年に病院を新築し、小児科を併設。産婦人科・小児科正岡病院を名乗ることになった。

そんな家庭環境で育った正岡博理事長と正岡亨院長の兄弟が産婦人科の医師を志したのは、ごく自然な流れだった。現在、正岡亨院長は3代目として、理事長の兄とともに同院の院長を務め、病院を運営している。

「入りやすい産婦人科にしたい」

現在の病院が旧病院の西隣に完成したのは、2004年のことである。

正岡亨院長が、この病院を作ったときの思いを語ってくれた。

「当院は、診療の約9割が分娩です。妊婦さんはお産が終わると、待ったなしで忙しい育児が始まります。それが分かっているからこそ、ここで過ごす1週間だけでも、家庭にいるときとはまた違った、日常ではない世界を味わって帰っていただきたいのです」

実績（2016年1月～12月）	分娩数／858例（内、経膣分娩数／747例、帝王切開数／111例） 産科手術数／7例、良性腫瘍の腹腔鏡手術数／4例 子宮頸部異形成の円錐切除数／3例

だから、病院の外観も、内部のインテリアも、上質で落ち着いた、非日常的な空間づくりにこだわっているのだという。壁は珪藻《けいそう》土《ど》の塗り壁にし、病室はトイレ付きの個室がメイン。相部屋も、仕切りはカーテンではなくパーテーションにすることで、できるだけ独立した雰囲気にしている。

もう1つ、産婦人科は女性にとって決して行きやすい場所ではないというのも大きかった。

「女性は、どうしようか、どこに行こうかと悩みに悩み、迷いに迷って、ようやく病院を選び、勇気を出して産婦人科の門をくぐって来られるのです。入りやすい産婦人科にしたい。これは永遠の課題です。訪れる患者様の心理的な負担を少しでも減らしたいと思い、当院には看板は取り付けていませんし、駐車場も広く取っています。玄関を一歩入った途端に、〝あ、病院に来たんだ〟とがっかりさせてしまうような雰囲気にはしたくなかったのです。病院らしさを感じる色や雰囲気はできるだけ避けたいと思いました。だから、インテリアに使っている色

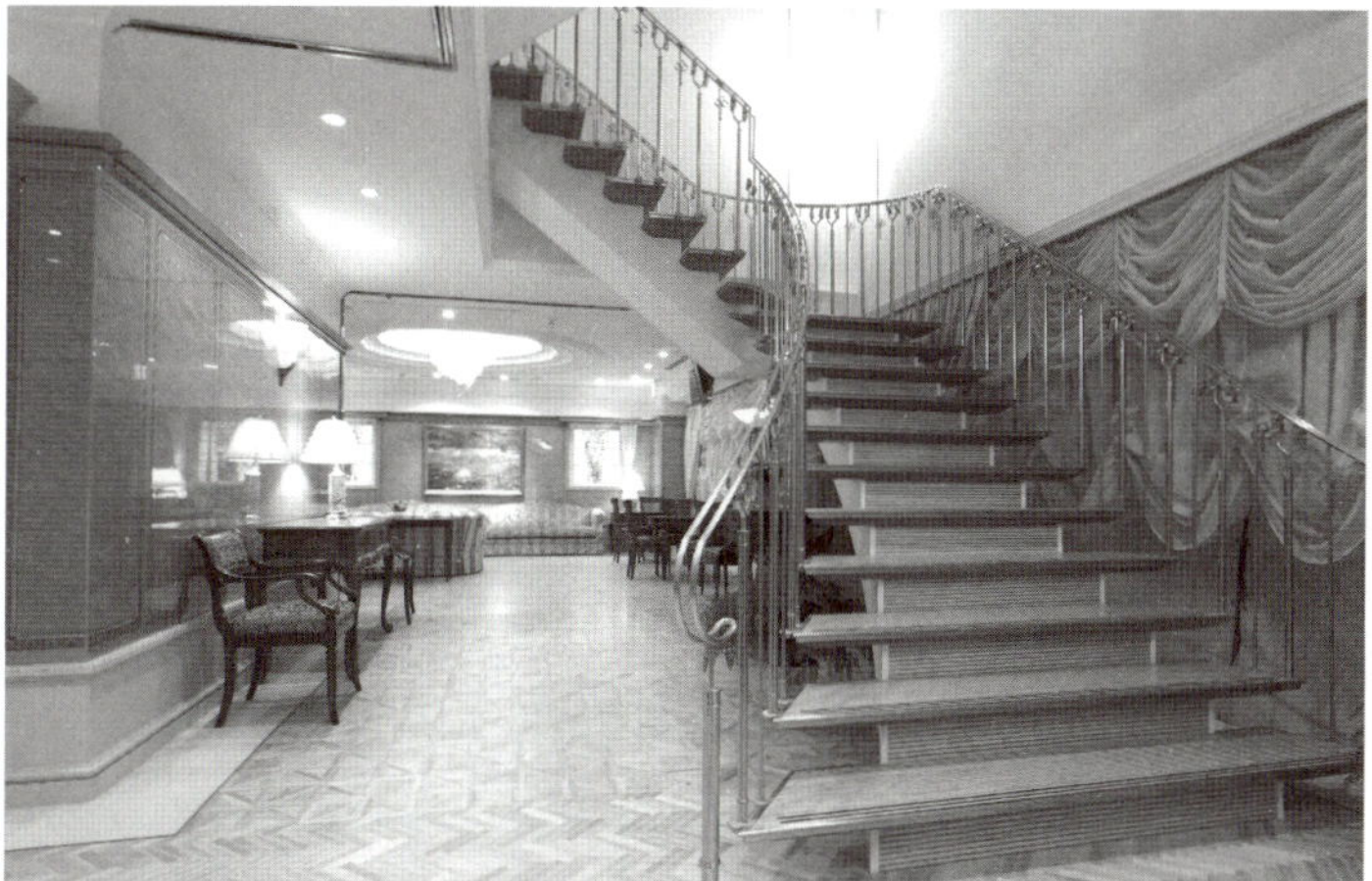

上質で落ち着いた空間。待合ロビー

でも、匂いでも、病院と感じさせないように気を配っています」

病院の中は、落ち着いた雰囲気を求めて、重厚なインテリアで統一し、遠方から訪れた家族のためのゲストルーム（バス・トイレ付き）も用意するなど、きめ細かい配慮が隅々まで行き届いている。

5月には、病院の庭に咲き乱れる色とりどりの見事なばらが患者や見舞いに訪れる人を出迎え、癒してくれる。手入れの行き届いた庭は病院の中からも眺められ、初夏のばら以外の時期にもクリスマスローズや水仙、秋のばらなど、季節を感じられる数々の花が楽しめる。花に心がなごみ、駐車場から病院の玄関へと向かう足取りも軽くなる。

エントランスに入ると、受付でコンシェルジュが出迎えてくれ、優雅な雰囲気に統一された待合室は座っているだけで心地よく、喫茶室やカフェで寛いでいるような気分に浸れる。落ち着いた雰囲気を壊さないように設計された、子どものためのガラス張りのキッズルームもある。

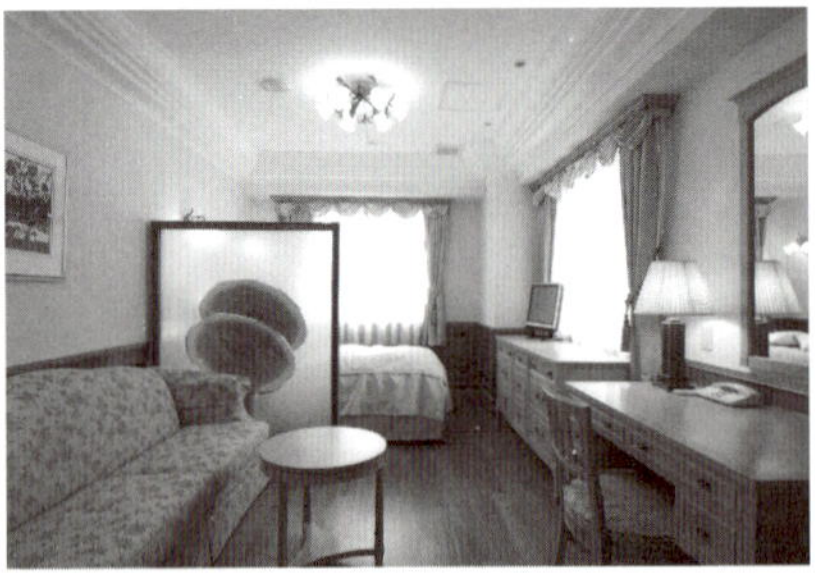
特別室

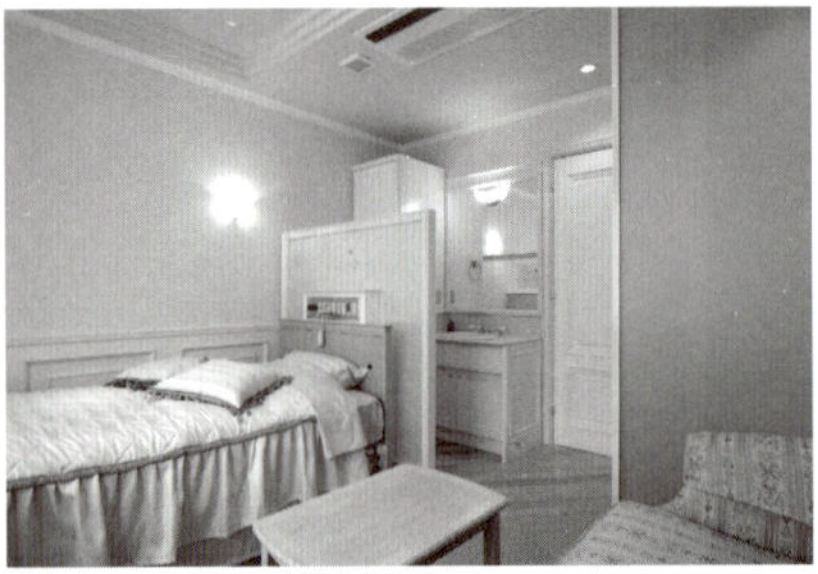
普通個室

コンシェルジュのいる病院

同院には、病院を建設した2004年からコンシェルジュが常駐している。専用のコンシェルジュカウンターも備えられている。

そのころといえば、例えば広島市内のデパートにコンシェルジュが登場したことがニュースになるような時代だった。そんな時代に、院長は患者へのサービスとして、ホテルのそれをイメージしたコンシェルジュを探し、いち早く導入して、以来10年以上かけてコンシェルジュとして育ててきた。

現在、コンシェルジュを置いている病院は少しずつ現れてきているが、それでもまだまだ珍しい存在だ。しかも、病院のコンシェルジュは、同じコンシェルジュを名乗っても、実際には看護師が兼ねていたり、または元看護師が務めているケースが多い。

同院のコンシェルジュは、看護師とは役割が全く違う。入院希望者の院内見学のほか、患者や見舞い客を案内したり、患者が困っているときにはやさしく声をかけて助けてあげたり、近くのお店を教えてあげたり、タクシーを呼んであげたり……。ホテルで宿泊客のさまざまな相談や要望に応えるコンシェルジュと同じ、完全なサービス業である。

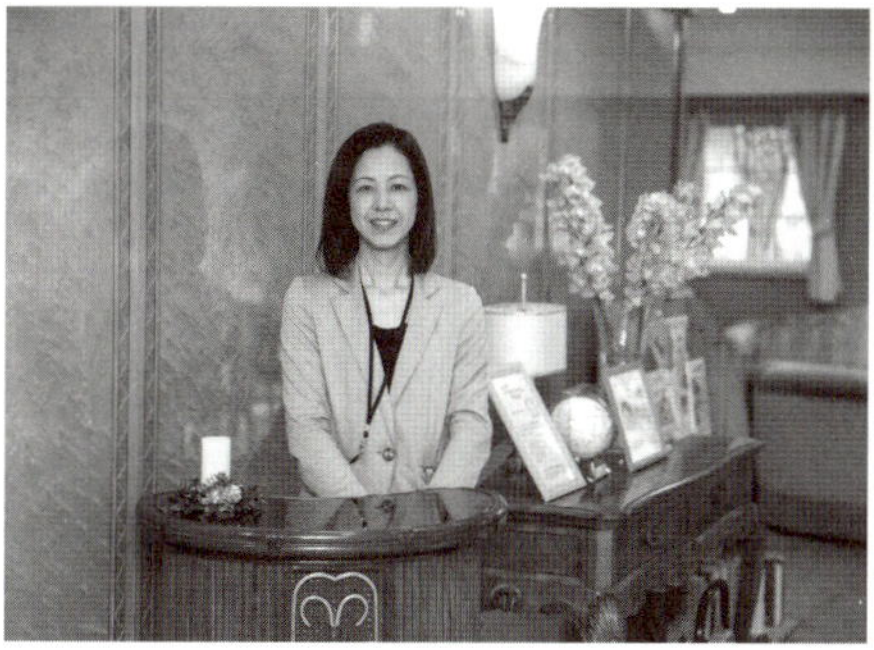

コンシェルジュカウンター

「コンシェルジュの方がいるので、困ったことや分からないことはすぐに聞けるので安心です」など、患者の評判がすこぶる良いのは言うまでもないだろう。

管理栄養士による栄養指導

同院は、「食事もおいしい」と評判だ。口コミによる食事の評価は、いつも非常に高い。それもそのはず、有名レストランにいた料理長とパティシエの2人がシェフとして、病院の厨房を取り仕切っているのだ。デザートには特に力を入れているそうで、女性にはそれも好評だ。さらに、クリスマスなどのイベントメニューにはフードコーディネーターがメニュー表を制作し、これも楽しみと患者に喜ばれている。

入院患者の栄養管理については、スタッフの管理栄養士が行っている。また、管理栄養士は、外来患者に対する栄養指導にも力を入れており、肥満、高血圧、高脂血症、更年期、高齢者の骨粗《こつそ》しょう症《しょう》などへ栄養指導を行っている。問診から始まって、1日の食事内容の聞き取り、その評価と説明、指導などを、管理栄養士が時間をかけて行う。管理栄養士がいないほとんどのクリニックでは医師が栄養指導も担うため、これほどの指導は望めないが、同院では専門家で

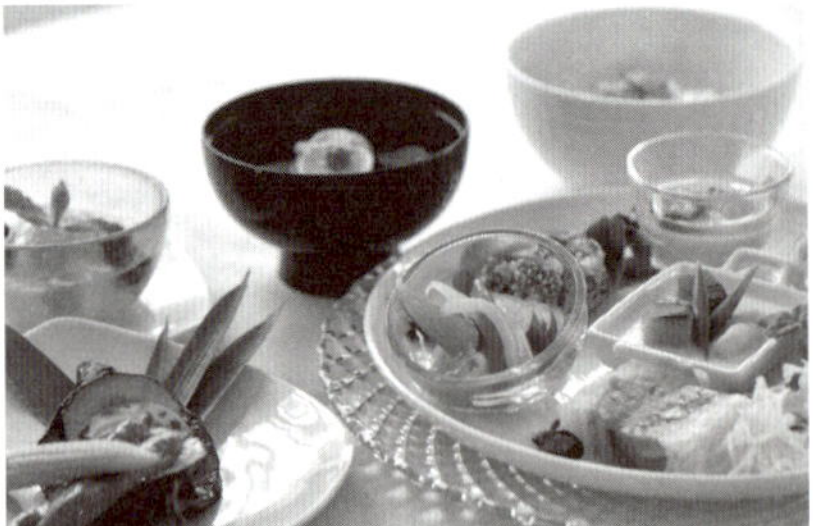

お祝い膳

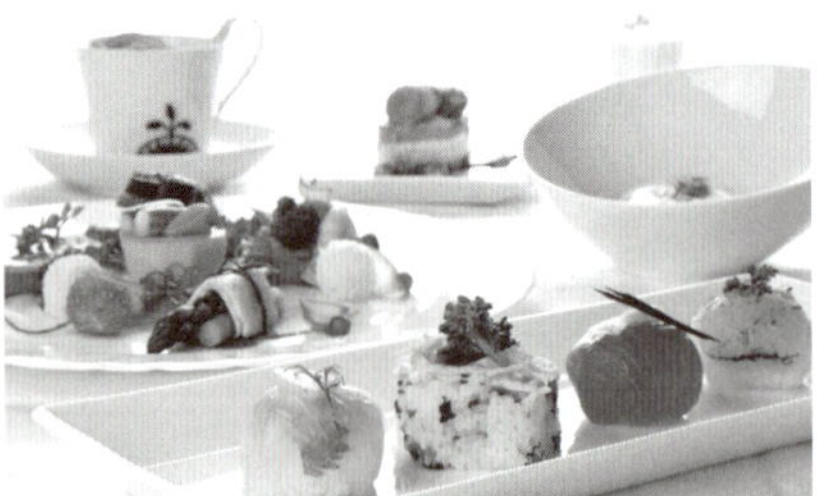

季節の特別メニュー。食事もおいしいと好評

ある管理栄養士が責任を持って行う。特に食事制限などで問題を抱える患者の場合、きちんと指導してもらえて心強いと好評だ。

「産中、産後、更年期などで、栄養指導（※保険診療）を希望される方は遠慮なくお申し出ください」と、院長は説明する。

栄養指導に限らず、病状の説明でも、院長はしっかり時間をかけて、患者が理解するまで繰り返し説明する。だから、外来に20分、30分かけることも珍しくない。そのため、次の患者を待たせてしまうこともあり、申し訳ないと思うが、「こんなに丁寧に診てもらえたのは、初めてです」とよく言われるそうだ。

ソフロロジーをはじめ各種妊産婦教室が充実

マタニティ教室、パパママスクール、ソフロロジー教室、リラクゼーション（ヨガ）、妊婦栄養教室、ベビーマッサージ、離乳食教室、赤ちゃんの大脳開発教室、母乳相談など、各種教室も充実している。その費用は、離乳食の材料や冊子にかかった実費をもらう程度で、ほとんどが無料。初めてのお産を迎え、不安だ

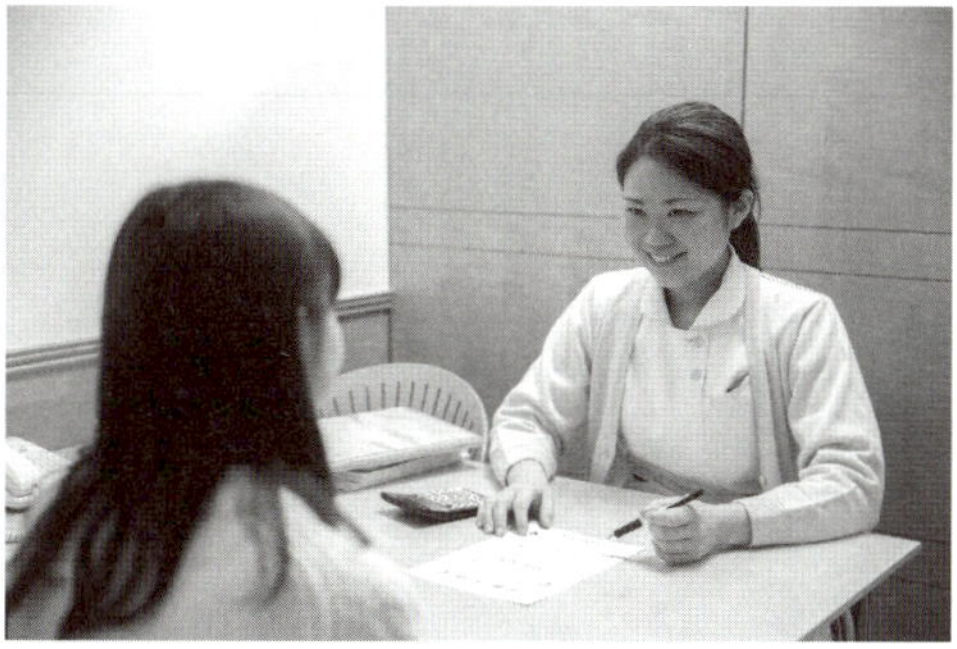

栄養指導は、管理栄養士が責任を持って行う

らけの患者には、特に評判が高い。
同院は、ソフロロジー法を取り入れている施設としても有名だ。ソフロロジー法とは、フランスを中心にスイス・ベルギー・スペインなどで広がりを見せている、呼吸法や分娩方法を含めた妊娠出産にかかわる考え方。１９９９年に院長が初めてソフロロジー法の講演を聞いて、「静かなお産」に共感し、広島では先駆け的に取り入れた。以来、17年になる。

「ソフロロジーでは、陣痛は赤ちゃんを生み出すために最も大切なエネルギーであり、出産は赤ちゃんとお母さんが行う最初の共同作業だと受け止めることで、陣痛の痛みを乗り越え、赤ちゃんの誕生を迎えられるのです」

分娩誘発や会陰切開は、原則として行っていない。実際の分娩はとても静かな雰囲気の中で進行し、その中で感動的な母児の対面ができる。それがソフロロジー式分娩法の特長だという。同院では、初産婦のほとんどにソフロロジー教室を受講してもらっている。

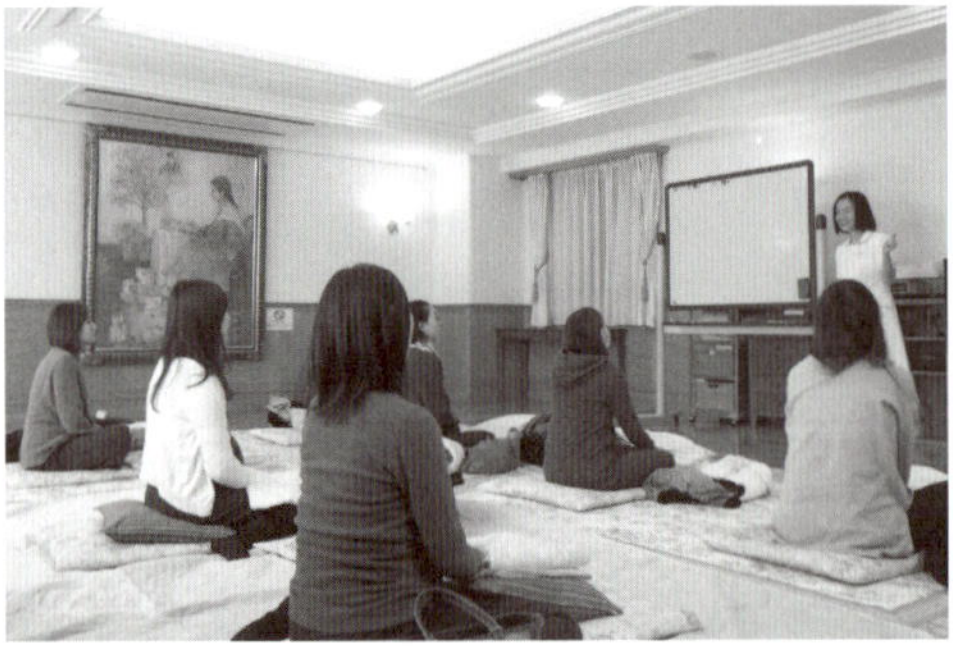
ソフロロジー教室

患者の希望を叶えるために

同院では、お産の予約は基本的に不要である。病床数が十分にあり、24時間体制で医師が出産に待機しているため、いつでも患者を受け入れることができるからだ。だから、里帰り出産でも、何か月も前から予約しておかなければならないなどということはない。

前回の出産が帝王切開だったとか、合併症のある妊婦や高齢出産など、リスクが予想される患者を最初から受け入れず、総合病院を紹介する開業医は少なくない。そうすれば、安産の患者だけを扱うことになり、産婦人科医としては格段に楽なのである。しかし、院長は「それはしたくありません」と言い切る。リスクが予想されるケースでもまずは、十分に話し合いを行う姿勢だ。

「当院は総合病院ではありませんが、難しい妊婦さんを多く診ていると思います。40歳代の妊婦さんは珍しくないですし、47歳くらいまでは普通にお産されています。私たちは、年齢を見て診療することはあまりありません。また、多少リスクのある方でも、可能な限り診てさしあげるよう努力します。里帰り出産だけど糖尿病があるからと相談されたら、とりあえず来ていただき、診察させていただきます」

糖尿病などの合併症のある妊婦の場合、血糖値コントロールも難しく、リスクも高くなる。リスクを回避するためにも、かつては総合病院へすぐに紹介するケースがほとんどで、現在でもそうしている開業医は多い。しかし、同院ではそれもしない。

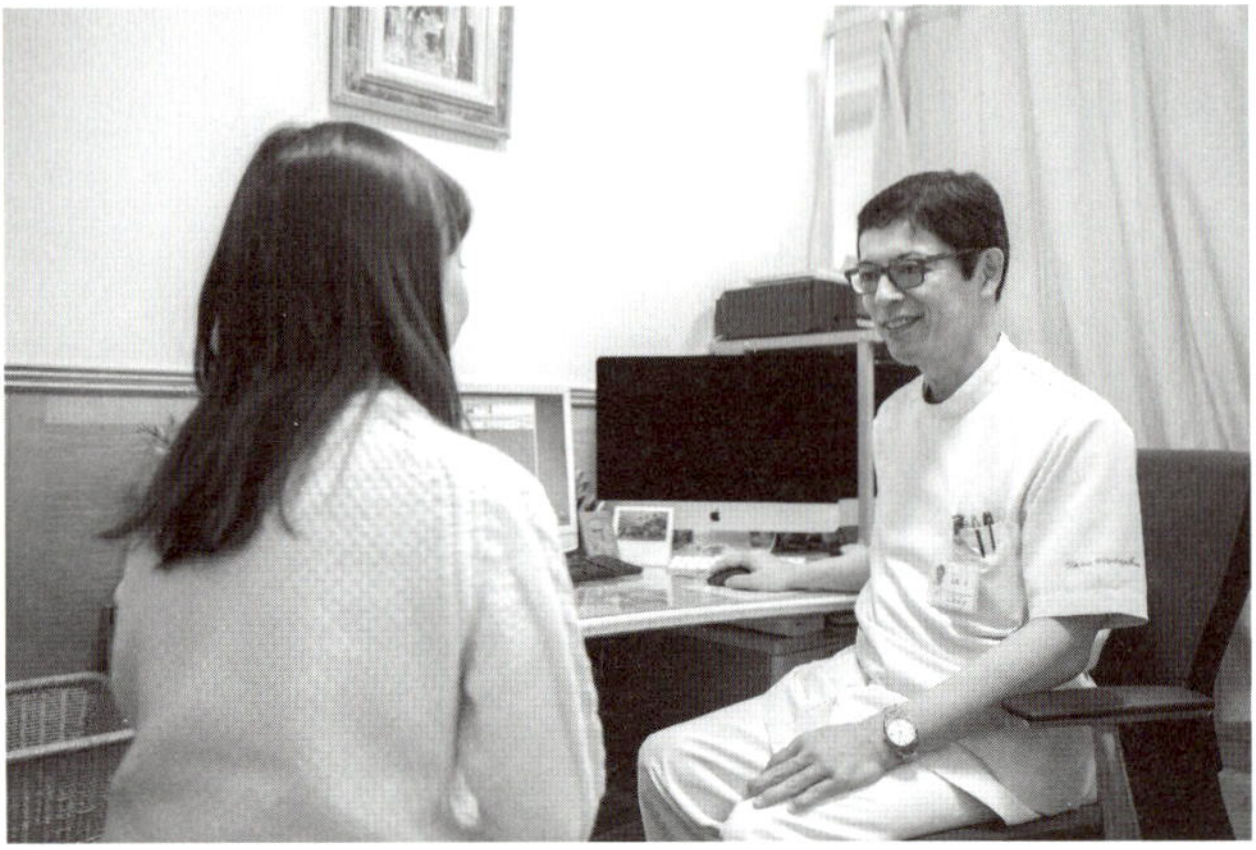
患者への説明は十分な時間をとって行う（院長）

「せっかく当院を選び、ここでお産をしたいと思って来てくださった患者様ですから、希望を叶えてあげたい。多少リスクのある方も受け入れて、糖尿病があるのなら、信頼できる糖尿病専門のクリニックと一緒になって、治療に全力を尽くしながら、できる限りここで出産していただきたいのです」

広島は大きな町ではなく、その割に専門医が多く、距離的に２つの医療機関に通うことが容易にできるから、そうしたことも可能なのだという。

「妊婦健診はしっかり丹念に診て、どの患者様もなるべくこの病院でお産を完結していただきたい」

それが院長の信念である。

超音波検査は丁寧に、念入りに

同院では、診察も超音波検査も時間を長めにとって、しっかり診る。妊婦健診では、毎回、全員に対して超音波検査を行い、診察台に上がってもらって内診をする。赤ちゃんの異常も母体の異常もできるだけ早く発見して、早く対応したいからだ。赤ちゃんの心臓に異常がないかは、とりわけ丁寧に、念入りに診るようにしている。

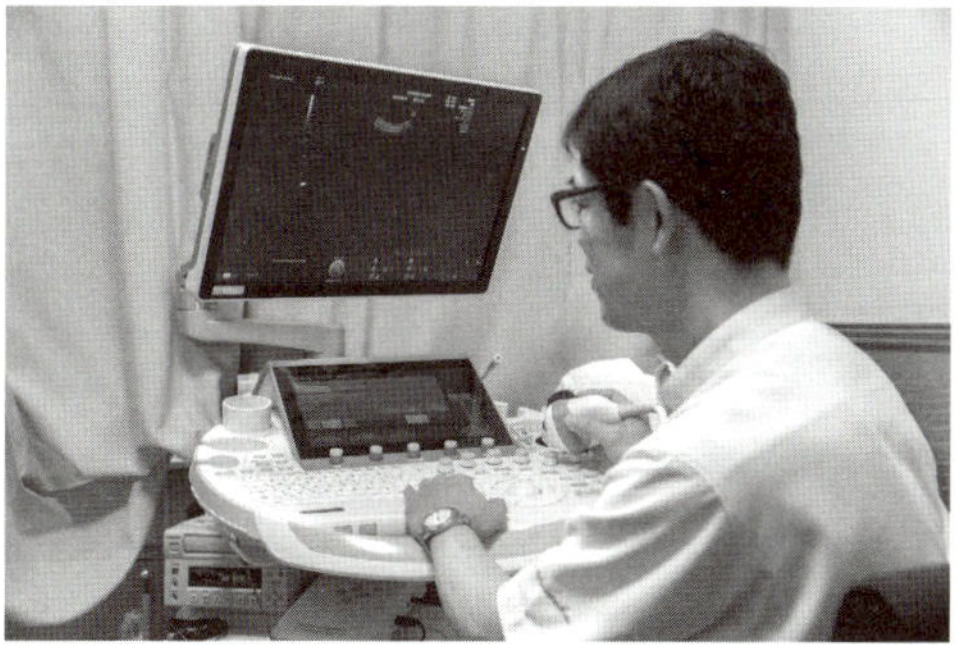

超音波検査は、しっかり時間をかけて行う

また、早産などのトラブルが予測されるケースは、ある日突然救急車で運ばれるような事態にならないよう、症状が軽いうちに早く見つけて、患者に事前に情報を提供しておくことが大事だという。

切迫早産になった場合は、一般的にクリニックは病床数も少ないため、すぐに総合病院へ送ることが多いが、「当院を選ばれた患者様の気持ちを考えて」、可能な限りはこの病院に入院してもらい、最大の注意を払いながら様子を見る。これも、病床数に余裕があるからできることだ。ただし、これ以上は難しいと判断したら、迷うことなく、ただちに総合病院を紹介するのはもちろんである。

同院は、広島市内の中心部にあり、広島市民病院（総合周産期母子医療センター）へは車で約5分の距離。もし、お産で緊急事態が発生しても、すぐに広島市民病院の手術室へ送り込むことができるのも、強みだ。

また、開業医の中には、時間外の緊急事態は全て総合病院へ紹介する医師もいる。お産にかかわるスタッフを揃えなければならないことを考えると、経営的にはその方が合理的かもしれない。

「当院は、休みの日も夜間も、時間に関係なく帝王切開にも対応します。職員も慣れていますので、いざというときにはしっかり動いてくれます。産婦人

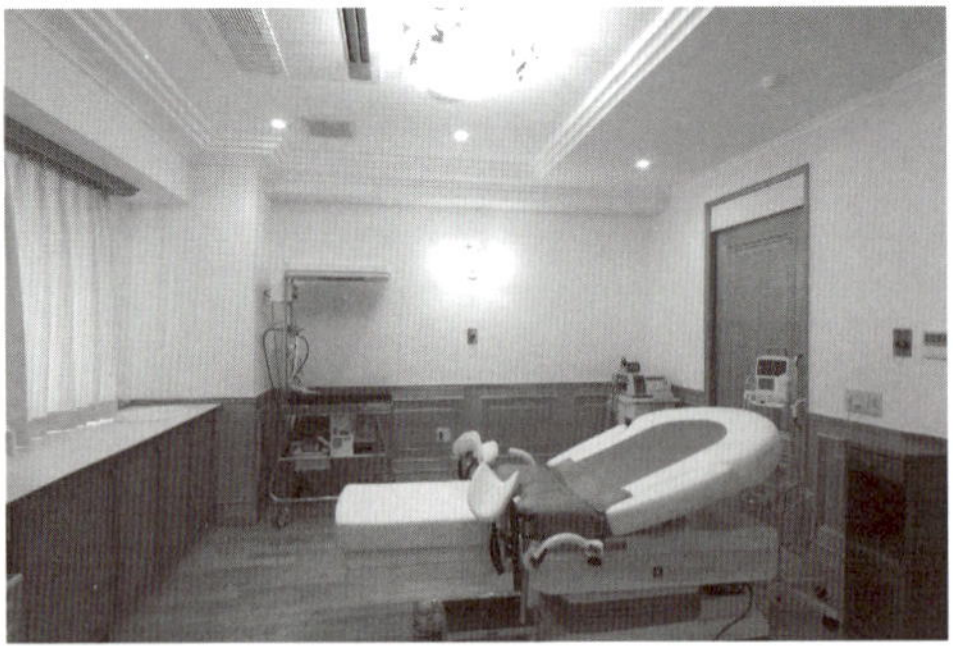

分娩室

科というのは、数年に1回ぐらい、赤ちゃんやお母さんが危険な状態、1分の猶予もないような本当に緊急の事態に遭遇することがあります。そのときも冷静に速やかに対応するよう努めています」

総合病院の医師とのつながりを大事に

一方、婦人科疾患の場合、同院で行う手術は、良性卵巣嚢腫《らんそうのうしゅ》の腹腔鏡手術、子宮筋腫《しきゅうきんしゅ》や子宮脱の手術、上皮内がんの円錐《えんすい》切除手術など。それ以上高度な手術は無理をせず、悪性が疑われたら早めに総合病院を紹介する。その場合は、紹介先の医師の得意分野や患者との性格のマッチングまで考慮して、紹介先を決める。患者に対しては病状をしっかり説明し、手術の紹介であれば、考えられる手術の可能性を全て説明して、きちんと理解してもらった上で送り出すようにしている。

また、総合病院へバトンタッチするにしても、とことん丁寧に診療する。そうやって的確な診断をつけることで、受け入れ先の総合病院からも「あの先生の紹介なら間違いない。すぐに手術の準備をしよう」という信頼を得られる。総合病院の医師とのそんなつながり、人間関係を大切にしている。

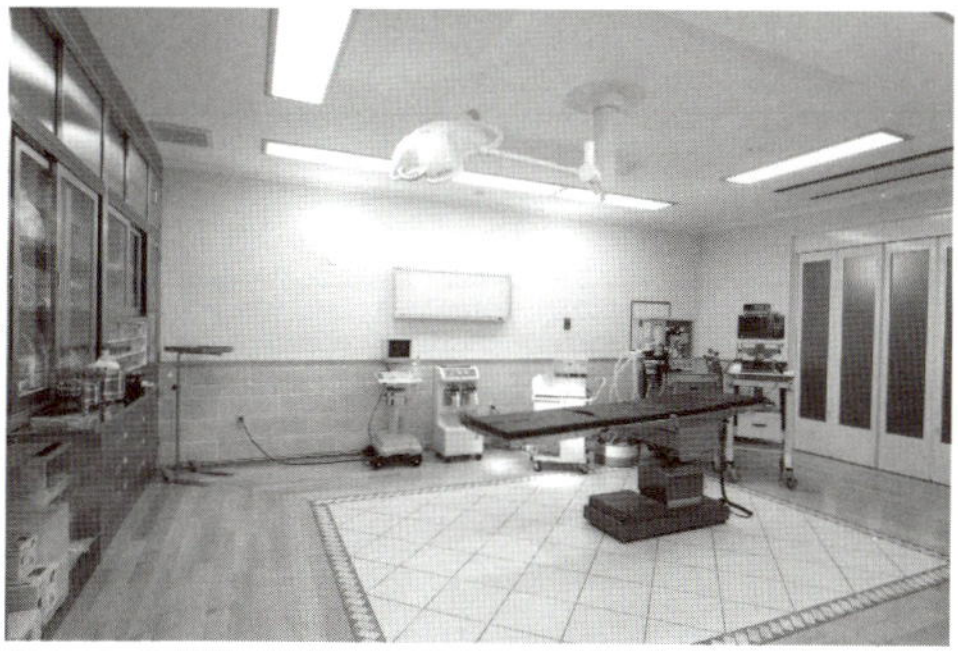

手術室

最新の超音波診断装置を導入

産婦人科の診療は今までの問診・視診・触診から、超音波を使った検診・診断、治療へと変貌してきている。正岡博理事長が産婦人科領域で県内でも数少ない日本超音波医学会認定超音波指導医の資格を持っている同院では、理事長を核にして全医師が高いレベルの超音波診断技術を持っている。しかも超音波診断装置を10台常備している。

日々目覚ましく機械の精度が良くなっている医療の世界は、「腕が良いだけでなく、良い機械を揃える努力も必要です」と、院長。

だから、同院では、医師の技術レベルの向上に努めるだけでなく、機械も常に最新のものに更新し、県内では一番新しい機械を備えている病院の1つをめざしている。

診療の精度を決めるのは、機械と腕と時間である。診療の精度が劣れば、見つけられるはずの異常を見落としたり、見つけられないことがある。しっかり診たいから、同院では、一般外来診療においても、外来患者1人当たりの超音波検査にかける時間は5～10分程度と、他施設より長くとる。さらに、胎児ドックや胎児心臓チェックなど特殊な場合は1時間近く時間をとる。

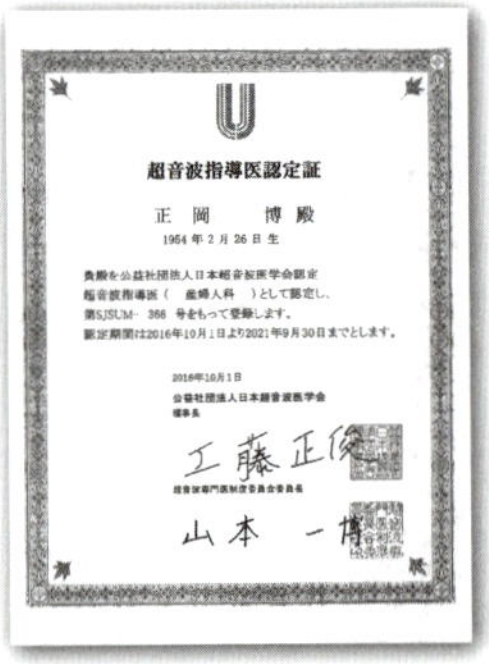
超音波指導医認定証

正岡　博殿

1954年2月26日生

貴殿を公益社団法人日本超音波医学会認定
超音波指導医（　産婦人科　）として認定し、
第SJSUM-　366　号をもって登録します。
認定期間は2016年10月1日より2021年9月30日までとします。

2016年10月1日

公益社団法人日本超音波医学会
理事長
工藤正俊
超音波専門医制度委員会委員長
山本一博

超音波指導医認定証

「とはいえ、なるべく短時間で、精度高く診るようにしています。お腹《なか》の中の赤ちゃんが見えやすい人と見えにくい人がいますが、見えやすい人なら毎回4～5分で全ての異常をチェックしていきます。逆に、見えにくい人や気になるところがある人は、10分以上かけて丁寧に診ていきます。それとは別に予約制で〝胎児ドック〟という胎児全体の異常のチェックも行っています」

そうやって、慎重にチェックしても、異常が見つかるのは1か月に1人いるか、いないかの世界。

「その1つの異常を見落とすか、見落とさないかが、産婦人科医としての勝負です。もし生まれてきた赤ちゃんに異常があったら、本当に悔しい。だから、注意深く超音波検査をするのです。特に心臓に異常がないかは念入りに見ます。この病院だったからこそ異常を見つけられた例は、これまでも数多くあると自負しています」

赤ちゃんの様子をリアルタイムに

２００２年には広島で初めて胎児の立体超音波画像装置（３Ｄ／４Ｄ超音波装置）を導入。現在でもこの装置を取り入れている産婦人科はそれほど多くはないという。お腹の中の赤ちゃんの姿を立体的に見られるだけでなく、子宮の中で手足を動かす様子など、従来の３Ｄ超音波では見られなかった赤ちゃんの状態がリアルタイムに見られると喜ばれている。

超音波検査に関しては、専門医である理事長を中心に、常に診療のクオリティーを高く維持するように努めている。

同院は胎児心エコー法の届出医療機関（厚生労働省の施設基準に適合）になっており、希望があれば、前述の胎児ドックも行っている。

出生前診断は、①普通にお産をして良いか、②帝王切開をするか、③この子は生まれてくることができるかどうか、④染色体異常がないかを調べる目的で行う。

超音波検査をまず行い、そこで染色体異常がありそうだと予測されたら、次に羊水検査（胎児の染色体に異常がないかどうかを調べる検査）を実施する。

出生前診断としては、超音波検査、羊水検査、クアトロ検査（ダウン症候群、

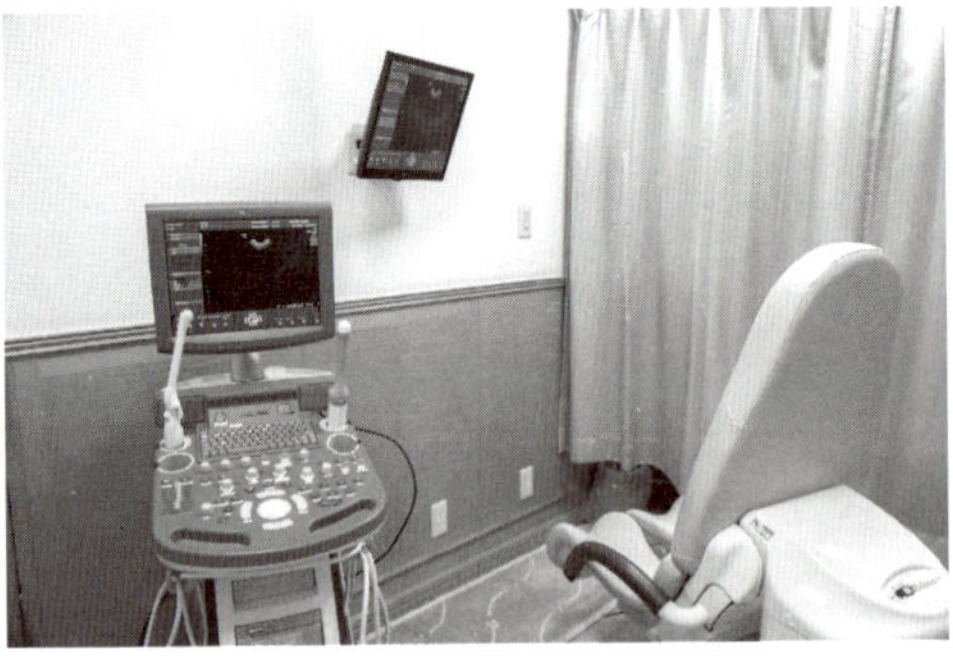

胎児の立体超音波画像装置。
最新の機器を導入している

18トリソミー、開放性神経管奇形である確率を算出する母体血清マーカー検査）の3つまでは行えるが、倫理問題にもかかわるため、患者のニーズがあっても必ずしも全部の検査を行うわけではないという。

「病院」として高い質を維持したい

同院は、医療法や消防法で、「有床診療所」とは区別される「病院」である。広島市の産婦人科病院は2施設だけである。衛生管理、栄養管理、消防等建設設備の点検など、病院には有床診療所と違って、定められていることが多い。そうした規準を厳格に守り、感染症、医療安全などの職員向けの勉強会や研修会も毎月実施している。また、職員教育を行って、情報の共有にも努めている。

「病院だからこそ、高いクオリティーを保つべき」と院長はその維持・改善に余念がない。

また、「新しいことには常に敏感でいて、良いものはどんどん導入していきたい。変えるべきことは変えていかなければ」とも考えている。新しい制度を導入したり、システムを変えたりするときは、約60人いる職員にもその理由を理解してほしいから、勉強会を開き、情報の共有に努める。

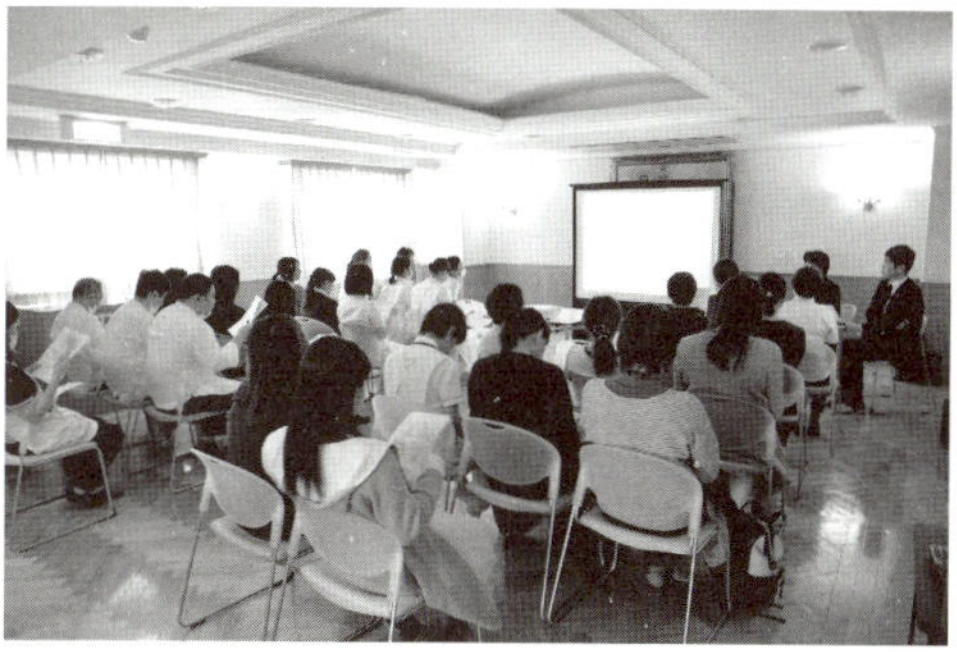
職員向けの勉強会は毎月実施

医療の世界はどんどん変わり、進歩していく。院長自身、できる限り勉強会や研修会に参加し、講演会があれば足を運び、新しい情報を取り入れる努力を惜しまない。

「10年、15年、変わらず同じ医療をしていては時代に取り残されます。産科ガイドライン、婦人科ガイドラインに基づいた医療をきっちり行い、一開業医であっても、時代にそぐわない医療はしないように心がけています。最低限、ガイドラインのレベルは保つように努力していかなければと、常に自分に言い聞かせています」と語る。

また、看護師などの職員に対しても、

「挨拶でも、清掃でも、職員全員がクオリティーを高く保つように心がけてもらっています。職員にいつも言っているのは、常にスイッチを入れた状態で、アンテナを張って、五感を働かせ、患者様の方を向いて仕事をしなさいということ。社会人として常識に欠けた医療行為とならないように、もし医療人をやめることがあっても社会人としても通用するような人間になるよう、職員教育

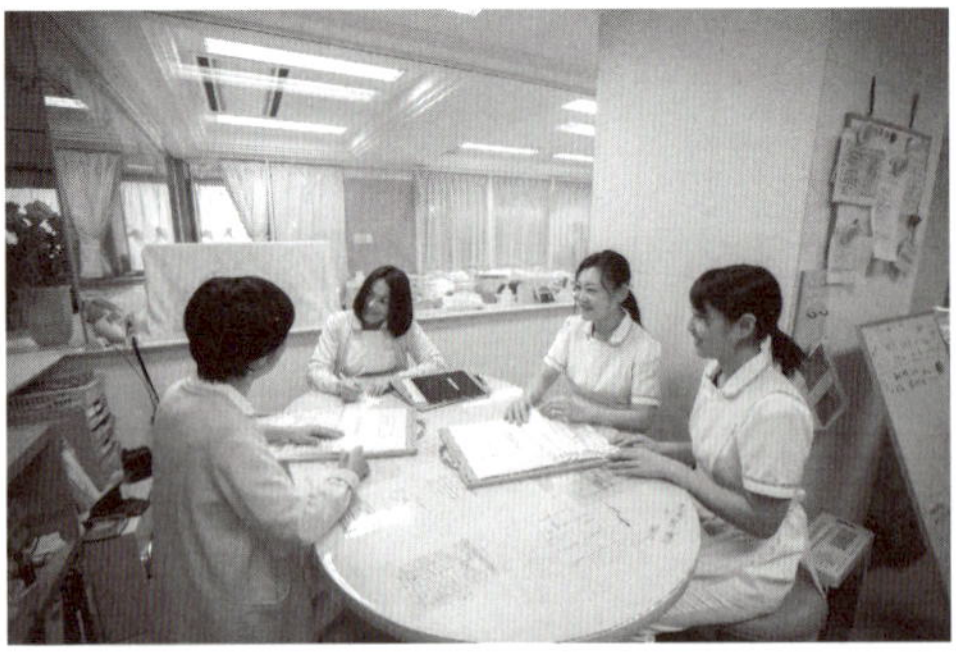

ナースステーションと看護師。常に患者の方を向いて仕事をすることを心がける

に力を入れています」

常に患者の方を向いて仕事をする。努力がいるが、その努力が、「先生もスタッフもやさしい」という患者の口コミの多さ、人気の高さに表れている。

「私自身は、もし自分の家族だったらと考えて、患者様に対応するように心がけています。迷っている患者様の力になれる、信頼されるかかりつけ医になりたいと思っています」

広島市民病院で培った経験を生かす——吉田信隆医師

吉田医師は、腫瘍専門医のキャリア、広島市民病院での経験を生かし、悪性・良性のさまざまな婦人科疾患からハイリスク妊婦まで、幅広く的確に対応する。

２０１３年４月まで広島市民病院産婦人科主任部長として、がん、子宮筋腫、卵巣嚢腫などあらゆる婦人科疾患の診断・治療から、妊娠・出産などの周産期管理まで幅広く手がけ、広島市民病院の産科・婦人科を率いてきた。

広島都市圏の基幹病院として機能している広島市民病院での経験と培った技

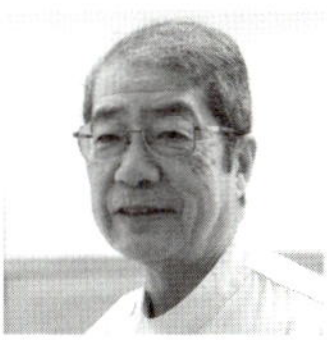

よしだ・のぶたか。1972年岡山大学医学部卒。
米国バッファロー医学研究所、岡山大学医学部産科婦人科学教室医局長、広島市民病院産婦人科主任部長などを経て、2013年4月より正岡病院非常勤医師。日本婦人科腫瘍学会専門医、日本産科婦人科学会専門医、日本がん治療認定医機構認定医、母体保護法指定医、NCPR (新生児蘇生法)インストラクターほか。

術は、今、正岡病院で十分に生かされている。

「市民病院の場合、他院から送ってこられた患者様を診ることが多いのですが、当院では患者様を最初から診ます。それだけに正確な診断をつけてあげて、きちんと分かりやすく説明することを意識しています。市民病院に送ってこられた方はある程度自分の病気が分かっていますし、緊急のケースも多く、時には治療が最優先されることもありますが、当院のように初めて診察を受ける方は病気のことが何も分かっておられないことがほとんどです。そんな患者様には病気と治療について、理由まで丁寧に説明して、自分の病気をしっかりと理解していただきます。治療のスタートはそれからです」

『産婦人科診療ガイドライン』の評価委員

婦人科外来での現時点でのコンセンサス（総意）が得られ、最適と考えられる標準的婦人科外来での診断・治療法が示されているのが、診療ガイドラインだ。診療の根拠や手順についての最新の情報を専門家の手でまとめた指針で、患者・家族と医師の問答例など、説明のお手本も載っている。産科、婦人科など分野ごとに、3年毎に発刊されている。現行の『産婦人科診療ガイドライン―婦人科外来編２０１４』の評価委員に名を連ねる吉田医師は、「診療ガイドラインを守った治療」を強調する。

これから行う治療や処方する薬が、ガイドラインに基づいたものであることがはっきりしていて、それを患者にきちんと伝えれば、患者の信頼にもつながり、診療方針の意義を理解してもらうことにも効果がある。

「定期的に更新されるガイドラインは、最新の標準治療です。患者様とご家族にそれを説明し、納得していただくこと。そこをきちんとしておかないと、患者様はずっと安心できません。患者様の満足を得るためには、そこが大事です」

とはいえ、ガイドラインは標準、目安を示すものであり、全ての患者に画一的に当てはまらないこともある。その場合は、必要に応じて患者や家族としっかり話し合い、患者の年齢や体力、生活スタイル、希望なども考慮して、最適の治療法を考えていくこともある。ガイドラインを守りながらも、患者のことを一番に考えて、画一的ではない、柔軟な対応をするように努めている。

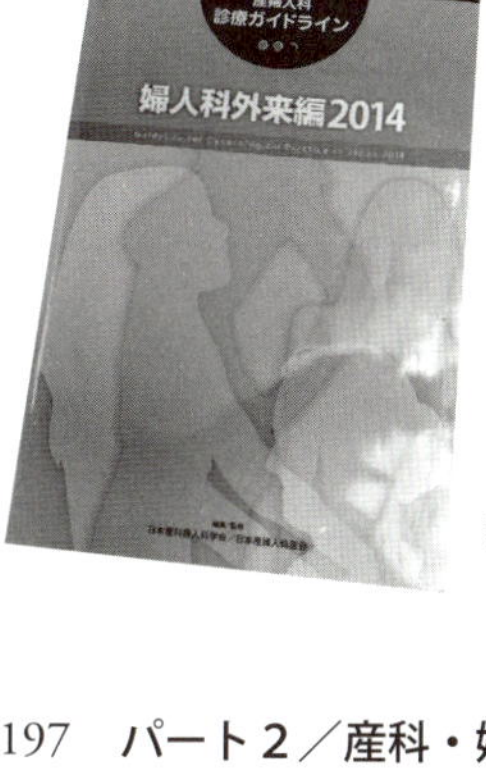

『産婦人科診療ガイドライン―婦人科外来編 2014』
（日本産婦人科学会、日本産婦人科医会）

心がけているのは「抱え込まないこと」

同院では、診療の約9割がお産のため、吉田医師も妊娠・出産の患者を診療することが多いという。もちろん良性腫瘍の内視鏡手術を理事長と一緒に行ったり、一緒に帝王切開の難しい手術を手がけることもある。

吉田医師が診療で心がけているのは、「抱え込まないこと」。難しい症例や手術を多く手がけてきて、腕に自信があれば、自分で治療できると思いがちだが、むしろ大丈夫だろうと思える患者でも、経験上、万一のケースが想定される場合は総合病院へ紹介するという。総合病院ならスタッフが救急への対応に慣れていて、ICUもNICUもあり、麻酔科医や救急医、コ・メディカル（医療スタッフ）が揃っている。万一、急変しても安心だからだ。実際の例で、出血が止まらないとき、輸血で対応できそうだったが、輸血性ショックを起こすリスクを考えて総合病院へ送り、現実にその患者はアナフィラキシーショックを起こしたというケースもあったそうだ。患者最優先で、リスクなどを想定して対応していく。そういう的確な判断ができるのも、臨床現場の最前線で戦ってきて、数多くの症例を診てきた経験のなせるワザだろう。

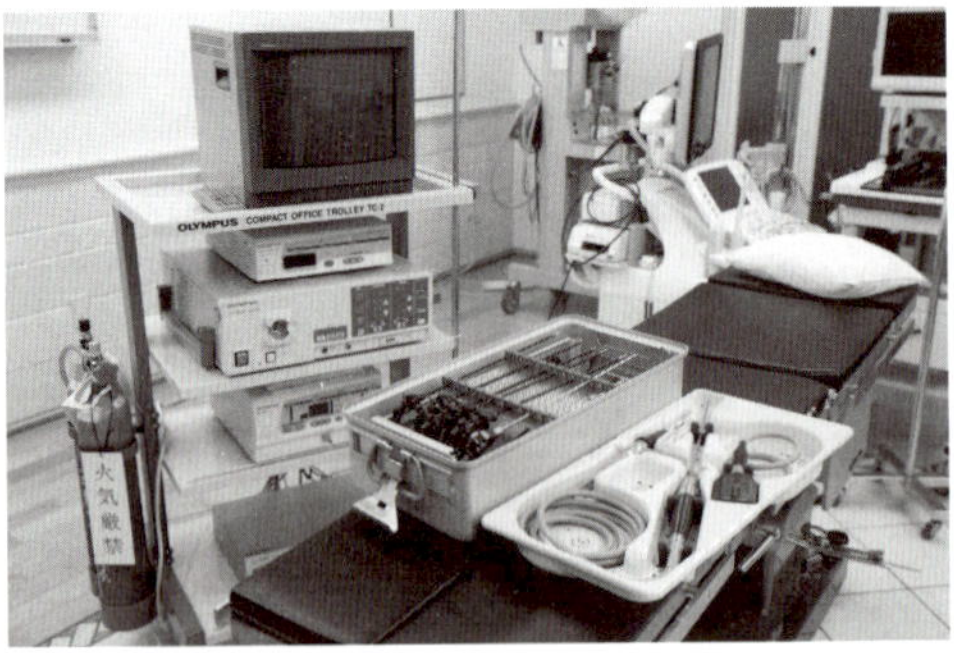

腹腔鏡手術の機械

最新の機械と高い技術レベル

「当院の優れている点の1つに、最新の機械を入れていることがあります。しかも、1台ではなく、入れ替えるときは全部一度に入れ替えます」と、吉田医師は感心した様子で話す。こんなに最新の機械が揃っている病院は、広島でもあまりないのでは、とも。

正岡理事長は「広島超音波研究会」を主催し、定期的に勉強会を開催している。吉田医師ら同院の医師は、会に参加することで、自然に技術レベルも意識も上がっていく。しかも、使う機械は最新である。

「安心できる診療体制が整っています」と、吉田医師は太鼓判を押す。

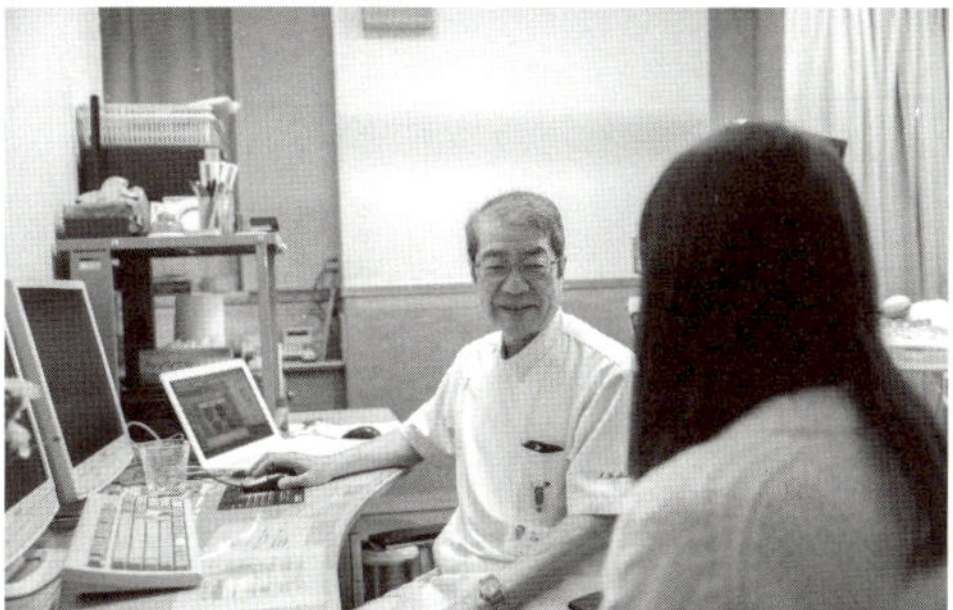

豊富な診療経験を生かし、的確な診断を行う（吉田医師）

広島市西区

不妊治療から出産まで。元気な赤ちゃんを家に連れて帰ってもらうために

医療法人社団秋月会

香月産婦人科

香月 孝史院長

香月産婦人科は、広島市西区に位置し、スタッフは100人を超える。香月院長は出産と不妊治療を専門としている。

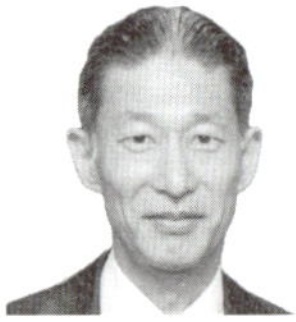

広島市西区己斐本町2-14-24
TEL　082-272-5588
HP　http://www.katsuki-clinic.com
駐車場　あり（27台）

診療受付時間

	月	火	水	木	金	土	日
8：00～10：30	○	○	○	○	○	○	休診
14：00～15：45	○	○	○	※	○	休診	休診

＊日曜・祝日、土曜午後は休診
※小児科検診：木曜午後(13:30～15:00受付)　助産師外来：8:30～11:00、14:00～16:00

かつき・たかふみ。1994年 昭和大学医学部卒業、広島大学産婦人科入局。1995年 広島鉄道病院産婦人科。1997年広島大学病院で不妊治療開始。2000年香月産婦人科院長。2005年 医学博士号取得、新医院設立。2018年中区に新医院設立予定。山陽女子短期大学非常勤講師、日本産婦人科学会専門医、母体保護法指定医、日本不妊学会、日本受精着床学会。

広島市西区で唯一の出産施設

香月産婦人科医院は、1970年に香月院長の父である香月栄輔・前院長（故人）が開業した。スタート時、医療の中心は周産期、つまり出産だった。

以来、半世紀近くにわたって、2005年に新医院になってからも、出産医院として地元の人々に親しまれ、頼りにされてきた。

院長が医師になりたての1994年は、広島市西区に出産施設は多数（福島生協病院、広島三菱病院など）存在していた。しかし、この23年の間に徐々に分娩取り扱い中止が続き、西区において出産できる施設は現在、同院だけとなっている。

不妊治療と出産を扱う

2000年に現院長が就任してから、分娩数は9093症例。以前の正確なデータは残っていないが、おそらく前院長の時代は約6000症例の分娩を取り扱ったと推計される。

2005年7月、現在地に新築移転した。それ以来取り扱った分娩は、

主な診療内容	●産科　●不妊治療
産科	妊娠・出産管理、妊婦検診、子宮がん検査など
不妊治療	体外受精、人工授精、排卵誘発療法、投薬治療、子宮卵管造影検査 タイミング治療など

８１８６症例。新築移転後には不妊治療（体外受精、人工授精、一般不妊など）も本格的に開始し、妊娠症例は１８７２症例。内訳は、体外受精３０４症例、人工授精３４８症例、排卵誘発法（ＨＭＧ）・投薬治療・子宮卵管造影検査（ＨＳＧ）・タイミング治療など１２２０症例となっている（※以上、症例数は全て２０１６年12月末現在）。

総合病院以外の個人施設で、出産と不妊治療の両方を扱っているところは珍しい。普通は、不妊治療は不妊治療専門クリニックで、出産は出産施設でと分かれていることが多い。出産施設で、不妊に関しても相談にのってもらえることはあっても、出産・不妊治療の両方を診察する個人施設は、広島市内ではほかには見当たらない。

「区外、市外や県外から約65％が通院されますので、妊娠すればその近くの施設で出産される方もいます。また、紹介された方は妊娠が確認できればその施設に送ります。また、自施設で出産される方も多いです。一般の不妊治療クリニックが管理するのは妊娠8週ぐらいまでですが、当院ではそれ以降も、半分ぐらいの方に関しては管理できるというのは嬉しいことですね」

実績 （2016年1月～12 月）	分娩数／ 940例（内、経腟分娩数／ 799例、帝王切開数／ 141例） 不妊初診数／ 706例、人工授精／ 918例、採卵／ 337例 移植／ 333例、精液検査／ 357例、卵管造影／ 396例

院長自身が不妊治療を専門としているだけに、言葉に実感がこもる。

大学で不妊治療を研究

院長は、1994年に昭和大学医学部を卒業。その後、広島に帰って広島大学産婦人科に入局した。それ以後は、広島鉄道病院産婦人科に2年間勤務した以外は、長く大学で臨床と研究生活を送った。

「研修医時代は苦しかったですが、医師としての基礎をしっかり学ぶことができ、とても充実していました。大学にはトータルで10年ばかりいました。そこで豊富な知識を得ることができ、最先端の研究に触れることができたのは非常に恵まれていたと思います」

大学で体外受精に取り組んで、それをずっと現在まで続けてきたのが、院長の1つの特徴だ。

「大学の産婦人科入局当初から、先輩医師のされている体外受精の研究を見て、将来は自分もと心に決め、以来、不妊症を専門にしました」

20年も前のことで、設備や器具を含め、あらゆる面で研究環境が今のように整ってはいない時代。もちろん不妊治療の成功率も今ほどではなかった。

「不妊の原因が男性側にある場合、少ない精子の人は手術室で睾丸から精子を取りますが、採取した精巣の細胞を研究室まで持って行き、自分たちで精子を見つけます。朝に手術をして、1匹の精子を見つけるために夜中までかかって探したのが、一番の思い出ですね。また、顕微授精《けんびじゅせい》のための針も、自分たちで手作りしました。ろうそくの火を使って、ああでもない、こうすればいいかなど工夫しながら作ったものです。本当に苦労しながら、手探りの毎日でした」

現在は胚培養士が手がける顕微授精も、その当時は自分たちの手で行っていた。自分が実際にやってきた、その経験値は、今非常に大きいという。

「トータルのプロセスが分かりますから。その苦労も、難しさも分かりますので」

大学と医院の二足のわらじ

医師5年目の夏に突然父が病に倒れ、それからは大学と実家の医院を、早朝から何度も往復する日が続いた。外来、手術、出産、採卵、移植を繰り返し、夜間は大学に戻り、研究と論文作成に励んだ。その間にお産で呼ばれ、また医院に戻る。そんな生活が5年続いた。

2005年に医学博士号を取得。同年7月、現在地に新医院を設立し、移転した。

現在、院長は、出産と不妊治療を専門としている。

「今は、私は不妊治療が多く、出産も多数手掛けてますので、両方重要です。大学では不妊治療の研究をしていましたが、大学病院でも当然、出産と不妊治療の両方を診療していました。産婦人科の臨床の現場では、分娩、帝王切開はもちろん、がんの治療も腹腔鏡手術《ふくくうきょうしゅじゅつ》も経験しました。23年間、大学や当院でも出産をずっと手がけてきて、産科婦人科診療全体を把握していることが、私の基本です」

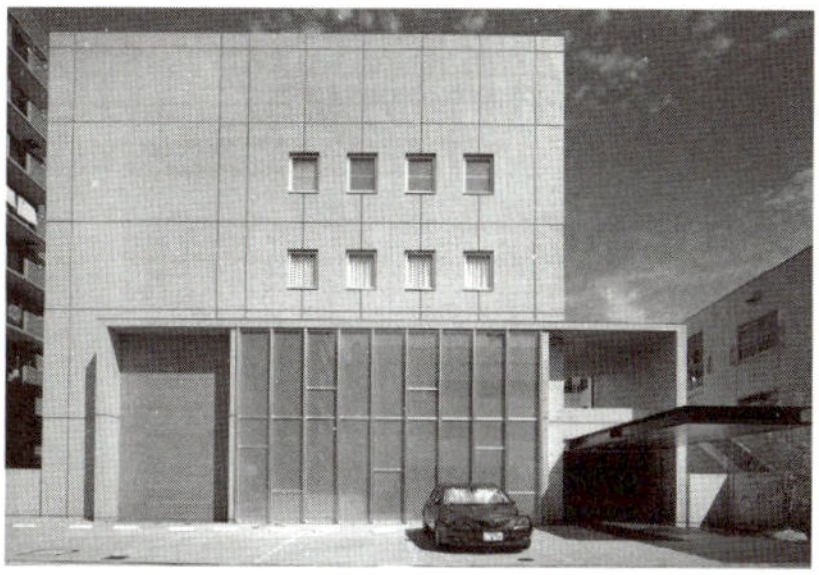

外観

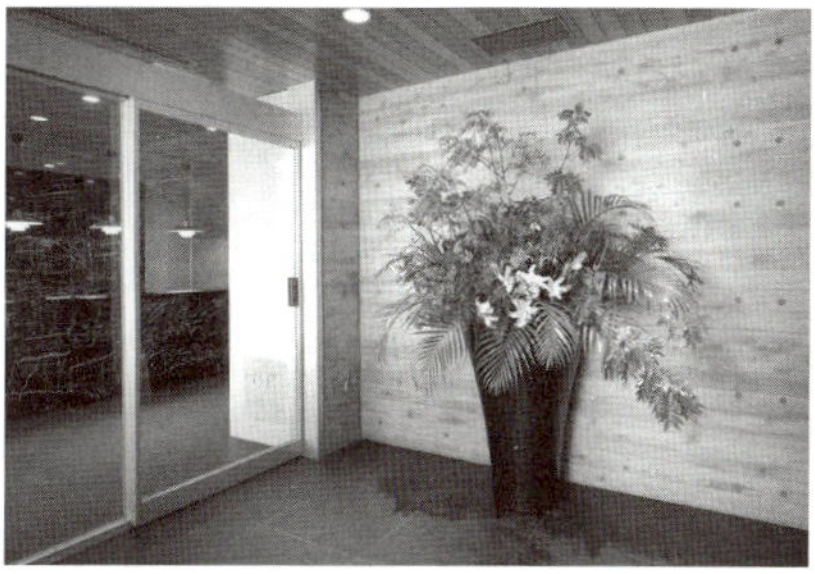

風除室

出産について、患者に喜んでもらうために

同院では、13年前からフリースタイル分娩を取り入れ、会陰切開《えいんせっかい》、吸引分娩、クリステレル（圧出法）をなるべく避ける方法をとっている。実際、どうしても出難《にく》い場合や赤ちゃんの心音が悪くなる場合など以外は、会陰切開や吸引はほぼ行わない。

「医師になりたてのころからの10年間は、通常の分娩台に乗った一般的な出産を行っていましたが、現在はフリースタイルに統一しています」

フリースタイル分娩とは、ＬＤＲや分娩台の上に乗っても足をかけることはなく、横を向いたり、うつぶせになったり、産婦が自分にとって一番楽な、好きな姿勢で出産に臨むスタイルだ。同院では、和室（畳）でのお産が多く、約3分の1は畳を選ぶという。広島市内で同院ほどフリースタイル分娩法を積極的に多く導入している施設は、ほかにはおそらくないだろう。他施設の助産師も見学に来たり、同院に入職する新しいスタッフも驚くほどだという。もちろん患者の評判も良く、院長自身も導入して良かったと感じている。

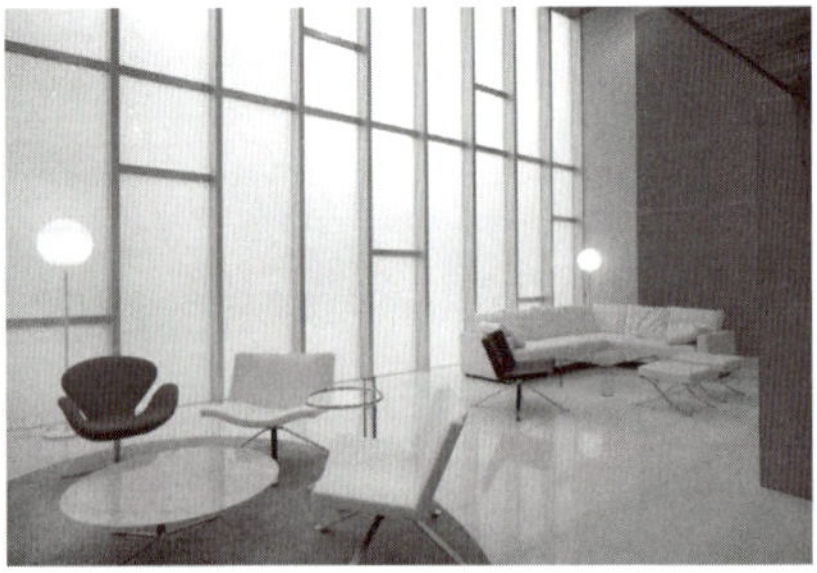
第１待合室

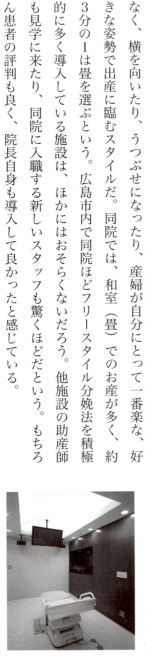

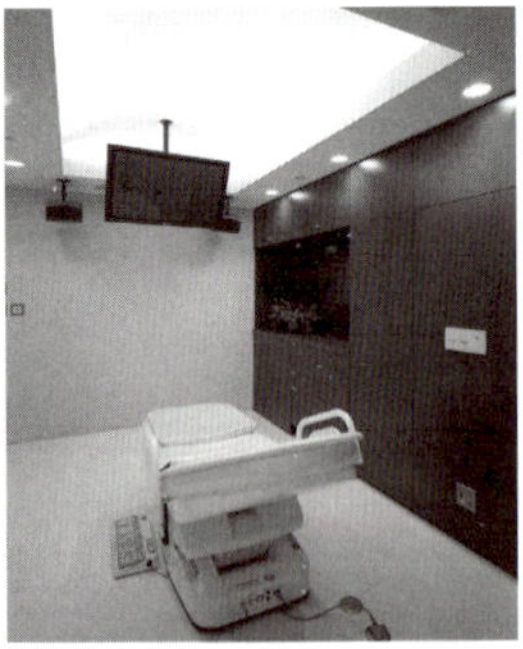
分娩室

現在は、医師４人、助産師26人、看護師25人、不妊スタッフ10人、受付・事務16人、厨房13人、看護助手、看護学生、ベビーシッター、エアロビインストラクター、エステティシャン、清掃などがケアに当たっている。スタッフは総勢１００人以上にのぼる。

副院長は、広島大学病院、西広島医療センター、土谷総合病院、安佐市民病院、県立広島病院を歴任し、周産期医療に精通し、特化している。情熱を持った治療で、患者からの信頼が厚い。

これほどスタッフがそろっているのも、また、助産師が25人というのも特徴的だ。助産師外来もあり、助産師が患者と一緒にお産の計画書（バースプラン）を考えたり、積極的に保健指導に取り組んでいる。また、非常勤麻酔科医が２人おり、小児科医も広島大学から週２回健診に来ているので、手術やベビーのフォローも安心だ。

厨房のスタッフも多く、豪華なお祝い膳など食事もレストラン並みに充実し、エステもネイルサービスもある。至れり尽せりのサービスが用意されている。

しかし、院長はこともなげに言う。

「それは、当たり前のサービスです。そこを重要視しているわけではありませ

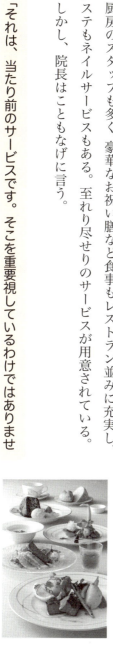

お祝い膳

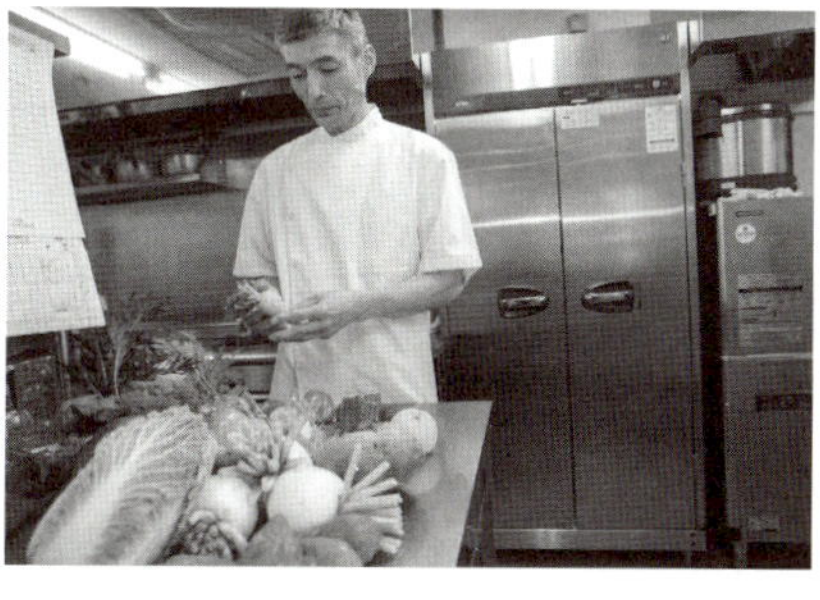

厨房スタッフ

ん。やはり第一は、医療です。本質は医療であり、元気な赤ちゃんを家に連れて帰ってもらうのが目標です。ほかのサービスは些細なこと。とはいえ、お母さん方に喜んでもらうために、そこも充実させています。出産は女性にとって今では一生に1回か2回の、一大イベントですから、一緒に喜び、お祝いしてあげたい。その部分も大事にしたいと思っています」

病院との密な医療連携

助産師、看護師を含めスタッフ皆が安心・安全なお産をめざしているが、それでも全ての出産が満足できる結果になることはない。切迫早産、双胎《そうたい》、合併症妊娠などは、早期に2次、3次病院に紹介している。しかし、胎盤早《たいばんそう》期《き》剥離《はくり》、HELLP症候群、弛緩出血《しかんしゅっけつ》、子宮内反《しきゅうないはん》、子宮破裂など異常が出産には常につきものだ。また、産後では胎盤遺残、縫合不全などの異常も生じる。

「早期発見に努め、病診連携をとって早期に手術・搬送できるシステムをつくっており、幾度となく救急車に同乗しました。また、当院では帝王切開を決めてからはとても早く手術が可能です」

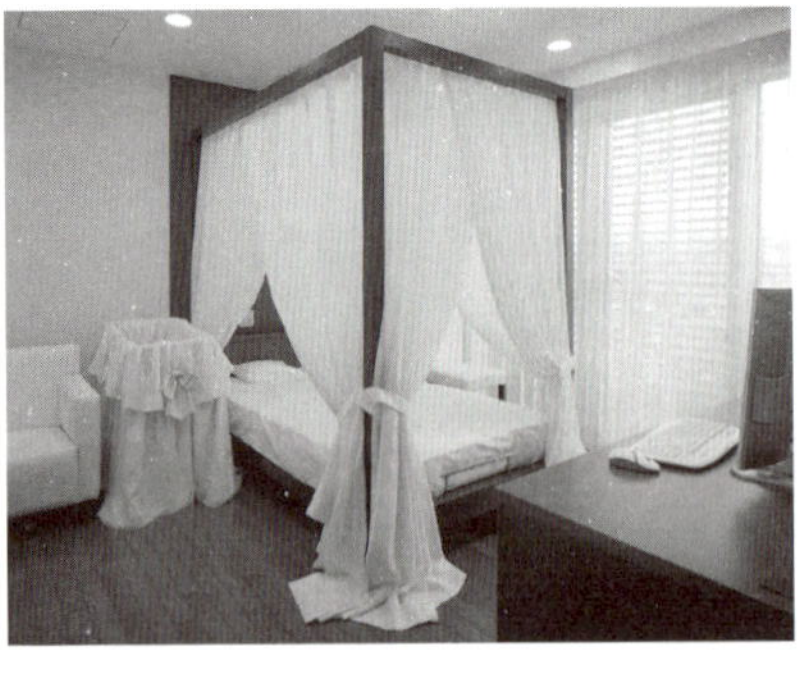

特別病室

願いは元気に生まれること

日本の周産期医療は世界に誇る成績だが（周産期死亡３・７％、新生児死亡～０・９％／出産１０００例に対し、妊産婦死亡２・７％／出産１万例に対し、いずれも世界トップレベル）、それでも年間周産期死亡３７５０例、新生児死亡９５２例、母体死亡も約28例起きている（２０１４年、厚生労働省）。そんな中で、広島は全国平均を上回る成績だという。出産年齢が上がっており、当院でもこの12年間で平均２歳上昇している（２１９ページ参照）。

「これだけ多くの出産に立ち会っていると、中には異常妊娠、体内死亡、新生児死亡、脳性《のうせい》麻痺《まひ》など不幸なケースもあります。出産前、中、後のいつの時期でも異常を起こすことがあります。ただ、全てを未然に防ぐことは難しく、ご本人たちが一番辛《つら》いですけど、私たちスタッフもその度に心が折れそうになります。本人や家族のことを考えると眠れない日が続きます。元気で生まれてくることが通常でなく、いかに大変であることかを、20余年の医者歴で痛切に感じています。だからその方がまた来院されて、元気な赤ちゃんを生むことができたときの感動は、言葉にならないです。私たちの目標はただ1つです。普通分娩であろうと、帝王切開になっても、とにかく元気な赤ちゃんが生まれてくる。それさえクリアすれば、もちろんお母さんも元気で、ベビーが元気で、これがもう全てです」

不妊治療について

院長は、1997年ごろから広島大学で不妊治療・研究を開始し、同院では2005年から不妊治療、体外受精を行っている。同院の2016年の不妊初診数は706症例、人工授精918症例、採卵337症例、移植333症例を実施。精液検査357症例、卵管造影《らんかんぞうえい》396症例（全て年間）。

不妊治療はこの20年で大きく変化してきている。

体外受精の件数は20年前と比べると、全国統計で6倍、顕微授精は10倍以上となり、ますます増加傾向にある。現在、日本では、出生児100人のうち4～5人が体外受精で生まれた子ども（年間約4万5000人）となっている。

「広島大学時代当初は、硬膜外麻酔《こうまくがいますい》をして採卵し、新鮮胚移植《しんせんはいいしょく》3個が主流でしたが、現在は凍結胚1～2個移植が主流となっています。そのため以前は約

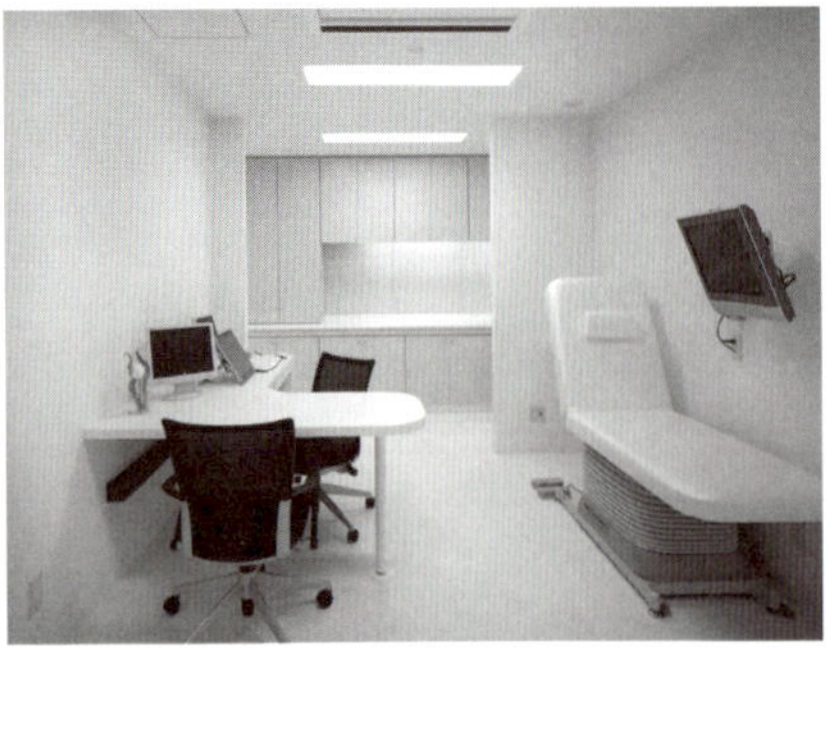

診察室

20%あった多胎率が、現在は3・1%（当院過去5年）と減少しています。治療には副作用はつきもので、卵巣《らんそう》過剰《かじょう》刺《し》激《げき》症候群《しょうこうぐん》、腹腔内出血《ふくくうないしゅっけつ》や感染などさまざまな症例を経験し、患者さんともども辛い思いをしました。

以前は胚の凍結が未熟で、融解したあとに死滅していることも多くありましたが、現在は凍結融解《とうけつゆうかい》移植《いしょく》の成功率が高くなりました。針も以前は自分たちで作り、培養液も単純でしたが、現在ではとても高性能です」

一般不妊検査では、精液検査と卵管造影がとても重要になるという。精液検査では異常が多く見つかり（２１８～２１９ページデータ参照）、卵管造影後では約35%が妊娠する（２０１４～２０１６年、同院、１０５０症例データ）。

血液検査（女性ホルモン）は重要で、最近ではＡＭＨ値により卵巣予備能も予測できるようになり、結果も短期間で判明し、診療に当たって便利になった。

誘発剤使用方法は、患者それぞれに合ったさまざまな方法で刺激している。採卵数は多数個という時代から、現在は誘発周期で減少傾向、自然周期で1～２個へと変化している。

「現在、不妊患者は年齢層が上がってきており、体外受精患者年齢は平均

38・7歳となり、40歳以上の方が54・7%（当院過去5年）を占めます。以前より40歳以上の妊娠率は向上し、44〜45歳までの妊娠例も見られますが、依然として妊娠率は低く、流産率は高くなり、45〜46歳以上になると児獲得は厳しい状況です」（219ページデータ参照）

初診時に40歳以上ということも多くなっている。男性因子・卵管因子の治療と比較して、年齢因子による体外受精が急増しているという。

「35歳から40歳前後にかけて急激に妊娠率は低下し、流産率は一気に増加します。なるべく自然な形での妊娠を目標にしていますが、妊娠を希望される方は早めの来院をお勧めします」（下図参照）

不妊治療のゴール

不妊治療は肉体的、精神的、経済的にとても辛く、また副作用も多く出現し、苦しむ人もいる。数年単位で治療する場合もあり、また最終的に治療を断念せざるを得ない場合や、目標である妊娠がかなわな

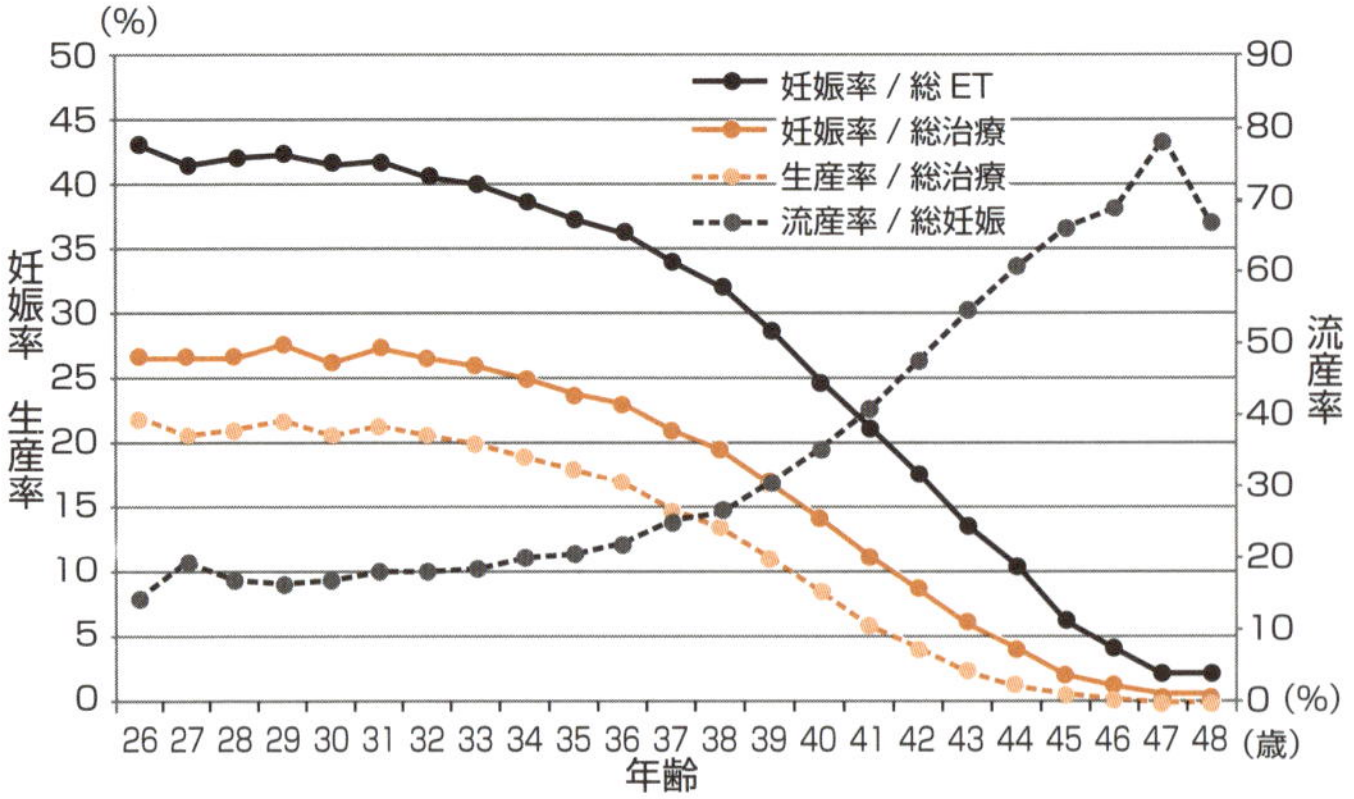

体外受精の妊娠率・生産率・流産率（2014）

（日本産婦人科学会 2014 年データを元に作図）

い場合も多くある。

「不妊治療のゴールは、妊娠することです。しかし、私の考えるゴールはそうではなく、もっと先です。元気な子どもを連れて帰ってもらうのが、私の目標です。妊娠中も、出産時も、さまざまなトラブルや大変なことがありますが、そこを乗り越えて最後まで経過し、はじめて『おめでとうございます』なのです。当院では現在、年間約350症例妊娠します。もちろん妊娠したときには『おめでとう』ですが、ゴールは出産後、元気なベビーを家に連れて帰るのが最終目標と考えています。よく院長は笑いませんねと言われますが、無事出産後にやっと笑顔で会話できます」

少子高齢化、晩婚化が加速的に進んでいる日本は、世界一ともいわれるほどの体外受精件数（約40万周期）で、当分この状況は続くと思われる。

院長は、「全ての方が満足する結果は難しいけれど、これからも先端技術・治療を学びながら治療に励んでいきたい」と意欲を見せる。

父の思いに応えて

実は院長、子どものころから産婦人科医の父を見ていて、「正直言って、産婦人科医はどうかな？」と思っていたそうだ。日曜もない、休みもない、夜中も常に呼び出され、シャワーやトイレ、食事中でも当然呼ばれる。肌身離さずポケベルや携帯を持っていた姿をずっと見ていたので、気持ちとしてこんな辛い仕事をするのは気が進まなかった。

「でも、やはりそういう血が流れているようです。決めたのは、本能だった気がします。父から強制されたことはありませんでした。ただ一度、学生から医者になるとき、父にどう考えているのか聞いたことがあります。そのとき、『産婦人科医になって欲しい』という言葉が返ってきました。この1回きりです、父が本当の思いを口にしたのは。その父の思いに応えようと、私も心を決めました」

今は産婦人科医をやってきて、心の底から良かったと思っている。

「私にとって、これ以上のものはないです。幸せな瞬間に立ち会える、この仕事は。今は不妊症の治療で40歳以上の方が非常に多く、治療も長くなる傾向があります。やむなく中止する、やむなく諦めるという方もたくさんおられます。無事に出産された方には『おめでとうございます』ですが、治療がうまくいかなかった人、妊娠しなかった人、また、出産が順調にいかなかった人の方がずっと印象に残っています。多くの涙と対面し心を痛めました。

それだけに、1～2年、長い人は数年も頑張って、長い治療の末に妊娠し、その出産に至ったときの感激はひとしおです。当のお二人の喜びは当然ですが、一緒に取り組んできた私も『ああ、ここまでできたか』という思いがこみ上げてきます。それがやりがいです。通常の周産期だけを診ていたのでは、もしかしたらそこまでの感動はないかもしれません。

不妊治療を専門に手がける施設の先生も、最後まで見守れません。それができる私は、本当に幸せです」

新しいステージが始まる

妊娠・出産の世界は、まだ分かっていないことが多く、奇跡の連続だという。

これは難しいだろうなと思われる人が妊娠し、不妊症の治療の中でも多くの驚きがあった。出産においても急激・劇的に変化し、信じられないような出来事に幾度も遭遇してきた。そこが不妊治療や周産期医療の難しいところであり、神秘的なところでもあるという。

「出産に対して恐怖心を持ち、偏見を抱く方もいますが、日本女性はとても強いです。欧米と違って無痛分娩をすることなく、ほとんどの方が乗り切ります」

院長は、これからも、そんな神秘的でまだ不明なことが多い妊娠・出産という大きなイベントを支え、1人でも多くの女性が笑顔で元気なベビーを家に連れて帰ってもらうことを目標にしていきたいと話す。

「現在35歳〜40歳前後で妊娠・出産をあきらめている方は多くいると思います。決してあきらめずに、とにかく早く医療機関に行ってください。何らかの道筋が見えてくると思います。私たちはそれをサポートいたします。

自身の死の直前まで臨床医として出産を見届けた父を見て、医療者、産婦人科医として情熱を持ち、日常的に心・技・体を備えるよう心がけています」

２０１８年6月には、広島市中区三川町に、新しく地上9階地下1階の複合医療ビルを完成させる予定。周産期医療、不妊治療を中心とした、新しい産婦人科医院には、小児科や他科も併設される予定。医療の充実を図ると同時に、上階にはレストランや子どもたちが遊ぶスペースも完備し、家族でより便利に利用できる機能的な施設が誕生する。妊娠前から妊娠中、出産後までの長い期間、女性のケアができる施設となる。医師として数多くの試練と経験を積み、幾多の涙と対面した院長が、医療者として集大成で作る新医院は新たなステージに向かう。

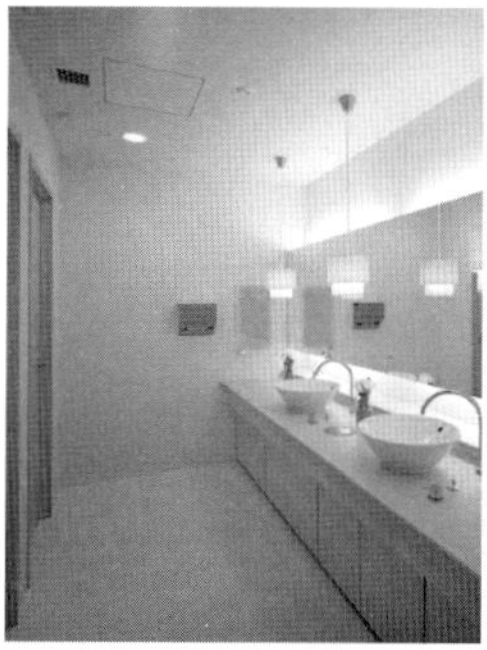

パウダールーム

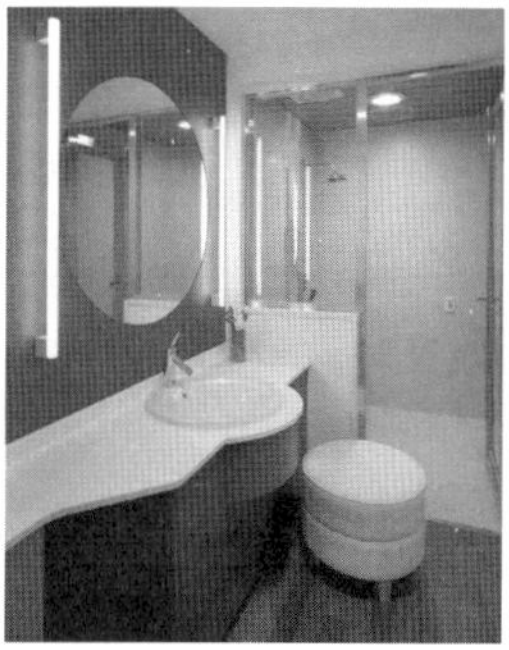

シャワールーム

香月産婦人科で行っている治療

【不妊症の主な検査】

①超音波検査

子宮内膜の状態確認や、定期的に卵胞経を測定することより、排卵日を予測することができます。

②ホルモン値の血液検査

エストラジオール、プロゲステロン、FSH、LH、AMH などを然るべきタイミングで検査していきます。

③子宮卵管造影検査

レントゲンを使用し、子宮に入れた細い管から造影剤を流すことで、卵管に閉塞がないか、子宮の状態等を検査します。また造影剤を通すことが刺激となり、検査後に妊娠されるケースも多くあります（卵管造影後の妊娠率、34.9%、当院 2014 ～ 2016 年）。

④精液検査

自宅もしくは院内で採取した精液を顕微鏡下で確認します。精子の形態や数を測定することで、無精子症や乏精子症等が分かります（無精子症１．５％、乏精子症 12．７％、重度精子無力症９．４％、当院データ）。

【不妊治療】

①タイミング治療

予測排卵日にあわせて性交渉を行うことです。月経 10 ～ 14 日前後より定期的に来院し、超音波検査で卵胞経確認や、血液検査の測定等で、より正確な排卵日を予測していきます。タイミング治療は半年～ 1 年間を目安に実施します。

②人工授精

この方法はタイミング療法と同じく予測排卵日に、ご自宅または院内で採精を行い、精液の調整を実施します。調整された元気な精子のみを集め、細いカテーテルを使用し子宮内に戻します。人工授精も半年～ 1 年間（5 ～ 6 回）を目安に実施します。

③体外受精

体外受精を行う場合、注射等の誘発薬を使用する場合が主です（排卵誘発剤などの効果が少ない場合、自然な形で採卵する自然周期もあります）。授精方法は、精子と卵子を混ぜる方法（一般的媒性）と、顕微鏡を使って授精させる方法（顕微授精）があります。採卵の翌朝に受精の確認をします。

受精卵は３日で６～８分割まで進み、その後桑実胚、胚盤胞といわれる段階へ進みます。卵の取れた個数や、体調等によって凍結する時期や移植を行うか等を判断します。凍結は液体窒素により凍結保存し、一度保存した受精卵は半永久的に保存可能といわれています。移植の方法は、採卵周期移植、ホルモン補充療法、自然周期移植があります。

【不妊治療成績　過去5年（2012～2016年）】

- 採卵周期 1040 症例、移植周期 941 症例、人工授精 3155 症例です。
- 不妊治療により 1233 症例の妊娠が成立しています（体外受精 258 症例、人工授精 266 症例、投薬・タイミングなど 709 症例）。
- 人工授精の妊娠率は、8.4％です。流産率は 19.2％です。
- 採卵時の平均年齢は 38.7 歳です（40 歳以上は 54.7％）。誘発周期の平均は 37.6 歳、自然周期は 41.7 歳です。
- 体外受精時の平均採卵数は誘発周期で 7.6 個、自然周期で 1.6 個です。
- 体外受精の妊娠率は全体（誘発周期、自然周期合わせた全周期）27.2％です。流産率は 32.8％、子宮外妊娠率は 1.2％、多胎率は 3.1％ です。
- 体外受精（誘発周期）の妊娠率は、34.5％で、流産率は 26.1％です。
- 体外受精（誘発周期）の成績を年齢別でみると、妊娠率は 39 歳以下で、45.9％です。40 歳以上では、19.5％です。
- 年齢ごとの妊娠率は移植時年齢 20 ～ 24 歳 100.0％、25 ～ 29 歳 41.3％、30 ～ 34 歳 40.7％、35 ～ 39 歳 29.0％、40 ～ 42 歳 22.6％、43 ～ 45 歳 9.0％、46 歳以上 13.0％ です。
  ＊記載のないものは GS+ にて妊娠成立とし計算しています。
- 精液検査の件数は 1263 件です。乏精子症の方は 12.7％、無精子症の方は 1.5％ です。
- 精子無力症の方は 36.1％、重度精子無力症の方は 9.4％ です。

※詳しい治療成績は同院の HP を参照ください

【周産期医療成績　過去12年（2005～2016年）】

- 出産数は 8186 例です。その内、経腟分娩は 85％、帝王切開は 15％、子宮内胎児死亡は 0.5％です（2016 年は出産数 940 例です）。
- 出産母体年齢の平均は 29.6 歳（2005 年）、31.8 歳（2016 年）です。新築移転後全体の平均は 30.7 歳です。
- 帝王切開の割合は 15.0％です。内訳は骨盤位：16.9％、反復：42.0％、児頭骨盤不適合：10.8％、妊娠高血圧症候群：4.1％、胎盤早期剥離：1.2％、その他 25％です。
- 吸引分娩の割合は 4.8％、会陰切開は 13.1％です。無痛分娩は 1.9％です。
- 出産場所は、LDR35.8％、分娩室 32.2％、和室など 32.0％です。
- 母体搬送は 36 例です。内訳は切迫早産：3 例、妊娠高血圧症候群：1 例、弛緩出血：15 例、子宮内反：2 例、癒着胎盤：6 例、その他 9 例です。
- 出産週数は、35 週：0.3％、36 週：1.8％、37 週：10.8％、38 週：14.8％、39 週：27.7％、40 週：27.4％、41 週：12.0％、42 週：0.4％、不明 0.3％です。

※詳しい治療成績は同院の HP を参照ください

広島市佐伯区

婦人科腫瘍専門医として豊富な経験

さくらウィメンズクリニック

大下 孝史院長

広島西部地区の婦人科腫瘍《しゅよう》専門医として、子宮頸部異形成の適切な管理とレーザー治療を行い、婦人科腫瘍に関しては良悪性を問わず正確な診断と適切な治療方針を提案する。女性が抱えるさまざまな悩みを真摯に受け止め、地域の女性の健康を守りたい。

広島市佐伯区五日市駅前1-5-18グラシアビル4Ｆ
ＴＥＬ　082-943-5512
ＨＰ　http://www.sakurawc.com/
駐車場　あり（グラシアビル１Ｆに約30台、無料）

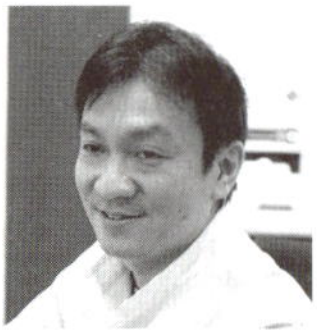

診療時間

	月	火	水	木	金	土	日
9:00 ～ 13:00	○	○	○	○	○	○	休診
15:30 ～ 18:00	○	○	休診	○	○	休診	休診

＊日曜・祝日、水曜午後・土曜午後は休診

おおした・たかふみ。1969年広島市生まれ。修道高校卒、広島大学医学部卒。広島大学病院、四国がんセンター、安佐市民病院、市立三次中央病院などを経て、2014年より広島西部地区唯一の婦人科腫瘍専門医としてJA広島総合病院産婦人科部長。2016年11月 さくらウィメンズクリニック開院。専門医資格は、日本産科婦人科学会産婦人科専門医、日本婦人科腫瘍学会婦人科腫瘍専門医・指導医、日本臨床細胞学会細胞診専門医、がん治療認定医機構がん治療認定医、母体保護法指定医など。

めざすのは、地域の女性の身近な相談相手

ＪＲ山陽本線五日市駅から歩いてすぐのところにあるさくらウィメンズクリニックは、２０１６年11月に内科、心療内科、整形外科、脳神経外科が集まるクリニックモールに開業した。駐車場も十分ある。ビルの４階でエレベーターを降りると、入り口ドア横のガラスに描かれた、クリニックのマスコットの「さくらちゃん」が出迎えてくれる。

「どうして〝さくらウィメンズクリニック〟なのか」とよく聞かれるそうで、

「さくらは私の好きな、美しい花であり、全ての女性がさくらのように身も心も美しくいてほしいとの願いを込めました」と大下院長は言う。

院長は、広島市安佐北区の生まれ。佐伯区五日市は院長の地元というわけではない。この地に開業したのは、それまで産婦人科部長として診療を手がけていたＪＡ広島総合病院のすぐ隣の地域だったこ

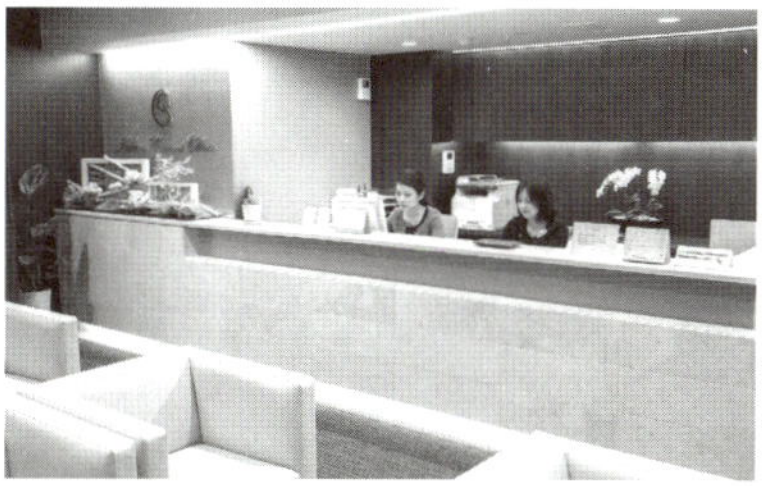
受付

主な診療内容	●一般産婦人科診療　●がんの診断・フォロー　●小手術
産婦人科	妊婦健診、子宮がん検診、帯下、月経不順、過多月経、不妊症 避妊相談、更年期障害、子宮筋腫、子宮内膜症、子宮頸部異形成 子宮頸がん、子宮体がん、卵巣がん、漢方治療、プラセンタ療法 人工妊娠中絶手術、流産手術 子宮頸部異形成／上皮内がんに対するレーザー蒸散 上皮内がんに対するレーザー蒸散術、子宮頸管ポリープ切除など

と、さらに五日市地区は人口に対して婦人科医院が少なく、地域の人は婦人科を受診するために広島の都心部まで足を運ぶことが多く、いわば婦人科医院の〝過疎地〟だったからだ。

五日市で開業すれば、多くの女性たちの役に立てて、喜ばれるのではないか。地域の女性たちのかかりつけ医となり、身近な相談相手となって、1人でも多くの女性の健康を守りたい。広島の都心部まで通わなくても、この地域だけで治療を完結してあげたい。そう考えたからだ。

一般産婦人科診療全般を扱う

同院で行っているのは、一般産婦人科診療、がんの診断・フォロー、小手術である。

入院施設がないため、お産そのものは扱わないが、出産前の妊婦健診には対応している。健診で何か異常が見つかり、入院管理が必要と判断された場合は、近隣の高次施設に紹介する。

また、妊娠32週以降の妊婦健診およびお産に関しては、患者の希望を考慮しながら分娩施設に紹介し、妊婦健診もその施設で受けてもらっている。

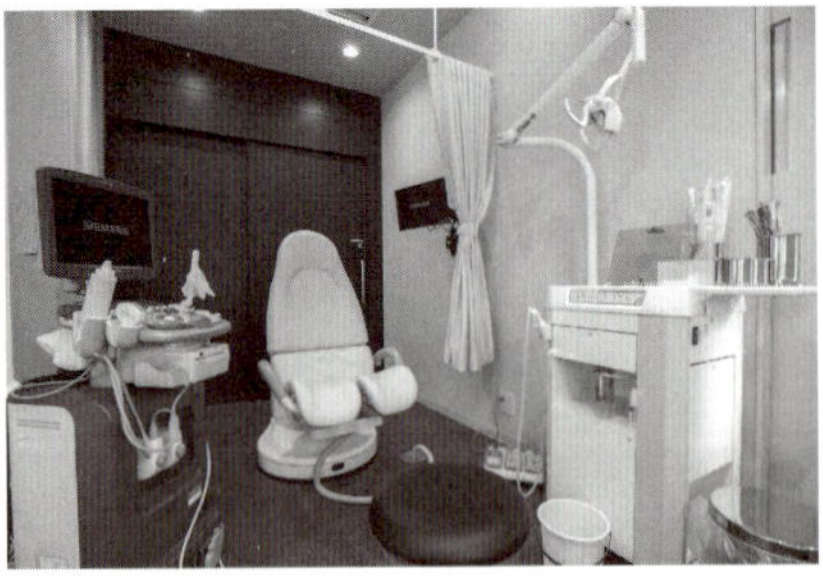

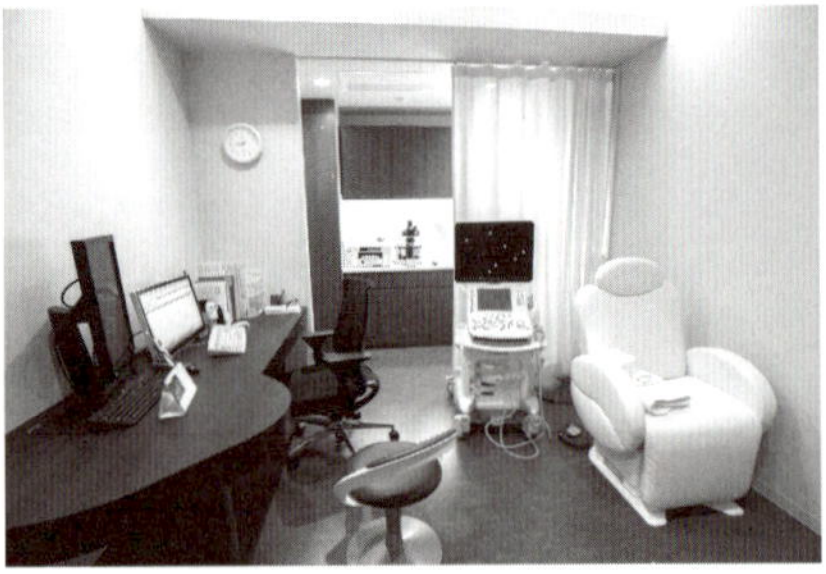

診察室。最新の検診台を備えている

婦人科腫瘍に関しては、がん検診も行っているが、がん検診で引っかかった人が来院することが多く、CIN（子宮頸部上皮内腫瘍《けいぶじょうひない》）、いわゆる前がん状態の患者の管理と治療をメインに行っている。

その場合、がんがあるかないか、からまず診断していく。前がん状態の場合、細胞を取ったり、拡大鏡で検査した上で組織検査を行い、手術が必要か、様子を見ていくか、どういうタイミングで手術に踏み込むかなどの判断をする。

手術が必要なら、適切な施設に紹介する。同院では全ての手術ができるわけではないが、院長自身は豊富な手術経験を持っており、患者が希望すれば、JA広島総合病院などの開放型病床システムを利用して自らが手術することもできる。手術が終わったら、患者は同院に戻って、継続して院長が管理する。

広島大学医学部時代

院長が医師をめざしたのは、中学生のときである。家族や親戚に医者がいたわけではなかったが、当時住んでいた安佐北区可部の安佐市民病院に、祖父が脳梗塞《のうこうそく》で入院したことがある。祖父の見舞いに行った大下少年の目に映った、白衣姿で颯爽《さっそう》と働く医師や看護師のかっこ良さ。医師への憧れが次第に大きく

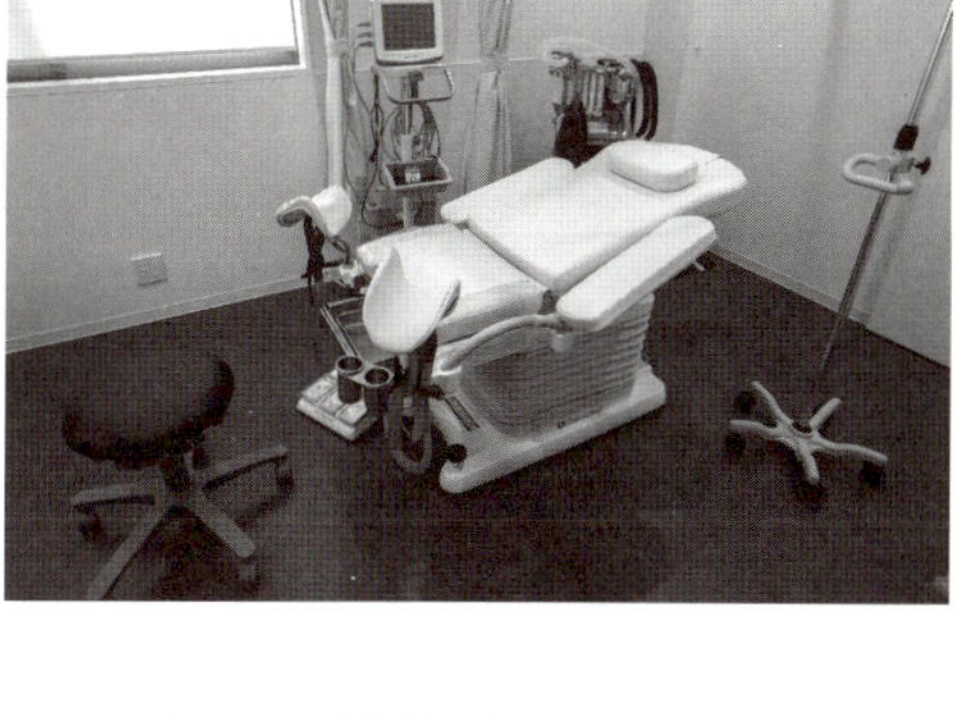

手術室

なり、自分も医者になりたいと言うと、両親が喜んでくれた。それも嬉しかった。

「医師になって、単純に両親の喜ぶ顔を見たかったというのもあります」と、笑顔を見せる。

修道高校から広島大学医学部へと進んだ院長は、始めは、外科学の中でも整形外科への入局を希望していた。しかし、整形外科は広大医学部の中でも特に人気の高い、いわば花形的存在だった。内科もだが、所帯の大きい医局で大勢の医師の中に埋もれるより、入局者が少なく、しかも外科手術ができるところという選択肢の中に産婦人科があった。産婦人科の医局の教授や先輩、友人にも誘われて入局すると、同級生が10人もいて、運命的な出会いを感じた。

「どこの病院にも適度な症例があり、親分肌の部長とやさしい先輩たちがいて、勉強しやすく、僕にとってはすごく良かったと思います」

それが産婦人科医師への道のスタートだった。

がん治療の最前線で腕を磨く

これまで産婦人科医として、中四国の総合病院を何年かごとに異動してきた。さまざまな病院に在籍した中でも特に幸運だったのは、格上のナショナルセンターである四国がんセンターで勉強し、実践的な腕を磨けたこと。２００２年、32歳という、当時の国立病院ではレジデント（研修医）待遇当然の若さでありながら、職員待遇で勤務し、３年半にわたって全国トップレベルの婦人科がん診療の最前線で働くことができた。先輩医師らにも可愛がってもらい、その技術を間近で見て吸収できたのは大きな収穫だった。

婦人科腫瘍専門医の場合、相手はがんや前がん状態の患者であり、数年～十数年という長い付き合いになることが多い。患者の中には、病院を異動するたびについて来てくれる〝ファン〟も少なからずいた。中には安佐市民病院から市立三次中央病院、さらにＪＡ広島総合病院へと付いて来てくれた患者も。開業すれば、そんな患者ともっとじっくり腰を据えて付き合っていくことができるはず。異動のたびに患者に迷惑をかけることもなくなるだろう。そんな思いにも背中を押され、開業へと踏み切った。

実際、現在のクリニックに通っている患者の中には、ＪＡ広島総合病院の産

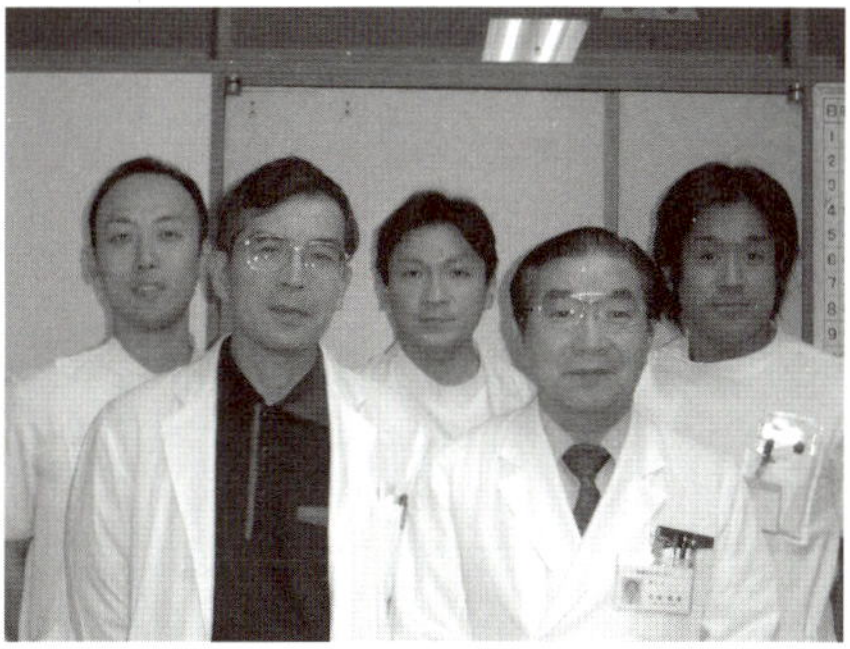

四国がんセンター時代に恩師と
（院長：後列中）

婦人科部長時代に担当していた患者も少なくないという。

県内でも数少ない婦人科腫瘍専門医

婦人科腫瘍学会の専門医・指導医は、現在、広島県内でも十数人しかいない。院長は、独立開業した現在も、JA広島総合病院からの依頼で、毎週水曜午後は同院の医師と一緒にがん手術、良性腫瘍の腹腔鏡《ふくくうきょう》手術など、婦人科手術全般を行っている。また、前述のように同院の患者で手術の必要があれば、JA広島総合病院の開放型病床システムを利用して、手術している。

「次の世代が育ち、安心して任せられるまでは、週1回JA広島総合病院へ極力お手伝いに行くつもりです。後輩を育てることも先輩としての仕事ですし、僕自身、院外に出て若い医師と話す機会を持ち、交流することで新しい情報に触れ続けていたいからです。そういうことを大事にしていきたいと思っています」

婦人科がん	子宮頸がん	51	子宮全摘出術 （筋腫、内膜症等の子宮良性腫瘍）	開腹	94
	子宮体がん	103		腹腔鏡	104
	卵巣がん	92	筋腫核出術	開腹	34
その他悪性腫瘍		18		腹腔鏡	57
CIN3	円錐切除	107	卵巣腫瘍 （全摘出術、核出術含む）	開腹	94
	レーザー蒸散	37		腹腔鏡	245
人工妊娠中絶術		13	子宮脱手術		48
流産手術		49	異所性妊娠	開腹	5
帝王切開		439		腹腔鏡	56

悪性腫瘍手術 （浸潤がんのみ）	264	腹腔鏡下手術	462

院長の過去10年間の手術実績

安佐市民病院、市立三次中央病院、JA広島総合病院での症例
執刀、助手含む

「人間らしく」「十分に納得していただく」「無理をしない」をモットーに

「自分が理想とする医師像は、最適な医療を提供することは言うまでもありませんが、医者らしい医師よりも人間らしい医師です」と院長。

患者に対して院長が心がけているのは、

「分からないことは分からないと素直に伝え、分かっていることは全てきちんと情報をお伝えします。その上で、治療について患者さんに十分に納得してもらうことですね」それが基本だと言う。

「患者さんとご家族に対して、治療方針をこうだからこうしますと、理由も含めてきちんと説明して、相手に理解して納得していただきます。術式の変更など、何かあれば、特にそうしたことが不可欠になります。患者さんとの信頼関係を大事にしています。医療訴訟にまで発展するトラブルの多くは、医療者側の説明不足や、ちょっとした態度やコミュニケーション不足などからくる不信感、信頼関係の崩壊が原因だと思います。信頼関係がきちんとできていれば、

そうしたトラブルは起こらないでしょう」

患者の状態にもよるが、治療法に選択肢がいくつかある場合は、それを説明して、患者自身に選択してもらう。

もちろん、命にかかわるような、医師として絶対に譲れない部分はきちんとそれを伝える。患者がそれを納得していないなら、時間をかけて納得いくまで説明する、納得してもらった上で治療がスタートする。

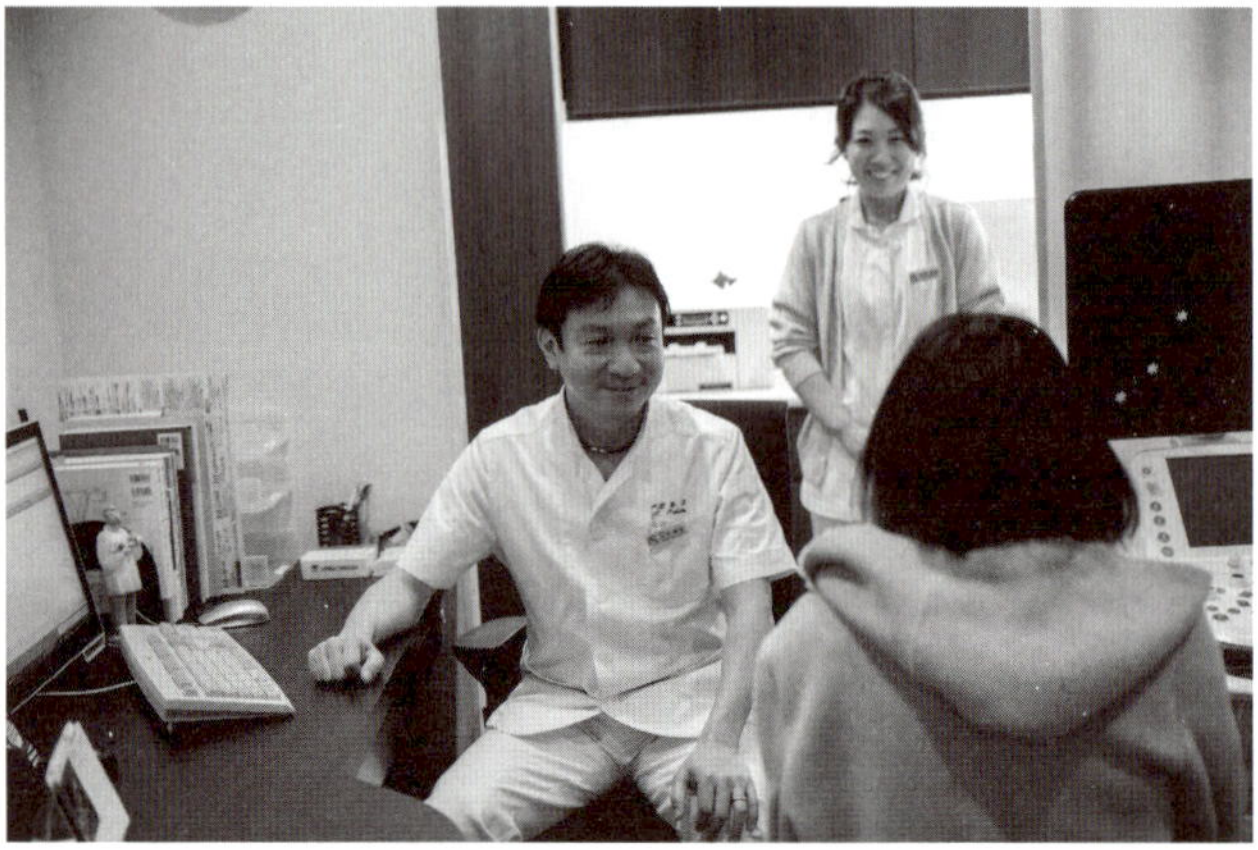

「患者さんとの信頼関係を大事にしています」（院長）

院長は、開腹手術だけでなく、低侵襲《ていしんしゅう》の腹腔鏡手術も数多く経験してきている。腹腔鏡手術はそれなりの経験と技術が必要であるが、開腹手術に比べて、お腹《なか》を切らないため患者への負担も少なく、入院日数も短くて済むなどというメリットがある。院長は、子宮筋腫《しきゅうきんしゅ》、子宮内膜症《ないまくしょう》、卵巣腫瘍《らんそうしゅよう》をはじめ、悪性腫瘍でなければ子宮や卵巣の摘出も腹腔鏡下で行っている（※手術はＪＡ広島総合病院で実施）。

とはいえ、自分の技術では腹腔鏡手術で遂行することが困難と判断すれば、最初から開腹手術で行う。常に向上心を持って手術に望むことも必要であるが、自分の限界をわきまえることはもっと重要と考えている。術中に開腹手術に変更となることは少ないが、ないとは言えない。その場合も患者にとって正しい選択になると判断したら、迷わない。常に、患者ファースト。「無理をしない」をモットーに、適切な判断を下すようにしている。決断したら、信念を持って、その方向で最善を尽くす。

若い人に増えている「子宮頸部異形成」

現在、前がん状態である子宮頸部異形成《けいぶいけいせい》、上皮内がんを含めた子宮頸がんが、若い世代に非常に増えている。

子宮頸部異形成とは、正常と子宮頸がんの間に位置する状態であり、がんではないが、子宮頸がんになる前に必ず通過する状態であり、いわゆる前がん状態である。異形成と上皮内がんを併せてＣＩＮ（子宮頸部上皮内腫瘍）と呼び、程度の軽い状態からＣＩＮ１（軽度異形成）、ＣＩＮ２（中等度異形成）、ＣＩＮ３（高度異形成と上皮内がん）の３つのクラスがある。

ちなみに、上皮内がんは通常の「悪性新生物」と呼ばれるがんとは区別されている。上皮内にとどまっており、基底膜を越えて深く広がっていないがんのことを指す。上皮内にとどまるがんは血液やリンパの流れを通ってほかの臓器に転移をすることはない。一般的に、ＣＩＮは正常な状態から数年から10年単位で子宮頸がんへとゆっくりと進行するといわれているが、この進行は一方通行ではなく、しばらく同じ状態であったり、自然に消失することもある。

つまり、異型上皮であるＣＩＮ１・２・３の人が全てがんになるわけではないのだ。そこで、原則的にＣＩＮ１・２については急いで治療に取りかかることはなく経過観察となり、治療適応となるのはＣＩＮ３からである。

子宮頸がんの検査

子宮頸がん、子宮頸部異形成の検査は、子宮頸部の細胞を採取する細胞診検査をまず行う。このとき採取する場所が適切でなければ、うまく〝異常〟が出

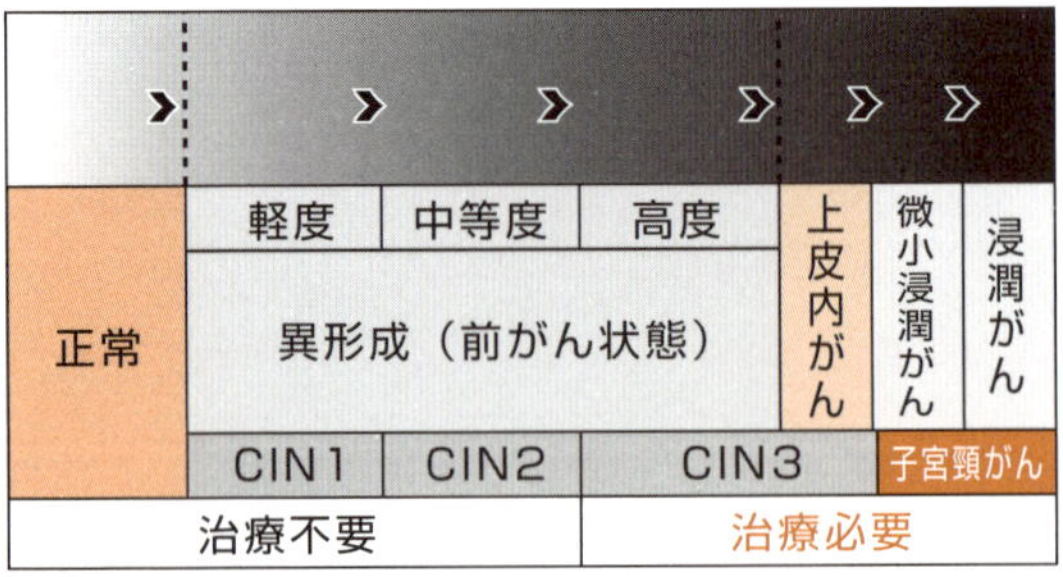

CIN の治療指針

ないことがある。細胞診検査で引っかかった場合、さらに、コルポスコープという拡大鏡で子宮の入り口を十分に観察する。そこで異常所見の現れている部分（異形成やがんが疑われる部分）を何か所か切り取って、病理組織検査を行う。しかし、これもコルポスコピー検査に慣れていないと、適切な場所を切り取れないし、正しい評価ができない。そうすると、正しい診断ができないことになる。

コルポスコピー検査も、異常所見を異常だと判断できるかどうか、トレーニングの差が歴然と出る。同じ異常所見であっても、異常の種類、程度、拡がりなどで病気の状態（病理組織結果）をある程度推定できる。細胞診の評価とのギャップがないかどうかを常に考えながら見ている。これまでどれだけ多くの、どれだけさまざまな症例を見てきたか、経験と感性がものを言う世界である。

院長は「同じ産婦人科医でも、腫瘍・周産期・不妊内分泌・ヘルスケアなど、それぞれ専門とする分野が分かれています。子宮頸部の細胞診異常、コルポスコピー検査による精密検査は、婦人科腫瘍専門医師が一番得意としている分野であり、信頼していいでしょう」と言う。

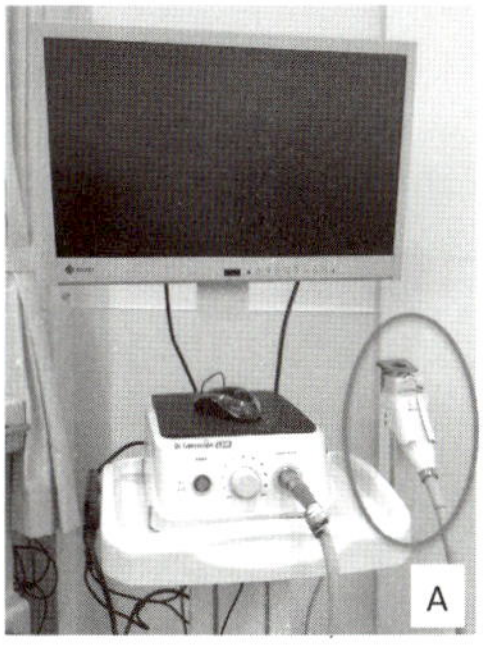

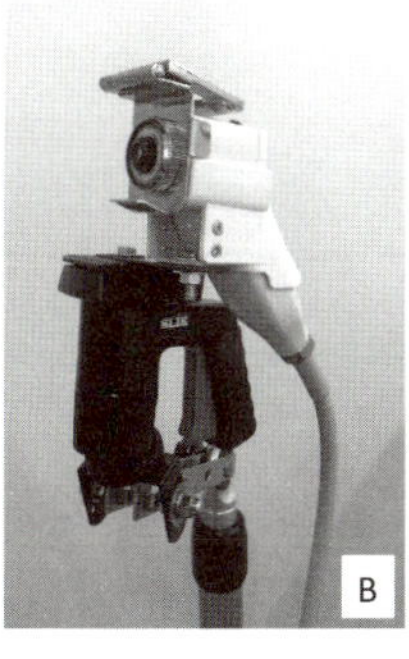

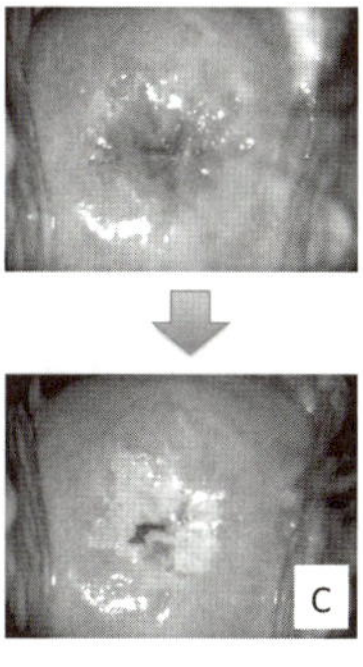

精密検査
A: コルポスコープモニター
B: コルポスコープ
C: 単純診→酢酸加工診
※酢酸加工により病変部位が明瞭になる

適応を考慮した低侵襲なレーザー蒸散手術

子宮頸部高度異形成・上皮内がん（ＣＩＮ３）の治療方法は、基本的には円《えん》錐《すい》切除術になる。

円錐切除術は、子宮頸部の入り口を病気の部分も含めて円錐状に切除する手術。これは、病変を取り除くという治療目的と奥の方の病変を確認する診断目的の手術である。奥行１・５〜２㎝くらい切り取り、手術時間は15分程度と短時間で終わる（※手術はＪＡ広島総合病院で実施）。

しかし、子宮頸部の切除した部分はきれいに治癒するが、どうしても弱くなってしまう。今後妊娠を希望する場合、不妊症や流産、早産など何らかの影響をおよぼす１つの要因になる。そこで、若い女性には極力円錐切除術を避け、適応があればより低侵襲なレーザー蒸散手術を積極的に行う。円錐切除術もレーザー蒸散術も治療成績にはほとんど変わりがなく、レーザー蒸散術なら焼くだけだから、ダメージが少ないのだ。

子宮頸部高度異形成と上皮内がんに対するレーザー蒸散手術は、院長の得意としている治療であり、同院でも積極的に行っている。

それなら、ＣＩＮ３の全てにレーザー蒸散術を適応すればいいのにと考えた

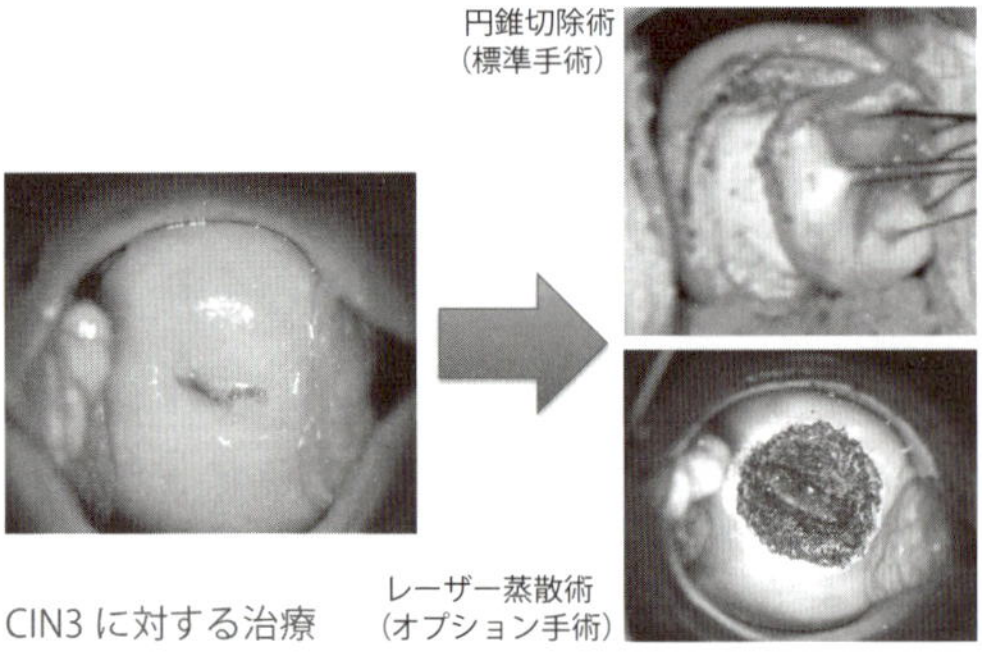

CIN3 に対する治療

くなるが、それがそうはいかないのだという。

ＣＩＮ３は、組織検査ではたとえ子宮頸部高度異形成であっても、細胞診やコルポスコピー検査で浸潤《しんじゅん》がんの疑いがある場合、コルポスコピー検査で病変部位が完全に確認できない場合、頸管内病変が主体である場合、腺系病変が存在する場合、などは円錐切除が必要であり、レーザー蒸散術は行わない。繰り返しになるが、円錐切除術は治療のみでなく診断目的という側面もある。

一方、レーザー蒸散術は、焼くだけで組織を取るわけではないので、病理診断ができない。若い人で、これから妊娠を希望している人であっても、子宮の奥の方に病変がありそうだとか、あるいは検査では出ていないが、奥の方にがんを疑わせる細胞検査の結果が出ている場合などは、いくら若くてもレーザー蒸散術の適応にはならず、その場合には円錐切除が必要である。それを適切にふるい分けできなければならない。

「そのふるい分けは、婦人科腫瘍専門医に任せた方がいいですね。ガイドラインにもレーザー蒸散術については適応が限定されており、やはり教科書的には円錐切除と記載されています。正確な診断ができていないと、ＣＩＮ３という診断でありながら実はがんが隠れていた…ということにもなりかねません。

■対象症例

37 例（上皮内がん 11 例、高度異形成 21 例、CIN3（区別なし） 5 例
年齢 33 歳（中央値、23-59 歳）、観察期間 515.5 日（中央値、90-2030 日）

■妊娠予後

８名、のべ 15 妊娠（健児出産 12 例、早期早産１例、初期流産２例）

■遺残症例（３例）	その後の経過
31歳	再レーザー蒸散２回 →遺残、円錐切除予定
31歳	増悪なく、経過観察中
29歳	再レーザー蒸散 →遺残、経過観察中

■再発症例（３例）	再発時の診断（再発までの日数）とその後の経過
44歳	CIN2（992日）　自然消失
40歳	CIN1（348日）　経過観察中
23歳	CIN2（367日）　自然消失

CIN3 に対するレーザー蒸散術の治療成績

細胞診、コルポスコピー検査、組織検査で総合的に判断したCIN3という診断で初めてレーザー蒸散術が適応になります。折角良かれと思って治療しても、がんが隠れているのにレーザー蒸散術……ということになっては本末転倒ですからね」

子宮を守るために、ワクチンと検診を

子宮頸がんは、検診などで上皮内がんまでの状態で早期発見できれば子宮温存が可能で、ワクチンも開発されている。一方、ライフスタイルの変化に伴い子宮体がんは急激に増えている。

「子宮体がんは、もともと閉経後の50～60歳代で最も多く発見されていましたが、最近では40歳未満の若年で発症する患者さんも増えています。子宮体がんは、女性ホルモンが関係します。出産経験の有無を差し引いても、現代の女性は昔の女性に比べて子宮体がんにかかるリスクがあり、近年急増しているがんの1つです。若いご婦人であっても、不正出血や月経不順がある場合には、子宮体がん検診が必要です」

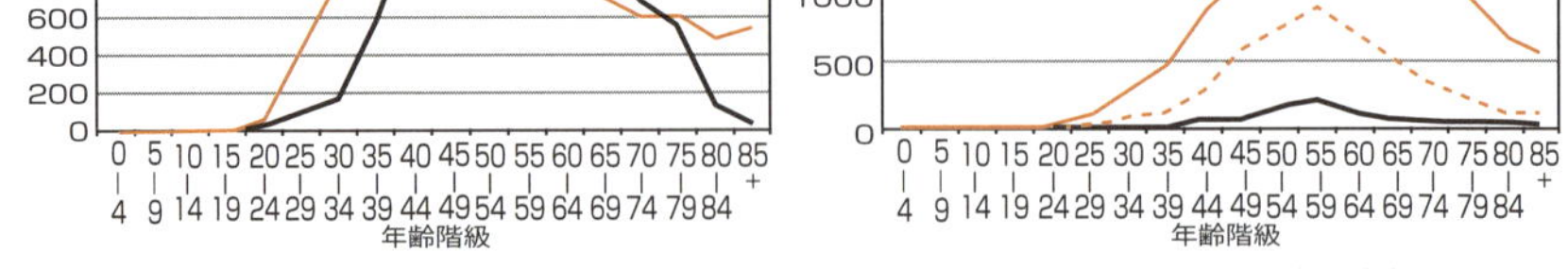

国立がん研究センター がん登録・統計をもとに作図
(gdb.ganjoho.jp)

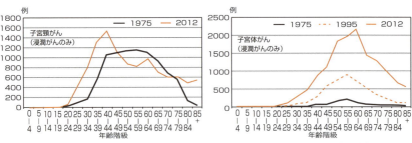

子宮頸がん、子宮体がんの年齢階級別罹患数

一方、若い人の場合、子宮頸がん、特に前がん状態が増えているそうだ。

「20歳代にすごく多く、極端な場合は10歳代でも見られます。子宮頸がんの大半はヒトパピローマウイルス（HPV）感染であり、ウイルスは当たり前に接触感染します。ですから、性経験が始まったら子宮頸がんのリスクがあるのです。若い人ではウイルスの保有率が高く、それらはリスクの高いウイルスです。子宮頸がんの検診開始年齢も、かつては30歳でしたが、現在は20歳まで引き下げられ、2年に一度受けるように啓発されています」

定期検診を受けることで早期発見が可能なため、子宮頸がん検診は必ず受けてほしいと院長は力を込める。

「もし病気になったとしても、早期発見できれば子宮の温存ができます。これから結婚や妊娠をしなければならない若い女性には、元気な子宮が必要です。命だけでなく子宮も守ってほしいですね」

「現在、子宮頸がんワクチンは、副作用ばかりがクローズアップされています

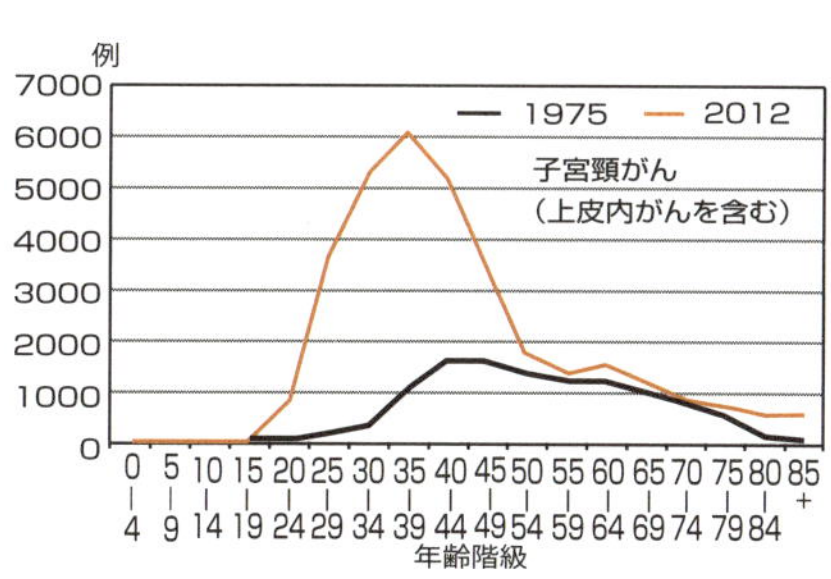

が、その後の国内の疫学調査では、実は副作用の発症率がほかのワクチンや自然発症と比べて特別高いわけではないということも分かってきました。これほど子宮頸がんが増えている現状をみると、ワクチンできちんと予防してほしいと強く思いますね。このままでは、近い将来、子宮頸がんは先進国の中では日本でしかみられないという時代がやってきますよ。大切な命と子宮を守るために、ワクチンと検診は両輪です。この2つで、子宮がんの撲滅をめざしたいですね」

勉強会や研修会にも参加、女性の幅広い悩みに対応

同院では、不妊症についてもタイミング療法までは実施している。体外受精などの高度専門的治療に関しては、不妊症専門施設に紹介する。

また、結婚前の妊娠や出産に影響をおよぼす可能性のある婦人病を中心とした「ブライダルチェック」などにも応じている。

日々進化する新しい手術や抗がん剤治療などに関しては、スタッフの態勢や設備の面で、総合病院と同様に行うことには限界がある。必要に応じて適切な高次施設や専門施設に紹介するようにしている。

しかし、同院でもできることであれば、最新の情報を取り入れていきたい。

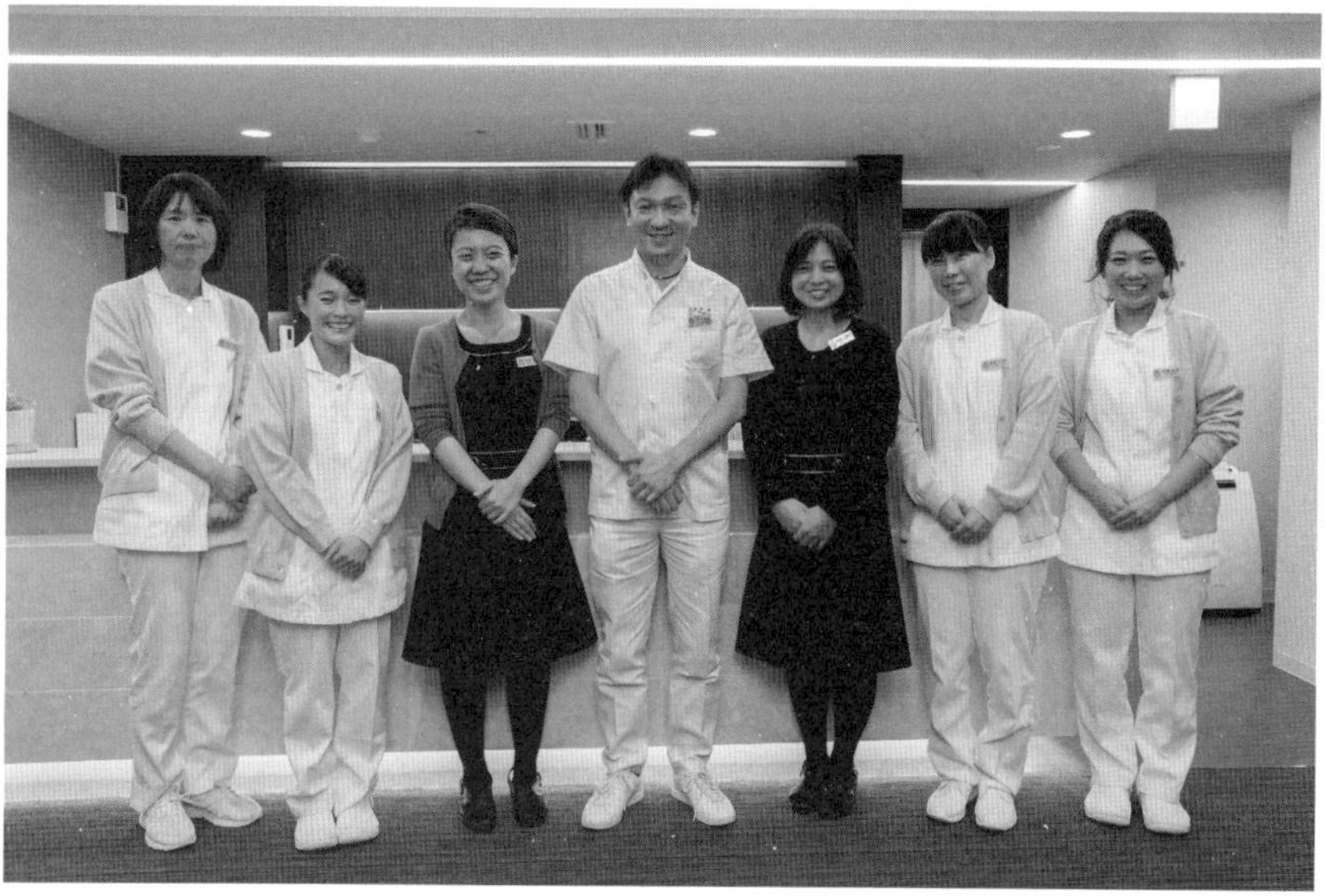

笑顔で「地域医療に貢献していきたい」と話す院長（中央）とスタッフ

総合病院に劣らない、できる限り質の高い診療を行っていきたい。そのために、勉強会や研修会には努めて参加している。所属している学会も、専門医として出席し続けている。また、ＪＡ広島総合病院の若手医師の学会発表や論文作成などの指導も行っている。常に新しい刺激を受け続けていくために、その努力は惜しみたくないと考えている。

その一方で、現実ではジレンマを感じることもある。

「総合病院では、かかりつけ医が診察したあとに紹介状を持って来院する患者さんがほとんどでした。クリニックは患者さんの最初の窓口ですから、当たり前の話ですが、生理のときになんとなくしんどい、出血量が多いような気がする、もしかしたら更年期かもしれない、などといった曖昧な訴えで受診されることが予想以上に多いと感じています。そういう意味では、当院はよろず相談所といった感じですね」

腫瘍を中心に研究する学会への参加は、最新の医療情報に触れたり専門医を維持していくために必要であるが、そうした専門性の追究だけでなく、その一方で、さまざまな患者に対応できるようにテリトリーを広げることの必要性も痛感しているという。

例えば、これからは思春期も含め更年期障害から老年期の問題まで、女性の一生を通じて研究する日本女性医学学会（旧日本更年期医学会）に所属して、女性のヘルスケアに関するさまざまな問題について勉強し、より理解を深めていく必要があると考えている。

また、現在興味を持っているのがアンチエイジング分野である。これまでアンチエイジングに関して勉強したことはなかったが、患者のニーズに応えるべく、中高年女性にとってのアンチエイジングの意味や可能性について考え、積極的に取り入れていく必要があると感じている。クリニックの窓口を広くして、女性のさまざまな要望を受け入れていってあげることで、患者もより来院しやすくなり、ひいては地域医療に貢献できるものと考えている。


「開業したことで、女性の幅広い悩みについて気付くことができ始めています。これから、婦人科腫瘍専門医としての力を発揮しながら、できる限りいろいろな患者さんの悩みにも応えてあげられるよう、努力していきたい。そうすることで地域医療に貢献していきたいと思っています」

安芸郡府中町

女性のトータルライフに関わり、女性のライフサイクルを応援

医療法人双藤会

藤東クリニック

藤東　淳也院長

出産の基本方針は自然分娩とし、経験豊かなスタッフが安心、快適なマタニティライフを提供している。婦人科は全般を診療し、中でも内視鏡手術、婦人科早期がんの診断・治療、性器脱《だつ》メッシュ手術に力を入れている。

女性のトータルライフを任せられる診療をめざし、女性のライフサイクルを応援している。

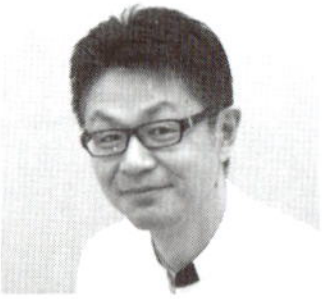

安芸郡府中町茂陰1-1-1
T E L　082-284-2410
H　 P　https://fujito.clinic
駐車場　あり（42台）

診療時間

	月	火	水	木	金	土	日
9:00 ～ 12:30	○	○	○	○	○	○	休診
15:00 ～ 18:00	○	○	○	休診	○	15:00 ～ 17:00	休診

＊日曜・祝日、木曜午後は休診

ふじとう・あつや。1968年広島県生まれ。1993年東京医科大学卒。東京医科大学病院、同大学八王子医療センターなどを経て、2002年アメリカカンザス大学へ留学。2004年に帰国し、東京医科大学病院、県立広島病院（婦人科部長）勤務。2010年６月藤東クリニック新築開院。日本産科婦人科学会専門医。医学博士。細胞診専門医。日本がん治療認定医機構暫定教育医。バイオインフォマティクス認定技術者。がん治療認定医。日本産科婦人科内視鏡学会技術認定医。日本内視鏡外科学会技術認定医。婦人科腫瘍専門医。母体保護法指定医。新生児蘇生講習会専門コース修了。

院長の専門は、婦人科腫瘍や体にやさしい低侵襲手術

藤東院長は、婦人科腫瘍《しゅよう》や低侵襲《ていしんしゅう》手術を専門としている。その中でも特に、内視鏡手術、婦人科早期がんの診断・治療、性器脱メッシュ手術に力を入れているという。本来は婦人科腫瘍医なので手術を得意にしているが、産婦人科医として妊娠・出産や婦人科全般にも深くかかわっている。出産では自然分娩を基本方針とし、経験豊かなスタッフが安心で快適なマタニティライフを提供している。

院長は、その人柄そのままの穏やかな口調で、次のように話してくれた。

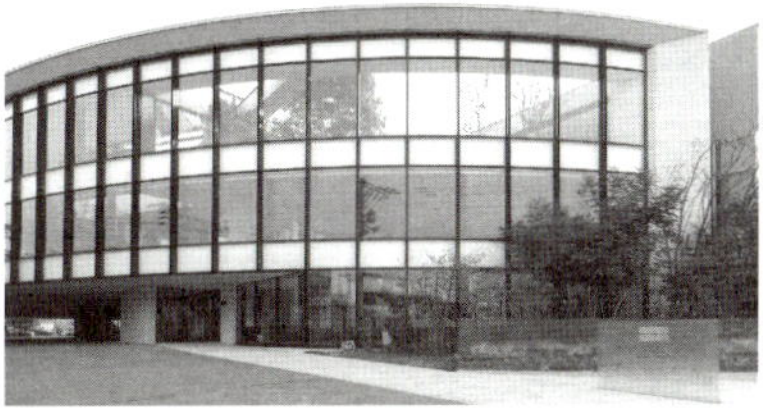
外観

「婦人科系の病気では、女性の象徴でもある子宮に病気ができることが多く、患者さんにとって負担が大きいことがあります。子宮や卵巣の病気になっても、その病気をよく理解し、納得のいく治療を受けることで、その後の健康と美容を取り戻し、生き生きと生活している方がたくさんいらっしゃいます。できるだけ現状を前向きにとらえて、少しでも自分らしい生き方がこれからもできるように、一緒

主な診療内容	●産科　●婦人科疾患　●婦人科内視鏡手術　●子宮頸がん日帰り手術
産科	妊婦検診、出生前検査、不育症、習慣性流産、産科手術 無痛分娩など
婦人科	婦人科一般、子宮がん検診、不妊症、更年期、性器脱 婦人科早期がん、内視鏡手術など

に考えながら、取り組んでいきましょう」

同院は、広島県安芸郡府中町、府中大橋から東へ約200mのところにある。総ガラス張りの、緩やかなカーブを描く外観がひときわ目をひく。ホテルと見間違えそうな、おしゃれな建物だ。駐車スペースもたっぷりあり（42台分）、患者に加えて出産見舞いの客も多いのだろう、若いファミリーがひっきりなしに訪れている。

大変さを上回るやりがいや喜び

同院は、もともとは広島県向原町で1928（昭和3）年に祖父が始めた藤東産婦人科だった。父が2代目を継いだのが1975（昭和50）年で、現在と同じ府中町内に開業。藤東淳也院長と弟の猶也副院長の兄弟は病院の中に住んで、常に産婦人科医として仕事をしている父親の姿を見て育った。

「産婦人科医は仕事と休みの区別がつきません。食事中でも、休みのときでも、夜中でも、お産が始まれば父は急に仕事に行きました。そういう環境の中で私

実績（2016年1月～12月）	分娩数／931例（内、経膣分娩数／835例、帝王切開数／96例） 円錐切除手術／22例、内視鏡手術／80例

たち兄弟は過ごしていましたから、産婦人科医の仕事への抵抗は全くありませんでした。父親も、決してつらそうにはしていませんでした。そういう親の姿を見ていると、自然に産婦人科医をめざすようになっていましたね。父からは、産婦人科医になれとも、医者になれとも、後を継いでくれとも言われたことはないのですが……」

藤東院長が東京で勤務医をしていたとき、産婦人科医の減少が社会問題となり、マスコミでもよく取り上げられた。院長のもとにも、産婦人科医の仕事のつらさをアピールしてほしいという取材の依頼があったことがある。

「私の周りの産婦人科医たちは仕事が好きでやっています。嫌々やっている人やつらそうに仕事している人はあまりいないですよ。大体、楽な仕事など実際にはなかなかないでしょう。私自身も、仕事が楽しく、もちろんやりがいもありますから、そんな取材に対して怒りを覚えた記憶があります」

拘束時間が長く、昼も夜も関係なしに働かなくてはならず、絶対数も減っている産婦人科医の仕事は、一般的には大変そうなイメージがあるかもしれない。

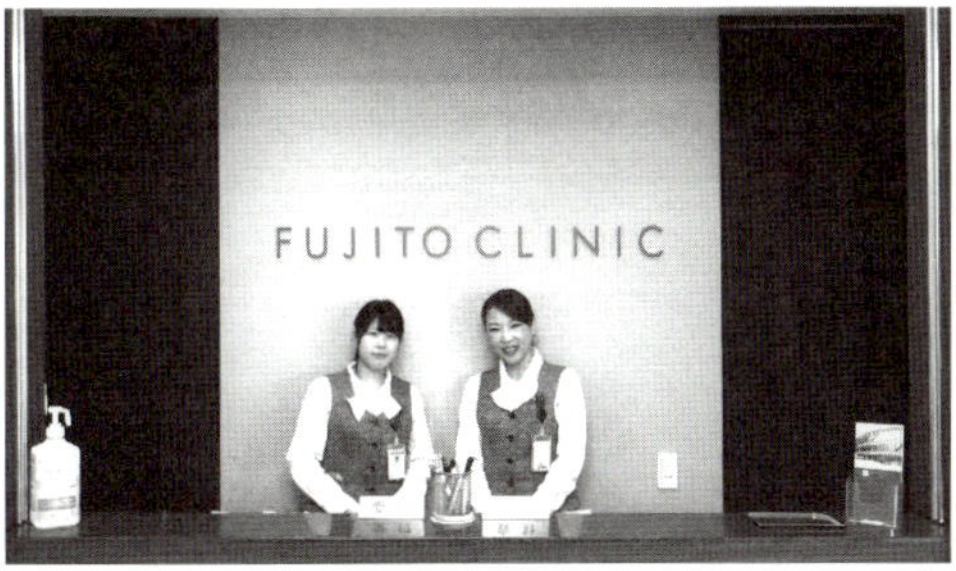

受付

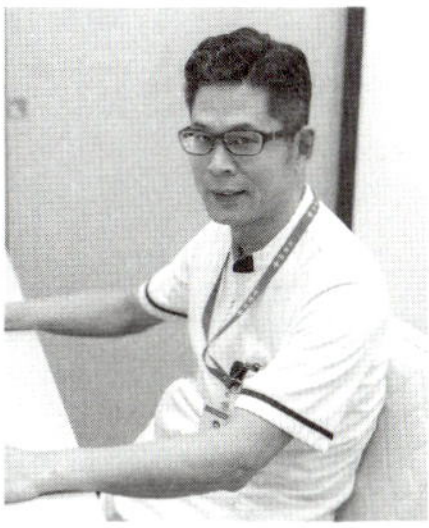
「院長と一緒に、地域の女性を支えます」と話す副院長

しかし、院長はこの仕事が好きだったから、それを悪く言うのは我慢ならなかったという。

「全く違う環境で育った人が新たにこの仕事に入るのとは違い、私の場合は祖父も、父も、伯父もこの仕事をしていましたから。確かに忙しいのは忙しいですが、忙しさや大変さを上回るやりがいや喜びがある仕事です」と言い切る。

基本は自然分娩

2010年6月に現在地へ新築移転し、勤務していた県立広島病院の婦人科部長を退いて、「産科・婦人科　藤東クリニック」を開院した。

産科は、妊娠、分娩、出産全般を手がける。出産の基本方針は自然分娩とし、なるべく自然な形の出産をしてもらっている。総合病院と違って、ある程度医師もスタッフも設備も限られるクリニックでは、帝王切開など計画的な分娩の方が、かえって好都合なのかもしれない。計画分娩ならスタッフもそろい、病室の準備やマネジメントの面でもスムーズにいくのかもしれない。また、人手の多い時間帯に、いろんなことにすぐに対応できる計画分娩の方が安全だとい

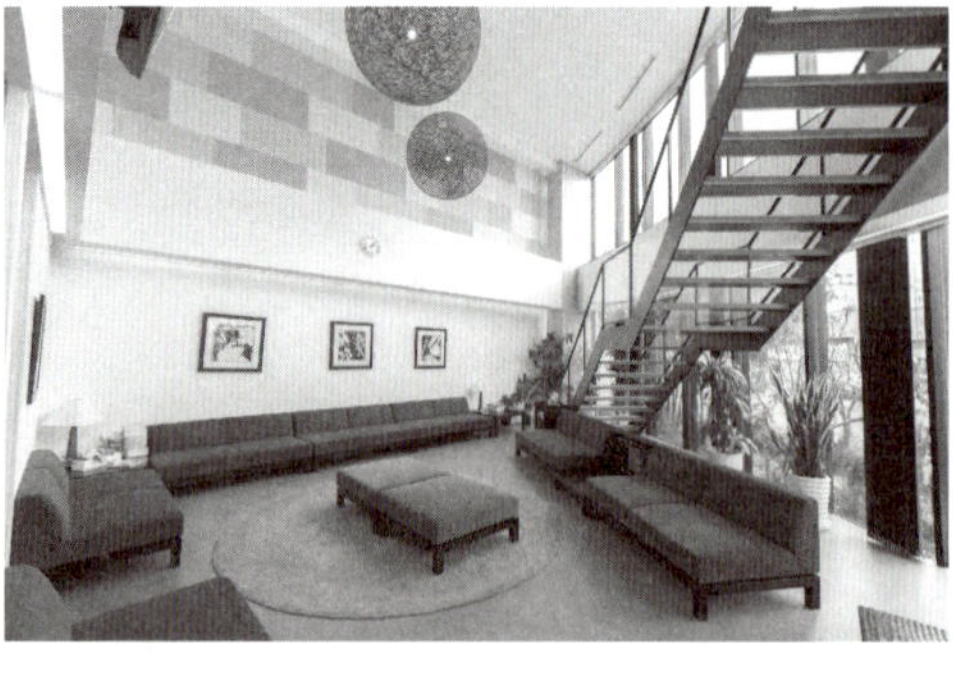
待合室

う考え方もあり、東京などではそれを基本にしている施設もある。その考えを否定するわけではないけれど、院長は、妊婦にとっても赤ちゃんにとっても良いのは、やはり自然分娩だと考えている。

「お産というものは、大昔から自然な流れで行われていました。異常があれば医学的な介入はもちろん必要ですが、問題がなければ自然分娩が最も自然の流れに合っている、お産本来の形だと思います。自然分娩を基本にしていると、どうしても忙しいときとそうではないときの波があったり、バタバタすることもあります。でも、それは仕方がないことです」

同院にはある程度訓練された助産師がたくさんいて、ほかのスタッフも全員、考え方を理解し、慣れているので、自然分娩にこだわることができるという。

「当院のスタッフは皆、レベルの高い、やる気のある人が集まっていると思います」

忙しくても皆、嫌な顔１つせず、抜群のチームワークで対応している。それは院長の自慢でもある。

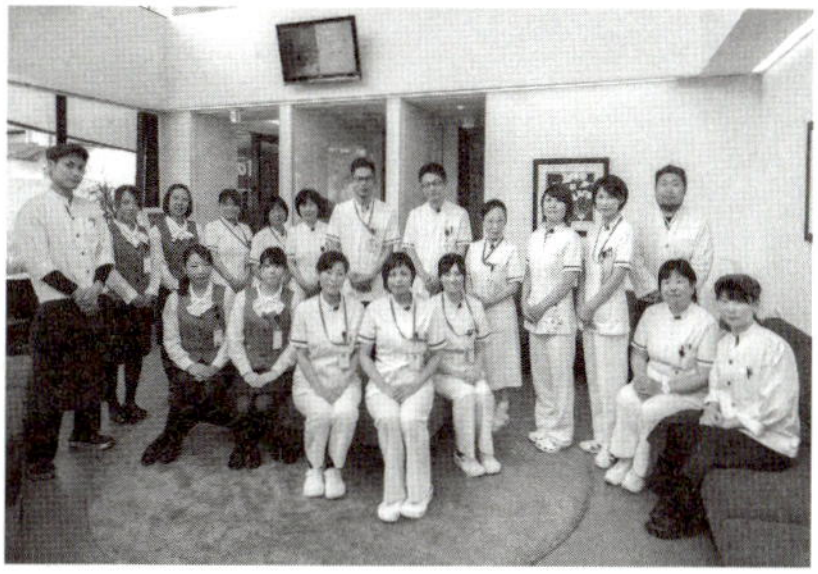

抜群のチームワークが自慢です

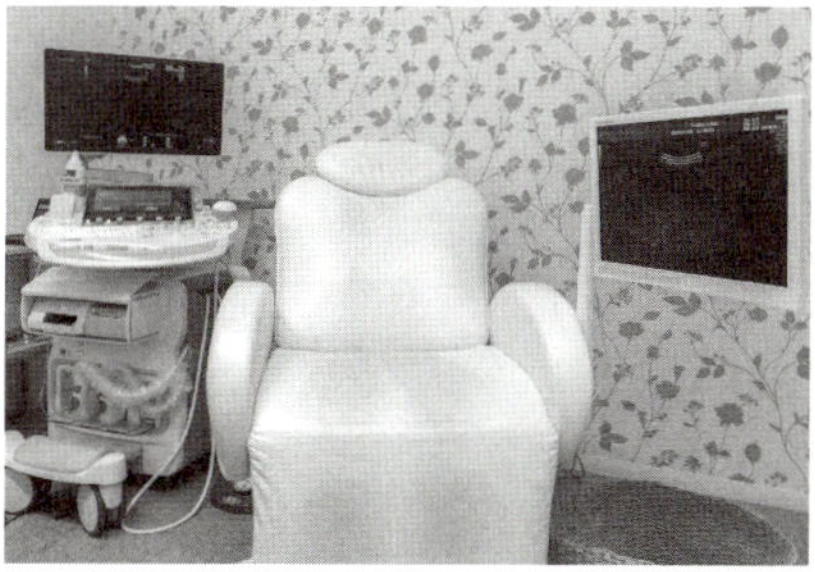

４Ｄ超音波画像診断装置

バースプランに沿った分娩を

府中町には、10年ほど前までは4軒の産婦人科があった。それが現在では同院1軒になってしまった。この地域に1か所しかない分娩施設としては、さまざまな患者の幅広いニーズに対応していくことが求められる。

「〝自然分娩〟という基本はしっかり持ちながら、その上でなるべく患者さん一人ひとりの要望に応えてあげたいと思っています。個人医院ですから、難しいルールなどはなく、患者さん本位の分娩ができるように協力態勢をとっています」

患者には、妊娠9か月ごろに、自分がどういったお産をしたいのか、自分自身の出産についてイメージするために希望を具体的に書き出した「バースプラン」を病院へ提出してもらう。今、立ち会い出産が増えているが、「立ち会い出産について、事前にご夫婦で話し合ってもらうことには大きな意味があります。もし実際の出産時にタイミングが悪く、それがかなわなくても、離れたところで応援してくれているというのは産婦さんにとって大きな励みになりますから」

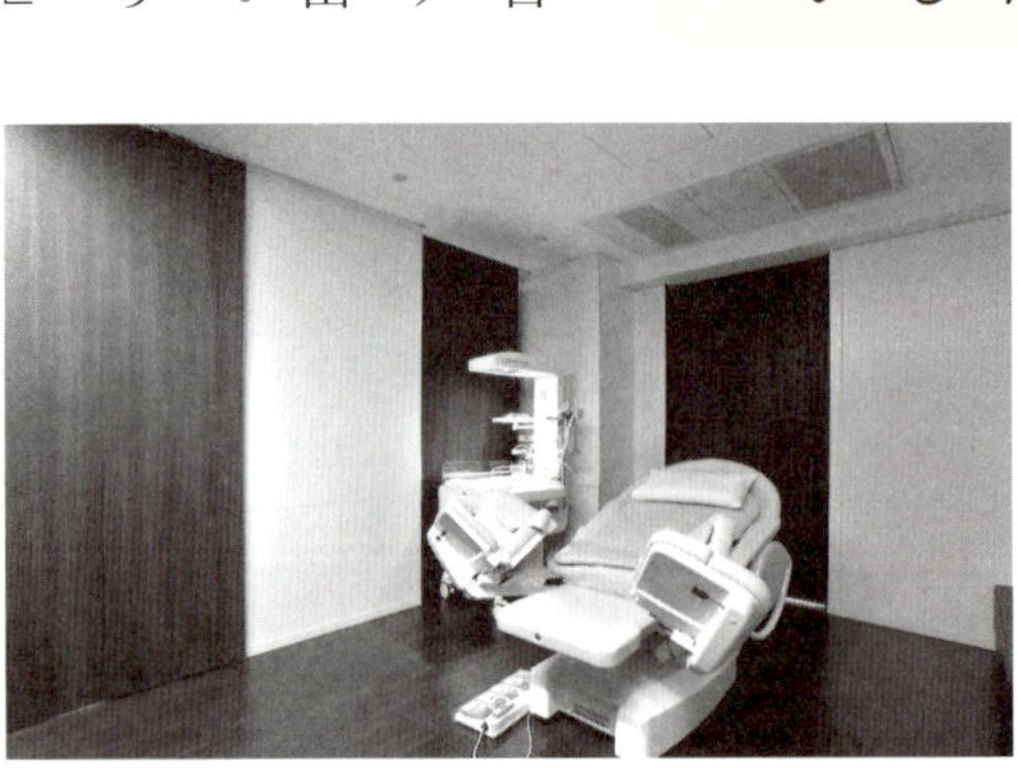

分娩室

患者が希望すれば、出産日を調整する計画分娩にも、痛みを軽減する無痛分娩にも対応している。

同院で無痛分娩を希望する妊婦は、全体の6～7％。無痛分娩が多いとされる東京でも1割程度だが、欧米では8割に上っているという。「おそらくお産は自然なものという国民性なのでは……」と院長は指摘する。

無痛分娩は、妊婦の痛みや不安をとり除くために、安全な硬膜外《こうまくがい》麻酔法によって行っている。胎内の赤ちゃんに影響がなく、分娩時間が短縮でき、現在ある無痛分娩では一番安全で楽なお産である。理想的な無痛分娩は産婦を疲労や苦痛から解放するばかりでなく胎児の負担も軽減し、血圧の上昇が少ないというメリットもあるという。

また、ハイリスク症例の分娩管理や新生児の重篤な症例については、NICUのある総合病院と医療連携し、緊急時にはスピーディーに搬送する体制を整えている（図1）。

妊婦に安心の助産外来

「助産外来」を設け、助産師や看護師が、妊娠の初期からずっと継続的に関

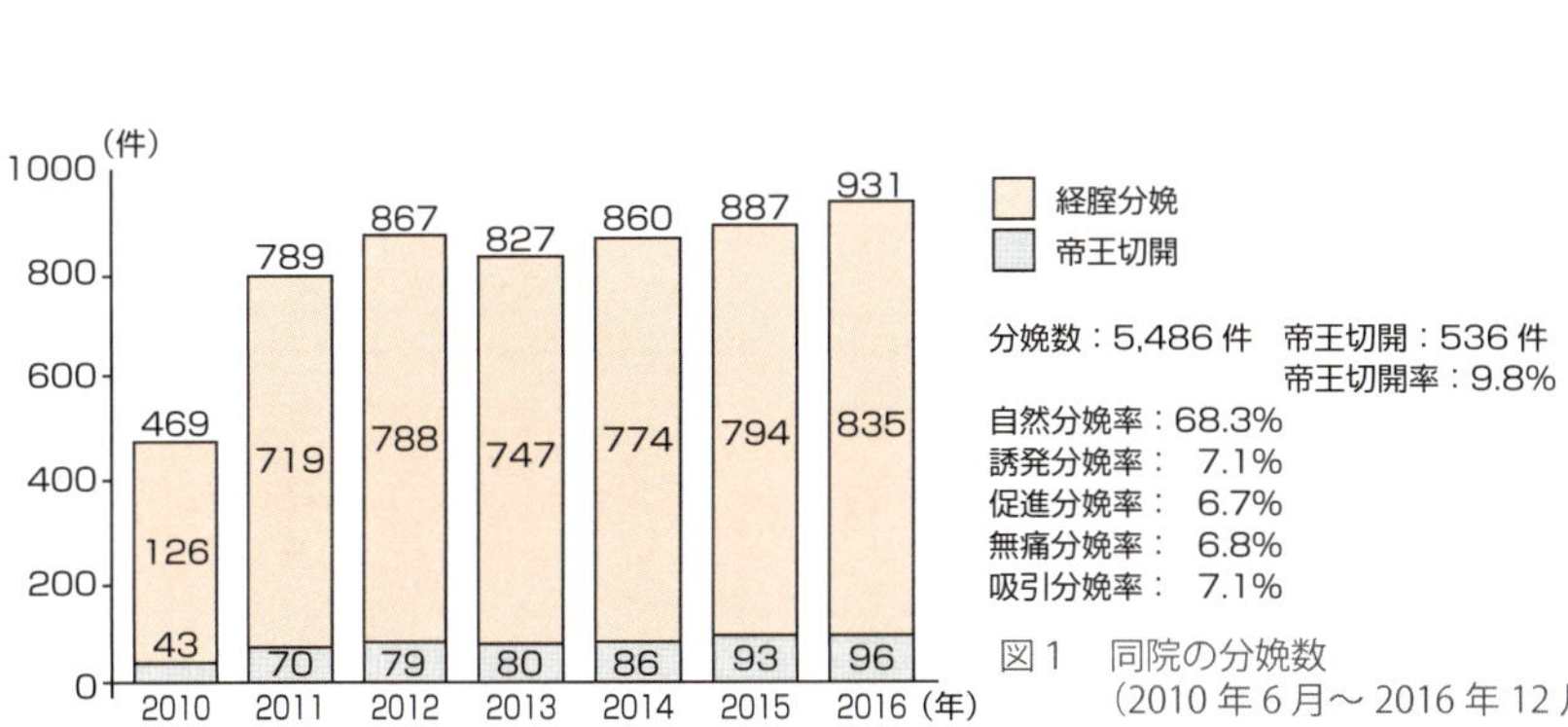

図1　同院の分娩数
（2010年6月～2016年12月）

わるようにしているのも、特徴的である。助産外来とは、医師による健診とは別に、助産師が妊婦健診を行うもので、最近は他施設でもみられ、それほど珍しいものではなくなってきているが、同院では「クリニックのスタッフ皆でかかわっていこう」という方針で、2010年のクリニックオープン時から導入している。導入に先駆けて、国内で早い段階から助産外来を取り入れていた東京の愛育病院まで助産師が研修に行き、ノウハウや考え方を学んできた。

同院には、信頼できる助産師が10人以上いて、常にどの時間帯でも誰かが対応できるようにしている。自然分娩を基本にできているのも、そんな助産師と看護師のしっかりした支えがあるからだという。

「医者だけがかかわるよりも、助産師に積極的にどんどんかかわってほしいのです。正常妊娠では、医学的介入は必要ないケースが多く、その場合は妊婦さんも助産師にいろんなことを話したり、気軽にちょっとした相談などもできて、喜ばれています。外来からずっと診ているので、助産師と妊婦さんとの信頼関係も早くからできています」

妊娠中は助産師によるマタニティ教室（妊娠前期・後期）を開き、退院後も

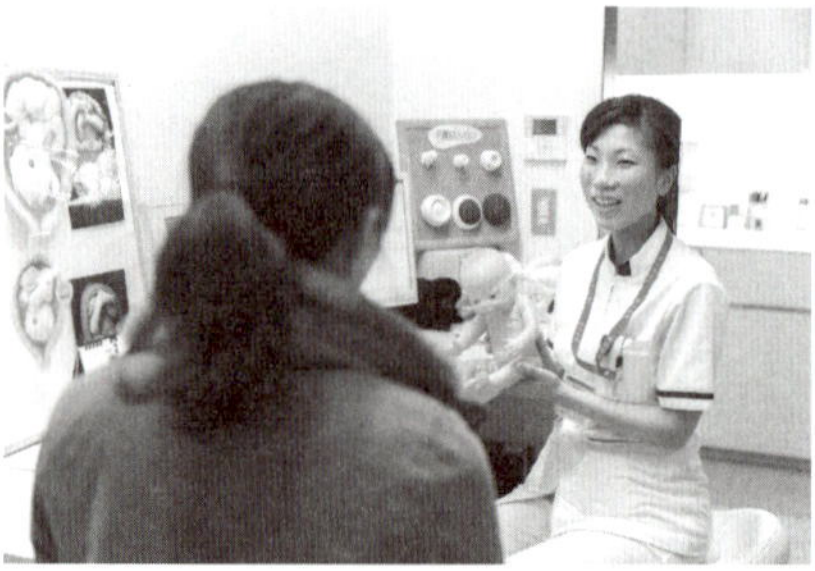

助産外来

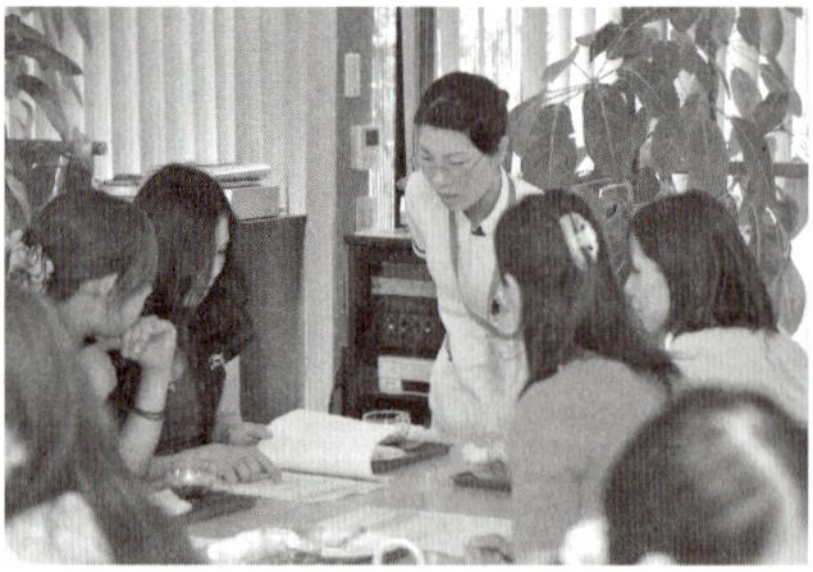

マタニティ教室

母乳育児が順調にできるように助産師による母乳外来を開いて、さまざまな相談にも応じるなど、クリニックでの助産師の役割は大きい。患者アンケートでも、助産師の評価はかなり高いという。

スタッフ全員で母子をサポート

週1回のミーティングには、医師、助産師、看護師だけでなく、厨房や事務スタッフまで参加して、患者に関する情報や業務にかかわる連絡事項などを全員で共有している。

「不安なく、快適なマタニティライフが過ごせるように、また、ご自分に合ったお産ができるように、医師だけでなく助産師や看護師、スタッフ全員がお手伝いさせていただきます。生まれる前から生まれたあとまで、赤ちゃんの成長をスタッフ全員で一緒に見守っています。もちろん産科だけでなく、それは婦人科に関しても同じで、クリニック全員がお互いに協力し、1つのチームを作って患者さん一人ひとりを診させていただいている、という感じですね」

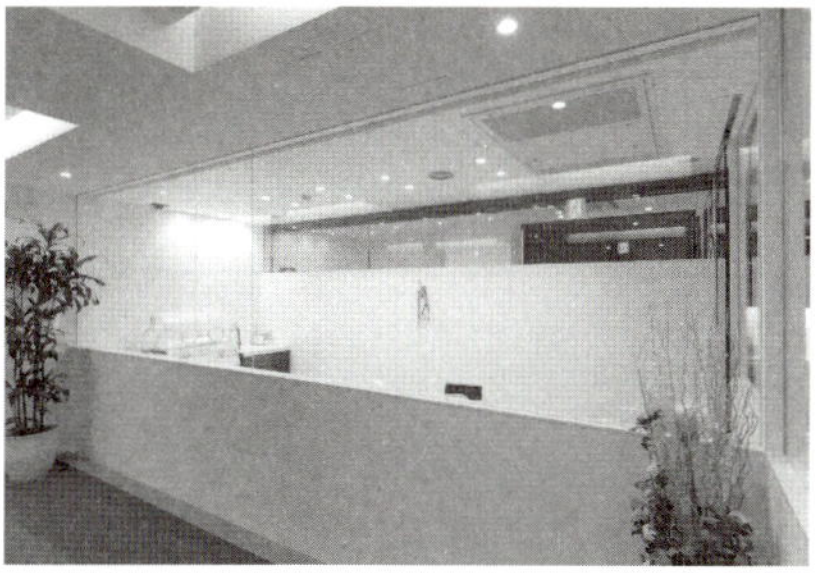

総ガラス張りの2Fの病棟

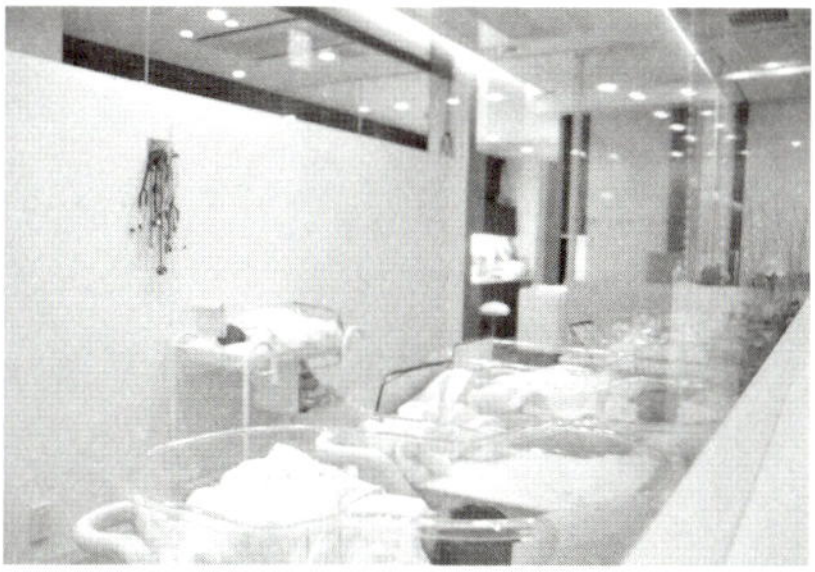

新生児室

同院の建物は、東京・南青山の建築家横堀健一氏の設計。「清潔で開放的な空間と豊かな緑」がコンセプトの、明るくシンプルな造りだ。総ガラス張りだから、待合も2階の病棟も、外を行きかう人から見える。

「出産後の女性は、本来、最も美しい状態なのです。外からの目があることで、皆さんさらに輝きを増して、姿勢も良くなります。そうなると、不思議と回復も早い気がしますね。出産後4日目には、ほとんどの方が退院されていかれますよ」

食事のおいしさにも定評

同院で評判の高いものとして、食事も外すことはできない。

料理長は、京都や大阪などの料亭で経験を積み、会席料理店も営んでいた腕のいい本格的な和食のシェフ。２００９年から藤東クリニックの料理長を務めているが、積極的に研修に参加するなど、産後の食事の分野について研究を続けている。

その料理は、無農薬野菜、有機野菜、無農薬米を可能な限り使用し、食材を

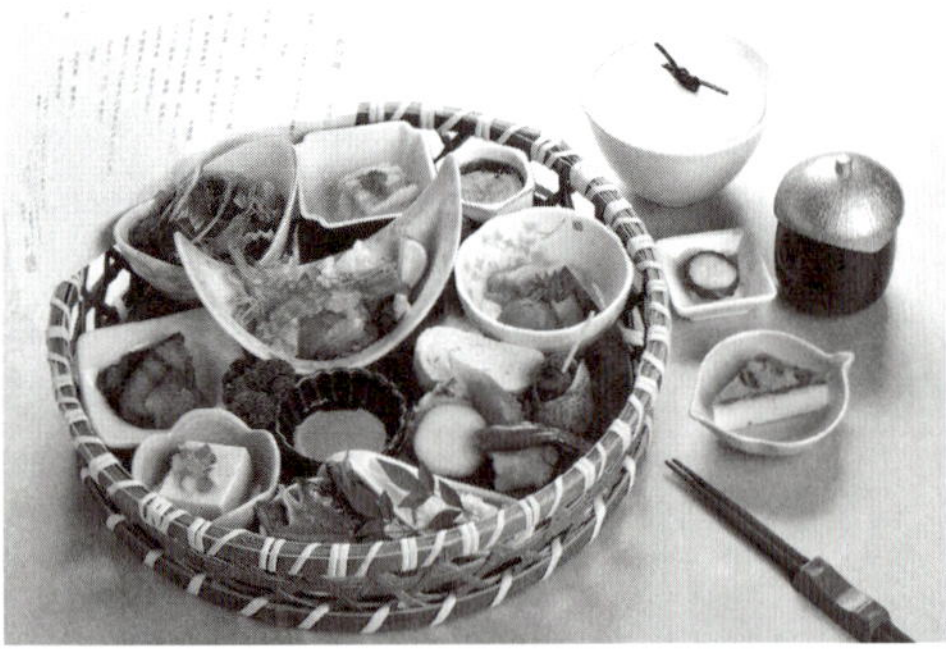

お祝い膳

吟味し、全てにおいて手作りをめざしている。和食を中心に洋食、中華、デザートのスイーツまでバラエティー豊かなメニューは、「まるでホテルの食事のよう」「とてもおいしかった」と患者から喜ばれている。

とりわけ出産後に出す「御祝膳」は、旬の食材を使い、季節感あふれる本格的な料亭料理で、院内でそれを家族一緒に囲んでお祝いのひとときを過ごせるような配慮もしている。

婦人科全般を診療

婦人科に関しては、一般外来で子宮内膜症《ないまくしょう》、子宮筋腫《きんしゅ》、卵巣の良性腫瘍（卵巣嚢腫《のうしゅ》など）、月経不順、月経困難症、更年期相談、避妊指導（低用量ピルなど）、ブライダルチェックなどを手がけている。

「婦人科は、女性の体を専門に扱う科ですから、診療の際は常にその後の生活を念頭に置いています。婦人科の病気では、女性の象徴でもある子宮などを摘出しなければならないケースもありますが、患者さんにとって負担が大きいこともあり、基本的にそうした器官をなるべく温存する方向で治療を進めて

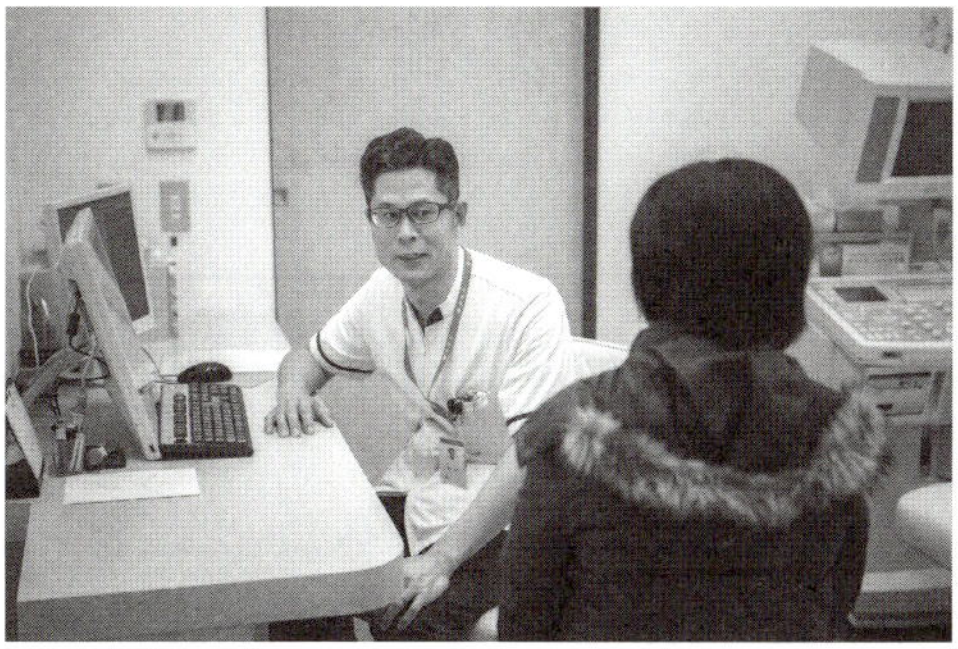

診療は十分時間をかけて行う

います。
また、女性にとって大きな手術痕が残ることは美容的にも大きな問題です。当院では美容的なことも考慮し、また、体への負担を少なくするため、できるだけ手術による傷を小さくするようにしています」

診療の際には、あらゆる方策を検討し、本人とも十分に時間をかけて治療方針を話し合う。

異形成・上皮内がんへも対応

近年増えている子宮がんに関しては、子宮がん検診、子宮頸《けい》がん予防ワクチン、超音波検査（エコー）などを行い、早期発見すれば子宮頸部の一部を切除するだけですむ。子宮がん検診などで異常細胞診が出た場合のコルポスコープ（膣《ちつ》拡大鏡）検査およびコルポ下生検、異形成・上《じょう》皮《ひ》内《ない》がんといった前がん病変（がんの一歩手前）や初期のがんの円錐《えんすい》切除術（高周波電気メスを使用）などにも対応している。

子宮頸がんの浸潤《しんじゅん》がんや子宮体がんに関しては、設備とスタッフのそろって

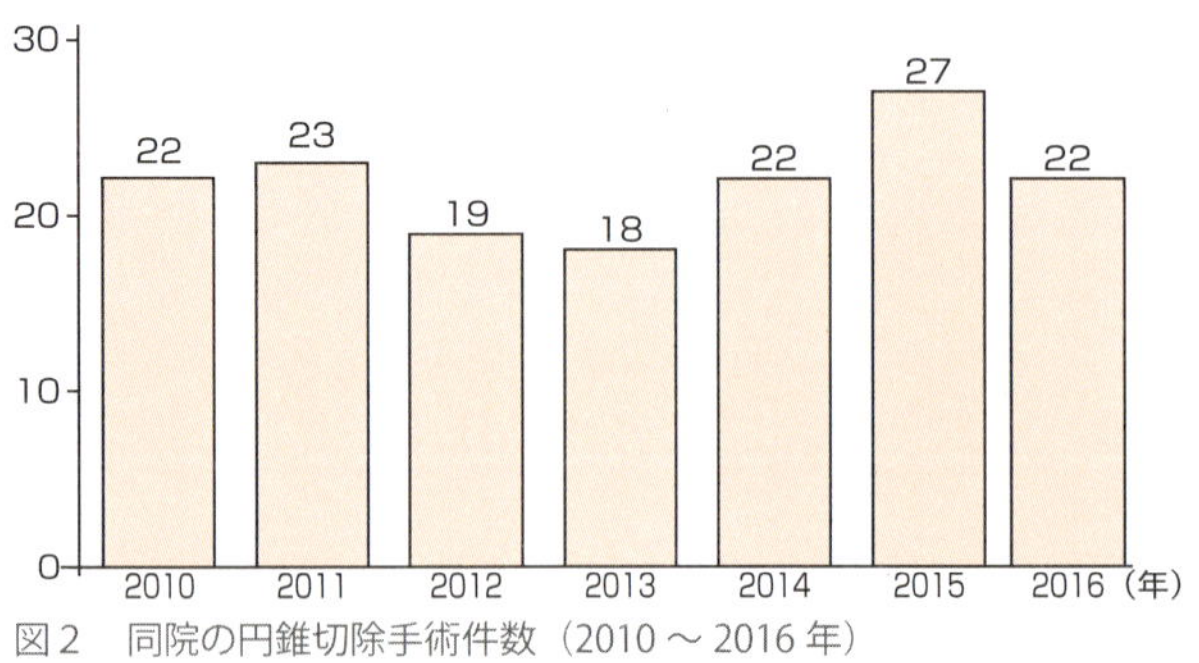

図2　同院の円錐切除手術件数（2010 ～ 2016 年）

いる総合病院へ紹介する。

また、今後の妊娠を希望する人の異形成・上皮内がんについては、妊娠に与える影響が小さく、外来でできる治療法として、高周波電気メスによる組織の蒸散《じょうさん》も選択肢としてある。

ただし、「円錐切除術の第一の目的は検査であり、今後の妊娠を希望しない方、病変部の全てが観察できない方、病変が広い方、細胞診などで浸潤がんが疑われる方などは、正しい診断をつけるためにも蒸散ではなく、円錐切除術を選択するほうが安全と考えています」

円錐切除術(図2)は1日入院での日帰り手術、蒸散は外来手術となる。30歳代、40歳代の仕事を持っている女性が仕事に支障をきたさないように配慮している。

県内でも少ない内視鏡学会認定研修施設

婦人科疾患では子宮筋腫や卵巣嚢腫の頻度《ひんど》が高く、それらの治療法は手術が基本。同院は「日本産科婦人科内視鏡学会 認定研修施設」であり、内視鏡手術に熟練した医師が卵巣腫瘍、子宮筋腫、不妊症や月経困難症などの検査や治療に内視鏡（腹腔鏡《ふくくうきょう》）手術を行っている。ちなみに、広島県で、ほかには広島

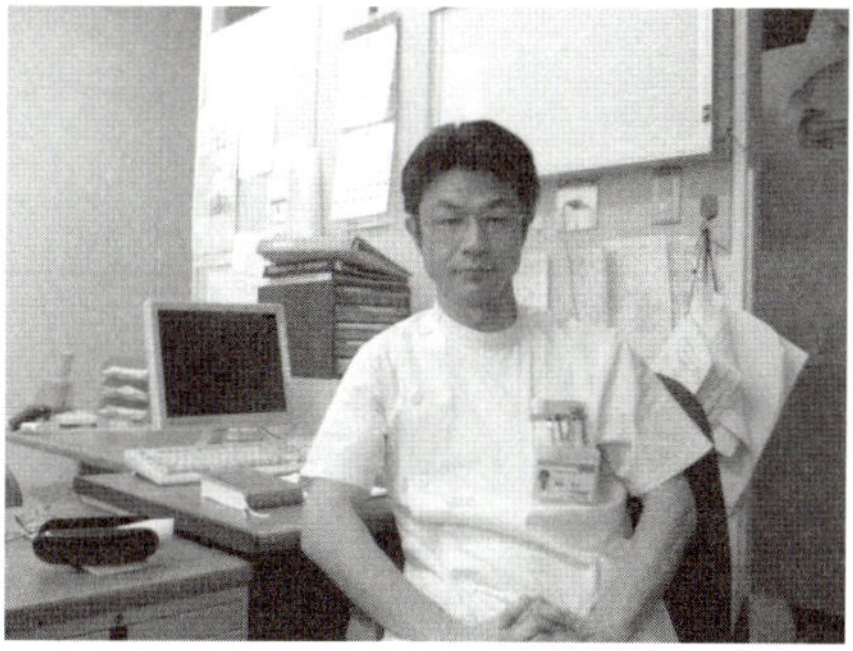

院長の東京医科大学医局時代

市民病院、県立広島病院、東広島医療センター、白河産婦人科が認定研修施設になっている。

婦人科良性腫瘍（子宮筋腫、卵巣腫瘍など）はほとんどが内視鏡手術で治療することができる。内視鏡手術の特長は、体への侵襲《しんしゅう》が少なく、入院期間は3～4日程度と短いことである。

子宮筋腫はその人に最適の治療法を選択

院長が東京医科大学産婦人科へ入局した1993年当時は、国内でも先駆的に同大学が腹腔鏡手術を始めたころだった。院長は、腹腔鏡手術が始まったごく初期から、大学で15年間、腹腔鏡手術の流れを見てきたわけである。

「最初のころからずっと見てきて、『あ、新しい術式はこうなんだ』とか、それはすごく楽しかったですね」

院長は数少ない日本産科婦人科内視鏡学会技術認定医である。同院で行われる腹腔鏡手術は、院長が執刀、もしくは必ず立ち会いをするので、患者にとっ

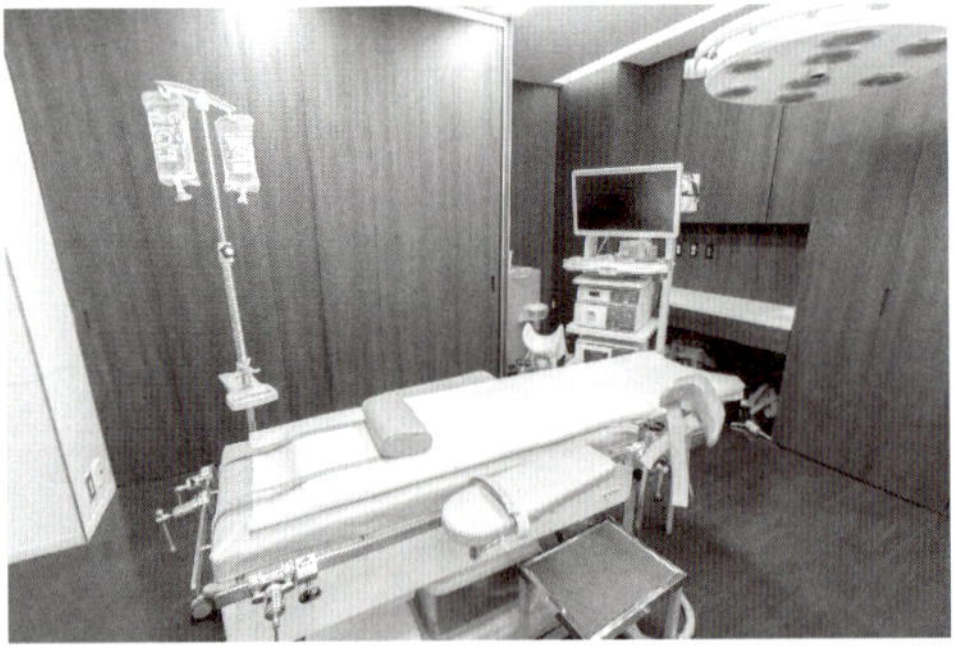

内視鏡手術室

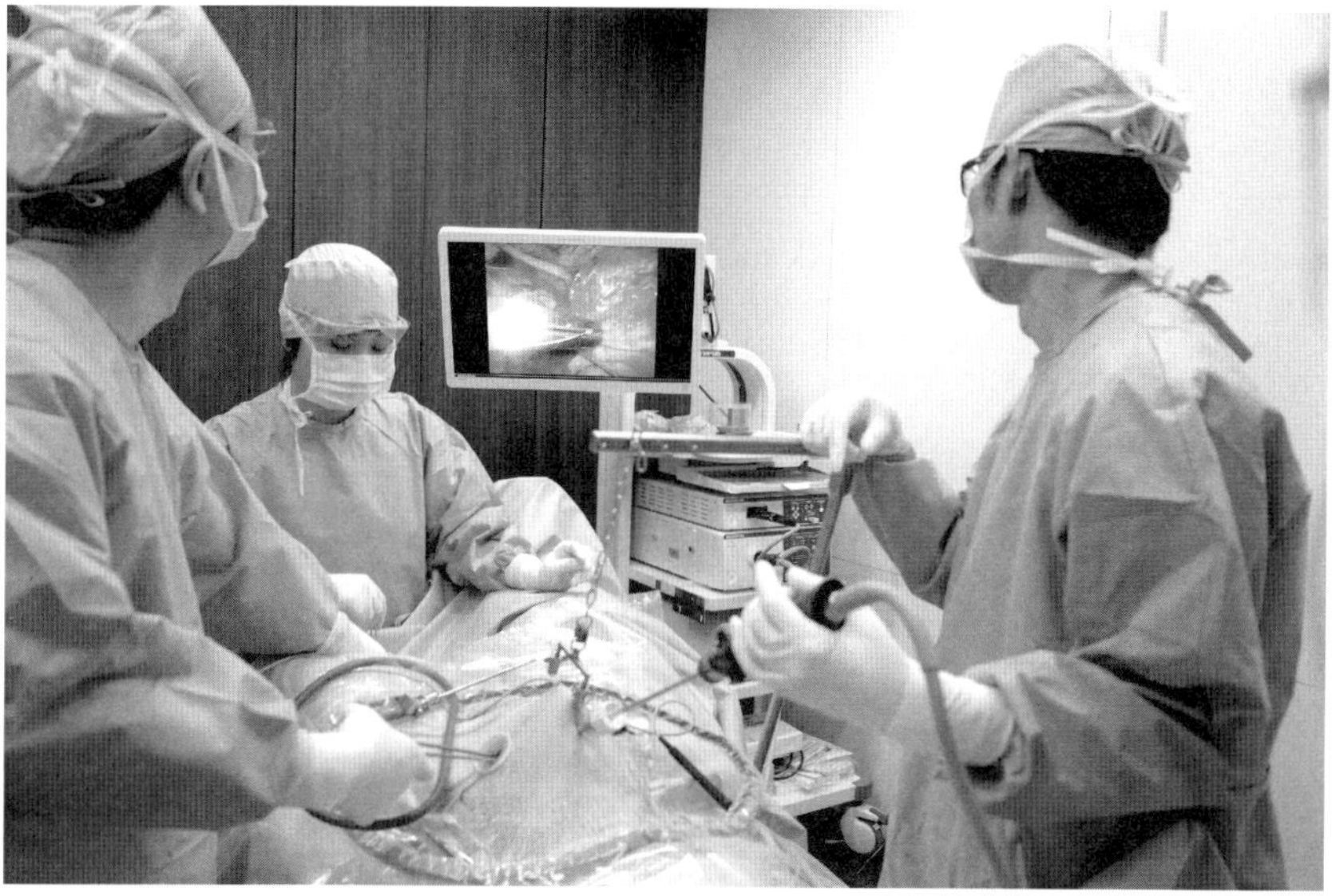

手術風景

ては心強い（図３）。

「手術が必要な婦人科の良性の病気は開腹しなくても、腹腔鏡でほぼ手術できます。中でも最も多いのは、子宮筋腫ですね」

子宮筋腫の腹腔鏡手術は、長く手がけてきた、院長の得意分野である。

子宮筋腫は、30〜50歳代で、大体３人に１人あるとされている。ほとんどは治療しなくてもよいが、例えば妊娠したいのに筋腫があって妊娠できない人は、妊娠するために治療する。その場合は、子宮をなるべく傷つけないような治療法を選択する。痛くて治療する人もいれば、貧血のために治療する人もいる。治療方法にもいくつかバリエーションがあり、何が困っているのか、また、年齢などによっても違ってくる。

「その中で、今その方にとって一番良い治療方法を選んであげたいと思っています」

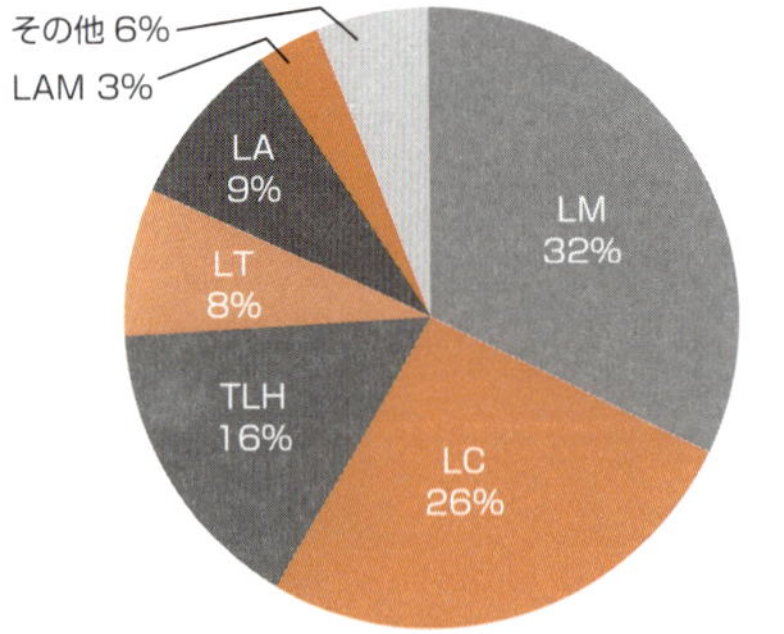

LM ：腹腔鏡下筋腫核出術
LC ：腹腔鏡下卵巣のう腫核出術
TLH：全腹腔鏡下子宮全摘術
LT ：腹腔鏡下卵管切除術
LA ：腹腔鏡下付属器切除術
LAM：腹腔鏡補助下子宮筋腫核出術

図３　同院の腹腔鏡下手術

生理の回数と比例する子宮内膜症

子宮内膜症も、今増えている病気である。

「子宮内膜症は、生理の回数と関係があり、生理の回数が多いとなることが多いのです。最近の女性は、初潮年齢も早くなっていますし、晩婚化で妊娠する年齢も遅くなっています。30歳代になって妊娠される方が多くなっていますから、生理の回数が必然的に多くなり、子宮内膜症も多くなっているわけです。今、30歳代ぐらいで、10人に1人いるといわれています」

子宮内膜症は、痛くてつらい病気である。手術（根治手術）をして子宮と卵巣を取れば完治はするが、良性の病気であり、30歳代くらいの人に多いから、完治するような治療は、通常は選択しない。長いスパンで診ていかなければならない病気である。30〜40歳代といえば、途中でいろんなことが起こる時期である。妊娠するかもしれない。妊娠の邪魔になるかもしれないなら、それに合わせて治療法を考える。その時期その時期で対応方法が違ってくるという。

「女性の子宮や卵巣の病気は、30歳代、40歳代のころに一番多い。女性として、出産や育児をはじめ、家庭的にも、社会的にも、仕事上の立場的にも、いろんなことが起こったり、変化したり、さまざまなことが重なる時期です。その年代の女性は、日本の社会にとっても重要な存在です。そういったところで、いろいろ相談しながら、その方に合わせたベストな方法を選びたいと思っています。がんではないので、いろいろ選択肢はありますから」

患者との信頼関係を築きながら、最適な治療を提案するよう、心がけているという。

子宮脱のメッシュ手術

広島で数少ない医師しか行っていないのが、子宮脱のメッシュ手術である。高齢社会に突入し、50歳代から70歳代にかけての女性に子宮脱(性器脱、図4)は増えている。60歳代になると、かなりの高確率で見られる病気だという。尿が出にくいとか、下着にちょっと血が付くなどのトラブルはあるが、デリケートな部分であり、あまり話題にならず、表に出ていない患者も多いと推測される。

子宮脱の診断は、すぐにつく。

治療としては、軽度であれば、便秘の予防・減量・子宮を支えている靭帯《じんたい》を強くする体操（骨盤低筋群《ていきんぐん》体操）をすることで、一時的によくなることがある。また、人によっては、下がってくる子宮や膀胱《ぼうこう》を手で押し込めば、排尿も普通にすることができるため、日常生活に支障がなければ、外来で経過を見ていくことも多い。

しかし、子宮脱は加齢が一番の原因のため、年数が経つにつれて下がり具合は悪くなる。

治療法としては、膣内にリングペッサリーという器具を入れて子宮の位置を骨盤内に矯正することもある。しかし、時間が経つにつれ、リング周囲に炎症が起き、おりものや出血が増える原因にもなる。

そのため、リングペッサリーを入れた人は定期的に婦人科を受診し、リングペッサリーと膣壁との癒着《ゆちゃく》が起こらないように内診やペッサリーの入れ替えをする必要があるという。

子宮脱の根本的な治療としては、手術になる。

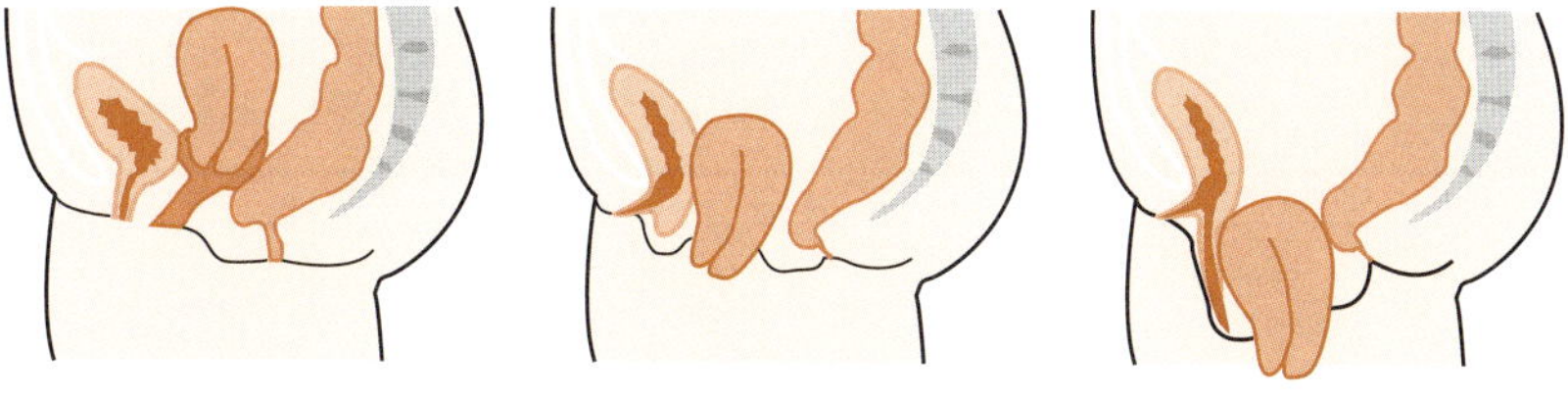

図4　子宮脱の程度

以前から行われていた方法は下がってくる子宮を膣から切除し、下がってくる膀胱・直腸の壁を縫い縮める方法である。この方法で多くの場合は子宮脱の症状から開放されるが、問題は再発だという。もともと弱くなっている靭帯を縫い縮めても、また靭帯が緩んで脱出する可能性があるからだ。

再発がより少ない手術方法として2000年にフランスで考案されたのが、メッシュ手術（TVM手術）である。子宮脱をヘルニアと考えて、弱くなっている靭帯をメッシュで補強する方法で、患者の満足度は高い。

この手術は、国内でも一時、はやったこともあるが、ほかの手術と違って目で見えない箇所の操作が多いところに技術的な難しさがあり、現在では日本女性骨盤底医学会の制限がある。症例数が達成されなければ手術が許可されない手術である。

院長は、東京での勤務医時代にこのメッシュ手術のエキスパートの指導を受け、経験を積んでいる。同院では、この手術方法を2008年から導入している。

ただし、この手術方法では必ずしも子宮を取る必要はないが、残した子宮や卵巣に病気ができたときに子宮摘出術が難しくなる可能性があり、また膣粘膜下にメッシュという異物を入れるので、炎症や拒絶反応が出る可能性もある。

また、比較的新しい治療法のため、長期的に本当に再発が少ないのかというデータや安全性についてのデータに乏しく、院長は患者の状態に応じて手術方法を選択している。

女性の一生をずっと見守りたい

府中町に1軒だけの産科婦人科クリニックとして地域に密着し、悪性の腫瘍以外は、妊娠・出産からがん検診、良性腫瘍の腹腔鏡手術など全てに対応して、地域の女性の健康を必死で守っている藤東クリニック。

「当院のようなクリニックのメリットは、ずっと来てもらっても構わないことです。総合病院と違って、ある程度、長いスパンで診てあげられるのは、医師としても嬉しい部分です。総合病院の勤務医時代には、そうしたくても、そういうことはできなかったですから。女性のトータルライフをお任せいただけるような診療をめざし、これからも女性のライフサイクルを応援していきたいと思っています」

福山市水呑町

女性の一生を見守るホームドクター

おおもと ウィメンズクリニック

大本裕之院長　**大本佳恵**副院長

院長は豊富な臨床経験に基づき的確なアドバイスを、副院長は同性の目線で悩める女性の良き理解者となれればとの思いでクリニックを立ち上げた。出産や大きな手術は扱わない婦人科専門の施設。めざすのは、「あらゆる年齢層の女性のためのホームドクター」であること。

福山市水呑町4447
T E L　084-920-5155
H P　http://ohwc.jp/
駐車場　あり（10台）

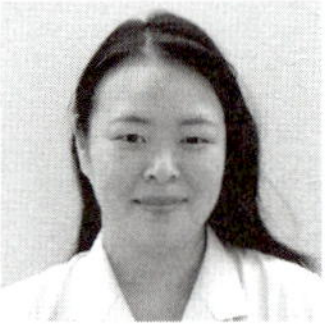

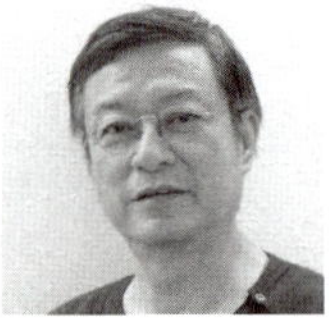

診療時間

	月	火	水	木	金	土	日
9:00 ～ 12:30	○●	○●	○	○●	●	○●	休診
15:00 ～ 18:30	○（●）	○	休診	○（●）	○	○14:00 ～ 17:30	休診

＊日曜・祝日、水曜午後は休診　＊受付終了は30分前となります

予約優先 ○…院長　●…副院長（完全予約制）

おおもと・ひろゆき。1978年岡山大学医学部卒。福山市民病院、尾道市立病院、広島市民病院部長、倉敷成人病センター部長として臨床研究・治療に携わる。医学博士・日本産科婦人科学会認定専門医。母体保護法指定医。特定非営利活動法人日本乳がん検診精度管理中央機構検診マンモグラフィ読影認定医。日本産婦人科乳腺医学会乳房疾患認定医。

おおもと・よしえ。1994年高知医科大学医学部卒。姫路赤十字病院、広島市民病院、丹羽病院、倉敷成人病センター、倉敷平成病院総合美容センターで臨床経験。日本産科婦人科学会認定専門医。母体保護法指定医。内閣府認証特定非営利活動法人医療福祉情報実務能力協会メンタルケア心理士（カウンセラー）認定。

2人の思いが結実したクリニック

おおもとウィメンズクリニックは、大本裕之院長と妻の大本佳恵副院長が長年の思いを形にした、婦人科専門のクリニックである。

入院施設を持たず、出産や大きな手術は行わない。①婦人科一般診療（および禁煙外来）②健康診断③産科診療④ウィメンズカウンセリング⑤メディカルエステ（9年間好評だったエステマッサージ、アロマテラピーは現在休止中だが、再開に向けて準備中）を診療の5本柱とし、婦人科疾患の予防から治療方針まで適切にアドバイスする。めざすのは「あらゆる年齢層の女性のためのホームドクター」である。

同院は、福山市の中心部から車で南へ向かい、広島県東部の代表的ランドマーク・芦田

主な診療内容	●婦人科一般診療　●健康診断　●産科診療　●ウィメンズカウンセリング
婦人科 一般診療	婦人科疾患の早期発見、外来治療 精密検査（コルポスコープ、子宮ファイバースコープ、骨粗しょう症検査など） 産科手術（流産手術・人工妊娠中絶術） 婦人科手術（子宮頸管ポリープ切除術・バルトリン腺のう胞開窓術（造袋術）・コンジローマ切除術・子宮鏡下子宮内膜ポリープ切除術）
健康診断	検診／子宮頸がん・子宮体がん・卵巣がん・骨粗しょう症・乳がんなど ブライダルチェック・ウィメンズチェック（証明書を発行します）
産科診療	妊婦健診、胎児エコー 胎児心拍モニタリング（分娩はご希望の医療機関へご紹介いたします）
ウィメンズ カウンセリング	主に心の悩みに対するカウンセリング （自分自身の体のこと、パートナーとのことなど）
その他の カウンセリング	更年期相談、思春期相談、ピル相談、不妊相談、避妊相談 セカンドオピニオンなど

川大橋を渡るとすぐ左手に見える、シックな茶色とベージュの、まるでカフェのような外観の建物だ。初夏のばらの時期には、モダンな建物に見事なばらの花々が彩りを添え、芳しい香りとともに訪れた人を出迎えてくれる。

県外から訪れる患者も

院長は、開業する前は福山市民病院、尾道市立病院、広島市民病院部長、倉敷成人病センター部長として産科、婦人科の治療に携わり、いずれも地域の中核病院の最前線で20年以上にわたり、お産からがんまで幅広くキャリアを積んできた。

「産婦人科医としてお産も手術もたくさん経験し、お産の知識をしっかり持っている中で、あえてお産を扱わなくても多くの女性の役に立つような診療の形があるのではないか。診療内容を充実させ、お産も大きな手術もしないけれど、大病院と同等の質の高い医療を維持しようという覚悟で開業に臨

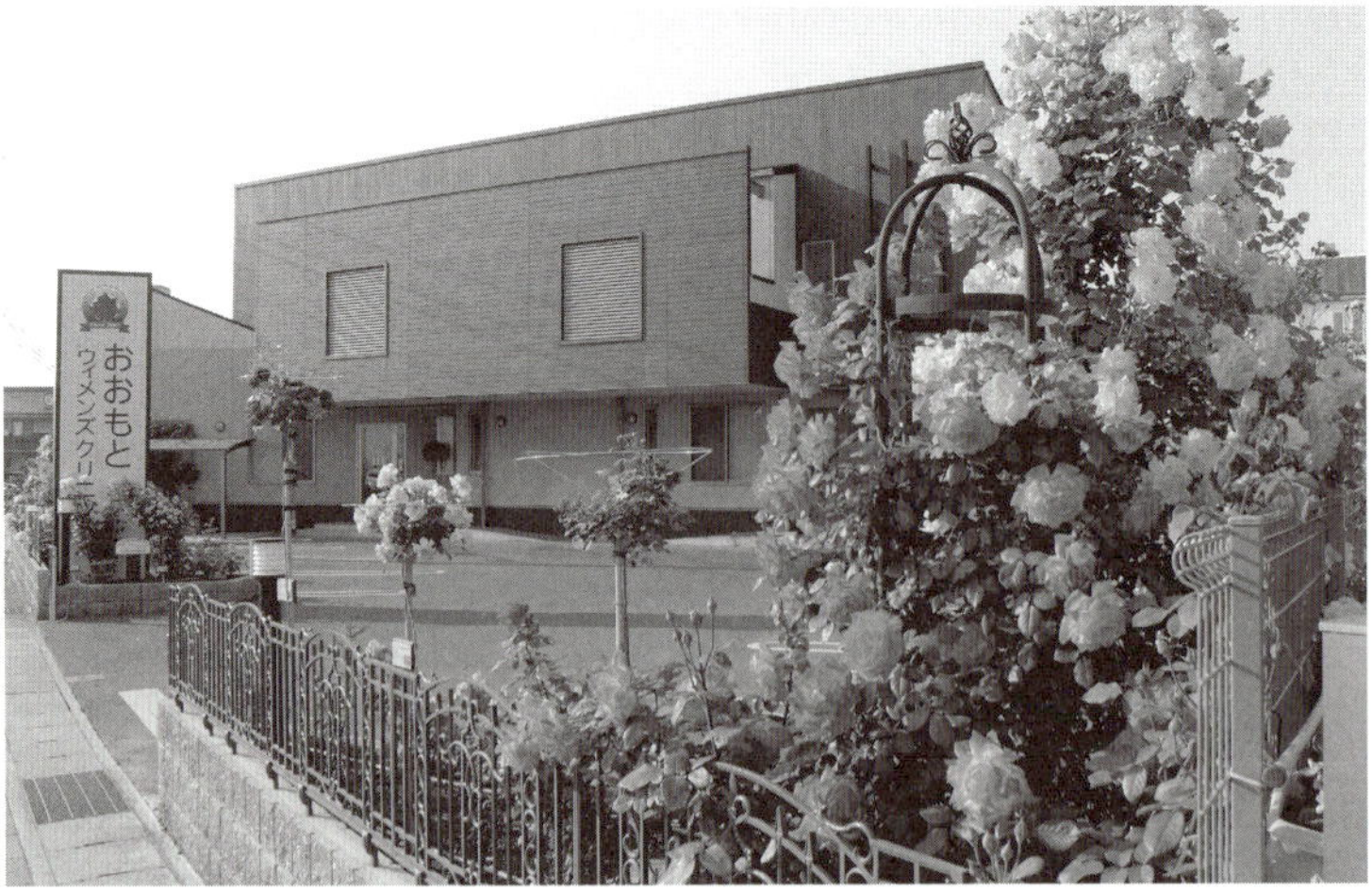

初夏には見事なばらの花々が建物に彩りを添える

みました」と、振り返る。

副院長も、同性の産婦人科の医師として多くの女性と接してきた中で、「産婦人科の診療は妊娠・出産がメインに考えられがちで、8~9割がお産のイメージ。でも実際には、世の中の女性は妊娠・出産をしていない期間のほうがずっと長い。では、女性として抱えるさまざまな悩みをどうすればいいんだろう、どこの科に行けばいいんだろう」と、ずっと疑問に感じていた。実際、そんな女性の多さに驚きもあった。

開業は、2007年2月。そんな思いからのスタートだったから、最初からお産は扱わず、婦人科中心のクリニックをつくると決めていた。

開業場所を決めるために2人で福山市内をあちこち見て回り、スタイリッシュな芦田川大橋の景観と、その周辺に開けた土地の明るい雰囲気が気に入って、迷わずここに決めた。

しかし、当時、お産を扱わない婦人科に特化したクリニックは、福山市では珍しく、「開業してからも初めはなかなか理解されず、メンズクリニックと誤解されたり……」と、苦笑する。

それから約10年。今では福山市だけでなく、近隣の市町はもちろん神石高原

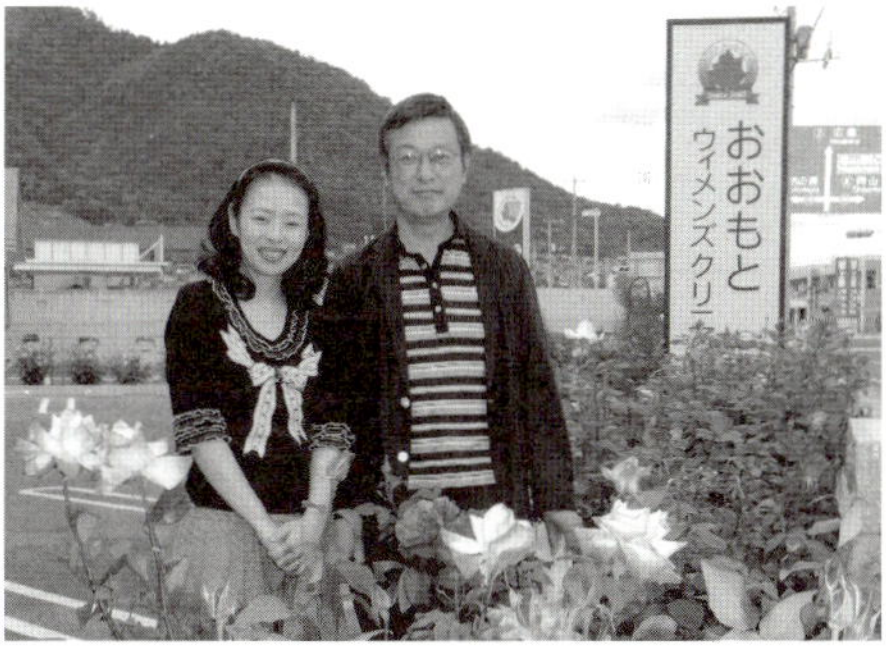

院長（右）と副院長。2人のもとには、四国から来院する患者もいる

町や世羅町、広島市、さらには県外からも患者が集まる。年間の新規登録患者数は、約1200人。最近1年間では、のべ1万2705人の患者が来院した。その多くは、〝口コミ〟である。なんと四国から瀬戸内海を越えて通ってくる患者もいるそうで、年齢層も10歳代から90歳代までと幅広い。中には、母・娘・孫と3世代にわたってクリニックに来ている患者もいる。

遠方から来院する女性たちから決まって聞かれるのが、「こんなお医者さんを求めていた」という声。そんな声が何よりも嬉しく、大きな励みとなっているし、「やってきたことは間違ってはいなかった」という確信にもつながっている。

カウンセリングを最重視した診療

同院が診療の中でも最も重視しているのは、カウンセリング（健康相談）である。カウンセリングは、メンタルケア心理士（カウンセラー）の認定を受けている副院長が中心となって担当している。

「女性は、話を聞いてほしい人がすごく多いのに、大きな病院ではなかなか話しづらい。女性の一生は妊娠中よりも妊娠していない時間の方が圧倒的に長

実績（年間）	ウィメンズカウンセリング／約20～30件／月

く、さらに寿命も伸びている中で、病気だけでなく、ホルモンバランスの変化などからくる女性ならではのさまざまな症状や不調、悩みなど、たくさんのトラブルが増えてきているように思います」

たとえ、おめでたいはずのお産であっても、おっぱいのトラブルがあったり、産後のさまざまな悩みが女性を襲う。自分がお産した産婦人科にさえ行きづらくて、人知れず悩み、苦しむ女性も多い。

「そうした患者さんの受け入れ口になってあげられれば。ここなら話を聞いてくれる先生がいると思っていただきたいのです。私自身、人と話をすることが好きなので」と、副院長。

ゆっくり患者の悩みや訴えを聞けるように、カウンセリングは基本的に予約制。1人最低30分の時間枠を取り、更年期相談、思春期相談、不妊相談、避妊相談など、精神科や心療内科へ行くほどではないが話を聞いてほしいという要望に対応する。

中には1年以上もカウンセリングに通い、薬に頼ることなく、毎回話を聞いてもらっているだけで、健康と笑顔を取り戻していった患者もいるという。時間を十分にかけて患者と向き合えるのは、こうしたクリニックならではだろう。

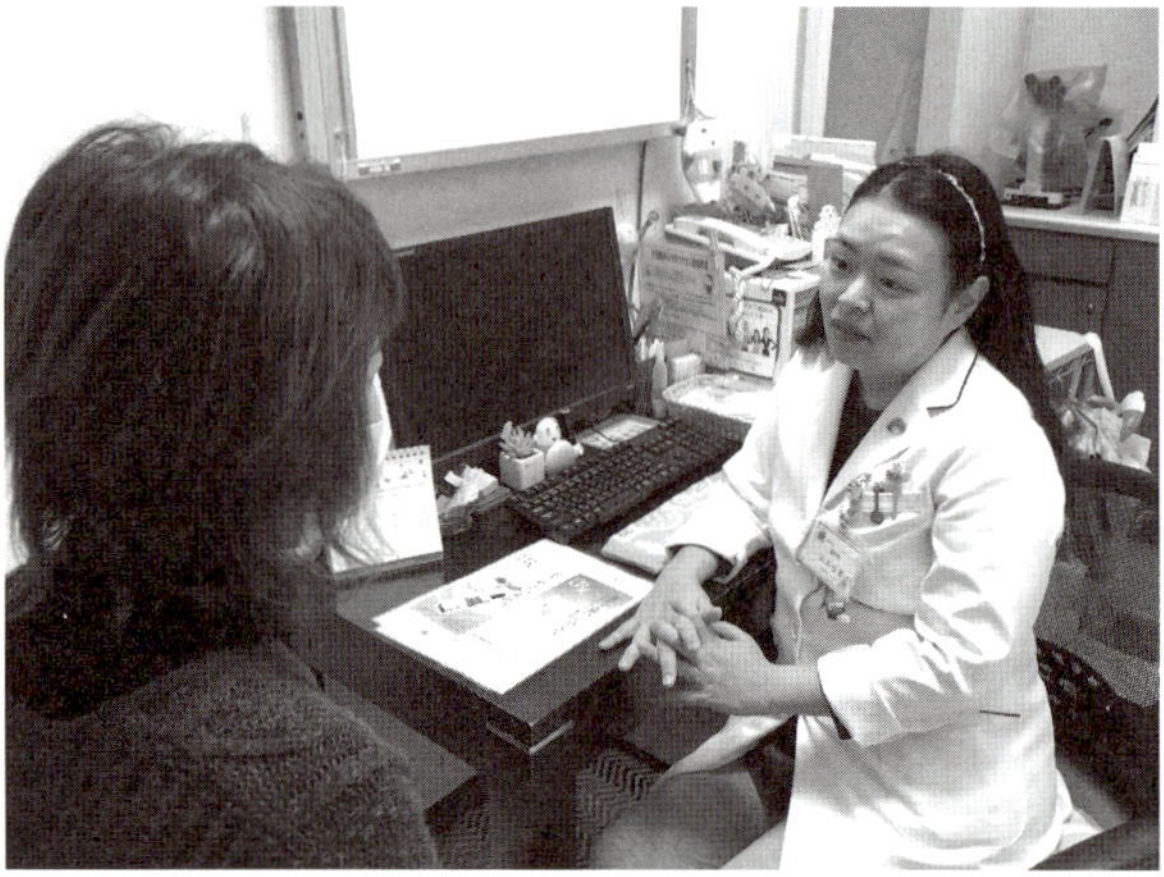
カウンセリングは、1人最低 30 分の時間枠を取っている（副院長）

つながりを大切に

診断の結果、必要と判断されれば、迷うことなく信頼できる専門医に紹介する。身につけた専門知識をベースに、的確な診断と説明をするよう心がけている。

他施設で手術を勧められ、思い悩んで、セカンド・オピニオンとしてクリニックを訪れる患者もいる。患者としての揺れる思いを聞いてもらい、受け止めてもらった上で、院長や副院長の豊富な知識と経験に基づいた説明と的確なアドバイスを受け、納得して、再び治療と向かい合うことができるようになる人も多い。

また、他施設で子宮頸《しきゅうけい》がん手術を受けたり、出産したりして、その後再びクリニックへ戻り、治療を続行したり、定期検診を受けに来る患者は少なくないという。

「今、乳がんと同じように増えてきているのが、子宮体がんです。特に閉経後の女性に増えていますが、外来ですぐに子宮体がんの検査ができる施設は少ないと思います。当院では、外来で子宮ファイバースコープを使って、子宮体がんの検査もできます」と、院長。

続けて副院長も、「病気が治ったら終わりではなく、女性の場合、年に一度は婦人科検診を受けていただきたい。それはもちろんご本人のためなのですが、私たちにとっても、年に一度その方と顔を合わせられて、その方の健康を確認できるのは大きな喜びです。さらに、その方のお母さんや娘さんも検診に連れて来てくださったり……。ご縁が広がったり、ずっとつながりが続くのは、何よりも嬉しいですね」と、笑顔で話す。

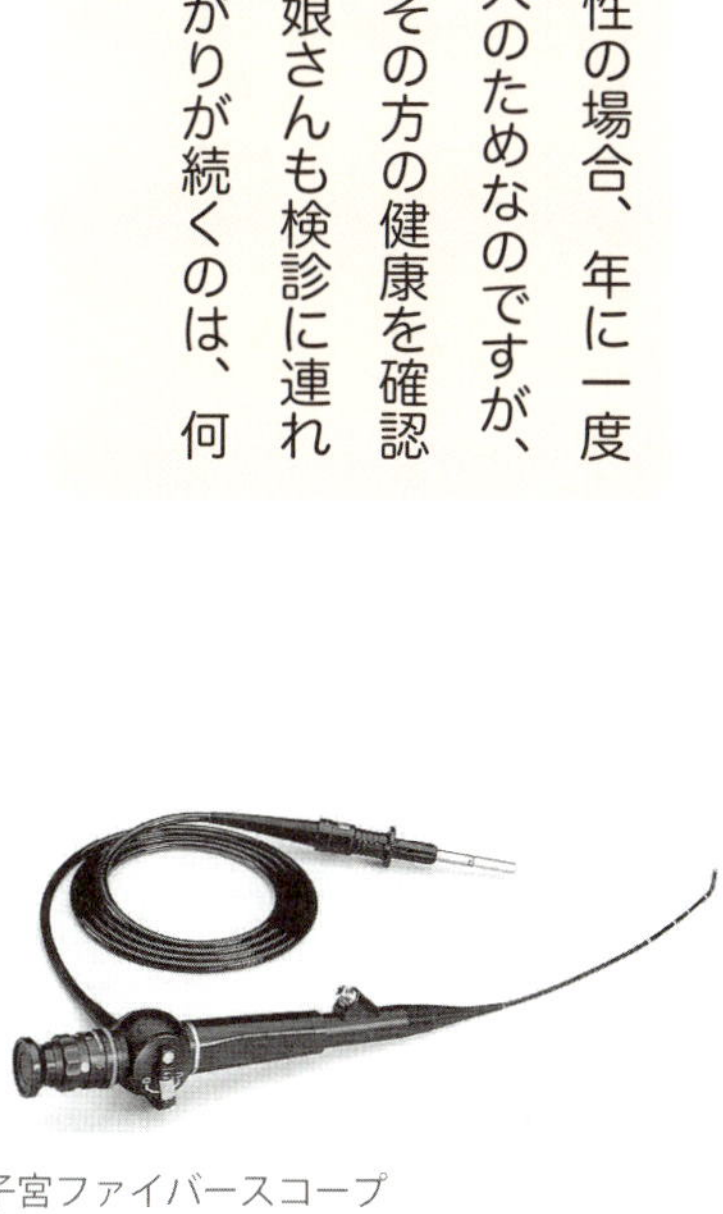

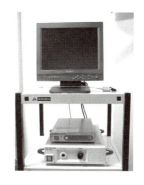

子宮ファイバースコープ

検診にも力を入れる

地域の人々の健康を支えるために、子宮頸がん、子宮体がん、卵巣がん、乳がんに骨粗《こつそ》しょう症《しょう》の検査など、健康診断にも力を入れている。

クリニック独自の規定の検査をセットで行うウィメンズチェック、ブライダルチェックもある。

ウィメンズチェックは、子宮がん検診、経膣《けいちつ》超音波検査、乳がん検診、骨密度測定、糖尿病検査、肝・腎機能検査など、女性ならではの気になる健康をチェックする内容になっている。

ブライダルチェックは、結婚や妊娠前の人は一通り行っておくように勧める健康チェックで、これから妊娠を考えているプレママに最適なプラン。ウィメンズチェックよりも検査の項目は多く、婦人科診察、基礎体温の指導から風疹、性感染症の検査まで16項目を行う。話を聞いたあとに、個々に合わせて全部ではなく、希望する項目だけや追加検査することも可能。なかなか聞けなかった自分の体の悩みや、病気のこと、また不妊のことなど一人ひとりの悩みに応じて適切なアドバイスをする。パートナーの男性の検査も行っているため、2人一緒に検査を受けに来るカップルも多い。

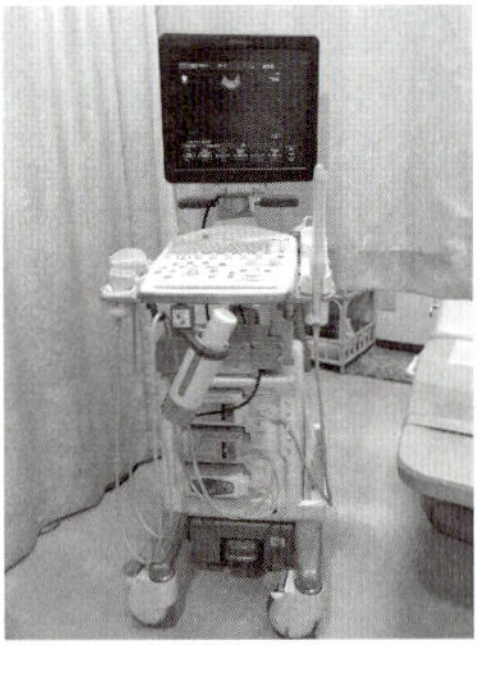

超音波断層装置

おおもとウィメンズクリニック

ブライダルチェックノート

サンプル

報告日　2017　年　1月　10日

お名前　薔○　薇○　様

検査項目	基準範囲及び単位		検査結果
AST (GOT)	5-40 U/L		17
ALT (GPT)	5-40 U/L		8
ALP	102-349 U/L		121
γ-GTP	0-73 U/L		13
尿素窒素	8.0-20.0 mg/dL		10.5
クレアチニン	0.47-0.79 mg/dL		0.53
eGFR (女性)	mL/min/1.73m²		106
	[GFR区分]		
	G1: >90　正常または高値		
	G2: 60～89　正常または軽度低下		
	G3a:45～59　軽度～中等度低下		
	G3b:30～44　中等度～高度低下		
	G4: 15～29　高度低下		
	G5: <15　末期腎不全(ESKD)		
血糖	70-109(空腹時) mg/dL		95
HbA1c (NGSP)	4.6-6.2 %		4.9
HBs抗原	(−) sAg		(−)
HCV-III抗体			
カットオフIndex	1.0未満		0.1
判定	(−)		(−)
血算5項目			
白血球	3500-8950 /μL		4240
赤血球	380-500 ×10⁴/μL		396
血色素	11.2-15.2 g/dL		12.5
ヘマトクリット	34.0-45.0 %		37.8
梅毒 RPR (定性)	(−)		(−)
血液型ABO式			A型
血液型Rh (D) 式			RhD (+)
梅毒 TP抗体 (定性)	(−)		(−)
風疹 (HI)	8未満 倍	H	256
淋菌・クラミジア/TMA			
淋菌	陰性		インセイ
クラミジアトラコマチス	陰性		インセイ

	検査項目	基準値	今回値
尿検査	糖	(−)	(―)
	蛋白	(−)	(―)
血液型	血液型		A型，Rh（＋）
肝炎ウイルス	B型肝炎		陰性
	C型肝炎		陰性
STD	クラミジアTMA		陰性
	淋菌TMA		陰性
	梅毒		陰性
	風疹抗体		風疹HI×256
	糖尿病検査		異常なし
	貧血検査		異常なし
	肝機能検査		異常なし
	腎機能検査		異常なし

子宮頸がん検診
- ☐ class I
- ■ class II　NILM(陰性)
- ☐ class IIIa
- ☐ class IIIb
- ☐ class IV
- ☐ class V

経腟超音波検査所見

子宮：異常なし
卵巣：異常なし

トータルアドバイス

今回の検診結果は異常は認めませんでした。風疹の抗体は充分あります、添付しました厚労省の判定基準のようにワクチンは不要です。
今後も健康管理をしていきましょう。

担当医　大本裕之

OHMOTO Women's Clinic

おおもとウィメンズクリニック
診療科目　婦人科　http://ohwc.jp
〒720-0832 広島県福山市水呑町4447　TEL:084-920-5155

ブライダルチェックノート

検査や健康診断の結果はファイリングして、証明書としてクリニックより発行する。それも喜ばれている。

「ただ検査を受けるのではなく、患者さんが検査結果を理解し、自分で保管しておけるように、可愛らしいファイルにして差し上げています。1枚の紙ではなく、きちんとファイルした形でもらうと、患者さんご本人もそれをどういうふうに生かすかを考え、後々のケアも違ってくるんですよ」（副院長）

実際、そのあとに婦人科検診、相談、妊娠と継続的に来院する患者が多い。

男性の来院もOK

不妊相談にものっており、その場合は夫婦に来てもらって診察する。そのため、婦人科専門のクリニックといっても、実際には男性が来院するケースもある。また、診療時間が平日は午後6時半まで、土曜が午後5時半までと、他施設に比べて長いため、妻など家族が通院したことがある男性は、インフルエンザなどのワクチン接種でも気軽に訪れるそうだ。

分娩は扱わないため、分娩に関しては患者が希望する医療機関へ紹介するが、リスクを抱えていない妊婦であれば適切な時期までの間の妊婦健診を行い、胎児エコーや胎児心拍モニタリングなども実施する。

「妊婦健診にいつも来られていた妊婦さんのご主人が風邪をひいて、ほかの内科医院が休みで困っていたときには、診療処方してあげたりしますよ」

女性だけでなくその家族も含めて、人々の健康をサポートする、まさしくホームドクターである。

豊富な臨床経験を生かす

婦人科に関しては、手術以外の診断・治療を、精密検査も含めて行う。

出血やおりものなど、婦人科でよく見られる一般的な不快症状をはじめ、思春期、更年期、老年期のさまざまなトラブル、子宮筋腫《きんしゅ》、子宮内膜症《ないまくしょう》などで手術の適応のないケースは、治療している。

豊富な臨床経験を持ち、子宮ファイバースコープ（子宮鏡）やコルポスコープ（膣拡大鏡）の操作テクニックも持っている院長は、こうしたクリニックには珍しく、それらの機器を外来検査に導入している。子宮ファイバースコープは子宮内膜ポリープ、子宮粘膜《ねんまく》下《か》筋腫《きんしゅ》、子宮体がんの精密検査に有用なばかりではなく、女性不妊症の子宮内腔の検査にも役立ち、コルポスコープは子宮頸がんの精密検査には必須である。検査で手術が必要と判断されれば、手術のできる施設へ紹介する。

紹介先の施設は、規模や地域条件だけでなく、その施設の診療内容や状況を院長・副院長自身が十分把握できているところも選択肢として説明する。患者にとって安全で確実な治療を行うためであるのはもちろんだが、患者に対して自身がきちんと説明やアドバイスを行えるためでもある。

患者の希望や住んでいる地域も考慮するが、周産期医療の紹介先として多いのは、地域周産期母子医療センターに指定されている福山医療センター（福山市）など。一方、婦人科手術や腹腔鏡下《ふくくうきょうか》手術などは、かつて院長と副院長の2人が勤務していた倉敷成人病センター（岡山県倉敷市）などへ紹介することが多いという。

中国中央病院（福山市）などのオープンシステム（開放型）病院の高度設備を利用して、そこの医師と一緒に執刀することもある。そのため、それらの病

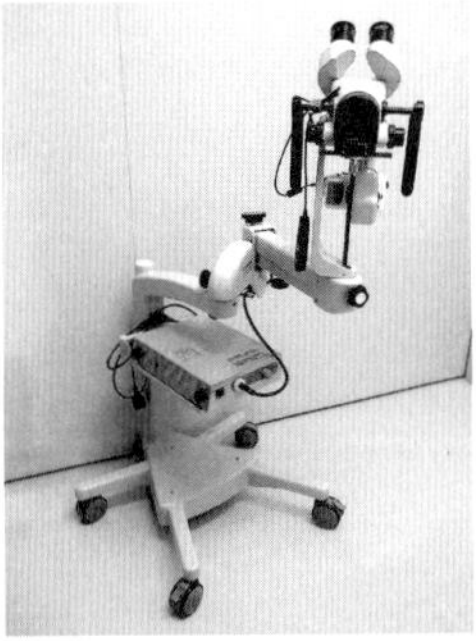

コルポスコープ

院の医師らと日ごろから交流し、関係づくりに努め、施設の状況や治療内容を把握するよう心がけている。手術が決まって、大きな病院に送られる患者にとって、日ごろから信頼するかかりつけ医がそこでの手術や治療に加わってくれることがどれだけ大きな安心につながるか、想像に難くないだろう。また、ひろしま医療情報ネットワーク（ＨＭネット）に参加して、診療情報開示病院と医療連携を図っている。

「くどい」と言われようと……

院長が患者に対していつも心がけているのは、「患者さんが理解されるまで話す」ことだという。例えば腹腔鏡下手術を選ぶケースであれば、小さな傷で行う手術の内容を、自分が実際に過去に行ってきた経験を踏まえて、分かりやすく、何度でも説明する。婦人科の病気全般を診てきて、さまざまな手術にかかわってきたからこそ、患者に正確な医学情報を伝えられるし、質問にもきちんと答えることができるのだ。

かつて、院長も地域の中核病院に勤務し、診療所や病院などのかかりつけ医から患者を紹介される「引き受ける側」だった。特に産科で紹介されてくるのは

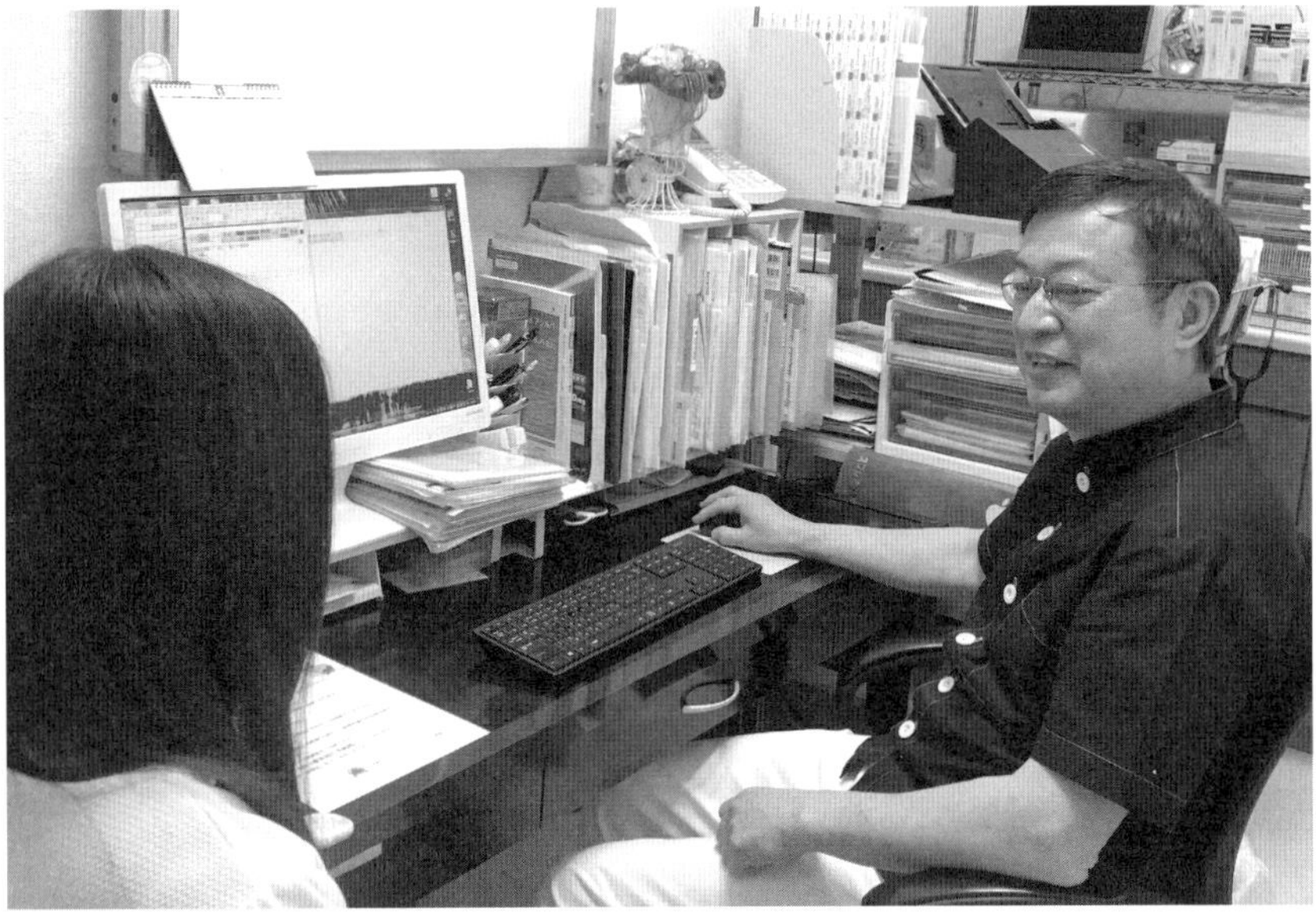

患者には、分かりやすく、何度でも説明することを心がける（院長）

緊急のケースが多く、自分の身に何が起こっているのか理解できないまま、戸惑いと不安でいっぱいになって送られてくる患者を大勢見てきた。そんな患者を引き受け、そこからが治療のスタートとなる医師の立場も経験してきた。

受ける側の医師の立場と患者の気持ちを経験的に理解しているからこそ、送り出す側となった今、その後の診療がスムーズに進むよう、患者の体と心の両方をケアできるクリニックでありたいと思っている。

医師としての原点は幼児期の大病

院長は、広島市安佐南区の生まれ。幼いころ、広島赤十字病院に長期入院したことがある。同時期、同じ小児科病棟に、後に「原爆の子の像」のモデルとなった佐々木禎子さんが入院していた。当時12歳の禎子さんは、まだ2歳だった院長とよく遊んでくれ、歌を歌ったりしてくれた。院長は、ポリオで一時は全身麻痺《まひ》になったが、幸い回復して病院を退院できた。しかし、院長が退院した2か月後に禎子さんは亜急性骨髄性白血病で亡くなった。禎子さんと自分の闘病生活中の話を母親から聞かされて育った院長は、いつのころからか「命を守る仕事に就きたい」と、医師を志すようになっていた。

産婦人科医をめざしたのは、学生時代に多くの病院の内科、外科などを回るうちに手術に興味を持ったから。中でも産婦人科は、それまでの赤ちゃんを取り上げればいいという時代からガラッと変わったときで、超音波など各種機器が発達し、周産期の管理や未熟児医療などが飛躍的に進み、医学の世界でも脚光を浴びていた。

「どんどん進歩していく医療の世界で新しいものに触れられることが興味深く、また、やりがいの大きさも感じられて、産婦人科の世界に飛び込みました」と、振り返る。

そのやりがいの大きさは思い描いていた以上で、これまで数多くのお産に立ち会い、命の重みと尊厳を痛感してきた。

クリニックを開業したあとに、２０１７年3月末まで産婦人科の医師不足に悩んでいた福山市民病院の非常勤医師を自ら買って出て、週に一度勤務していた（4月以降は同院の医師が充足してきたため終了）。地域医療への貢献の一端と思い、その間はクリニックのほうは副院長とローテーションを組んで診療してきた。

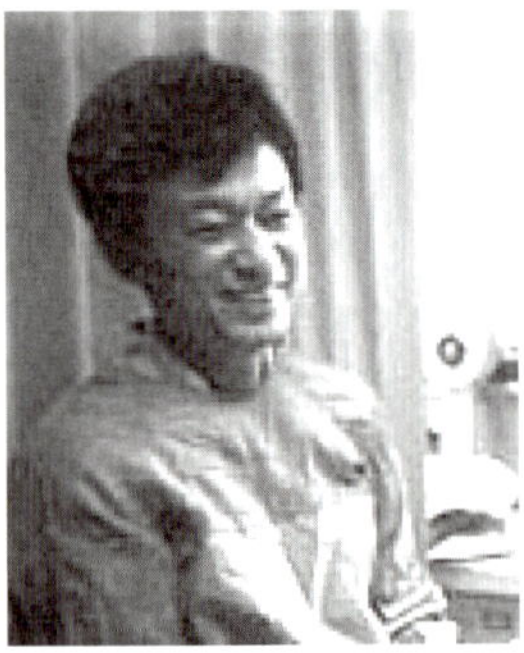

広島市民病院周産期センター時代の院長

女性ならではの視点を忘れずに

一方、副院長は、福山市の生まれ。幼いころから医師になりたいと思い、中でも外科を志望していた。しかし、副院長が医学部生だった二十数年前は、今とは違って女性医師も少なく、とくに外科は男性の世界。いずれ結婚、妊娠、出産が待っている女性は、外科の最前線では活躍できない、役に立たないという見方をされていた。そんな時代だった。

ある日、実習で産科病棟へ行くと、「女の先生がいてくれたらいいな」と、自分を見て喜ぶ入院中の褥婦《じょくふ》さんがいた。

「あ、そうか。産婦人科も、手術が必要な外科だ」

女性医師が少ない時代に、そんなふうに喜んでもらえるなら、と心が決まった。

「産婦人科なら、望んでいた外科手術もできる。生まれる前から亡くなられる最期の瞬間まで、1人の女性の一生を診させてもらえる。女性特有の病気やトラブルをしっかり勉強して、同じ1人の女性として患者さんの立場に立ち、

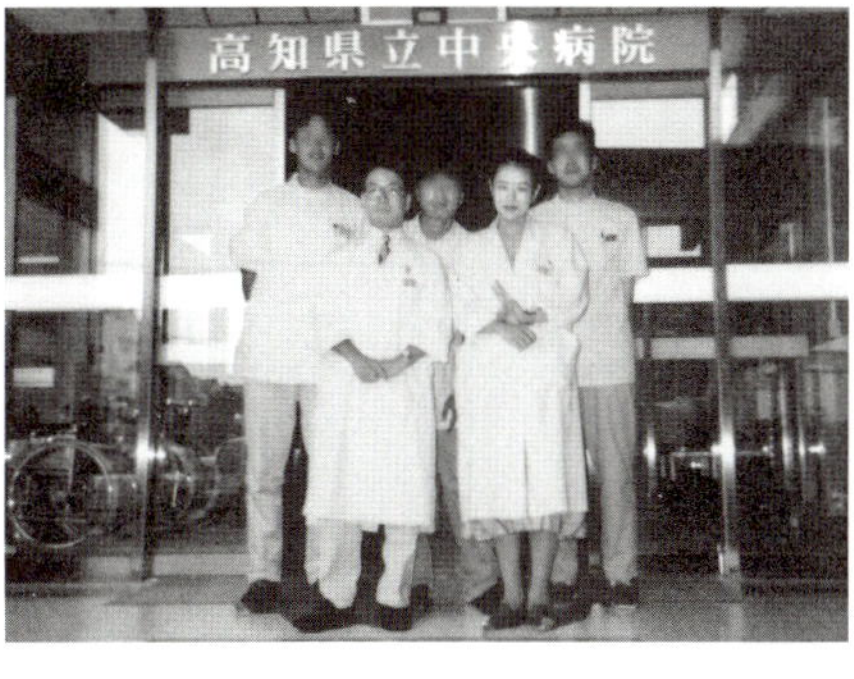

高知医科大学（現高知大学医学部）時代の
高知県立中央病院での臨床実習（副院長）

病気のこと、悩んでいることを患者さんと一緒になって考えてあげることができるのではないだろうか」

学生のころからすでに、自分の将来の姿として現在のクリニックのスタイルを漠然と思い描いていたのだ。

おっぱいのトラブルにも対応

「女性は、不調や気になることがあっても、なかなか産婦人科を受診できない方が多い。そんな婦人科検診は嫌だという気持ちを持たれている方を、1人でも減らしてあげたい」

産婦人科の高い敷居をいかにして下げるか。

ゆるキャラの「ふなっしー」が大好きというお茶目で気さくな副院長は、「うちは、敷居なんてないのよ。バリアフリーだから」と、ジョークを交えながら、患者の気持ちをほぐす。笑顔で会話しながらも、「年に一度は定期検診を。また、娘さんが年頃になったら、検診デビューはうちのクリニックで」と、しっかり呼びかけることも忘れない。

乳腺炎など、産後のおっぱいに関するトラブルは、意外に多い。しかし、おっぱいのトラブルは、出産した施設でも診てもらえなかったり、どこに行けばいいのか分からなくて困ったという声をよく聞く。子宮・卵巣系の病気や体の変調だけでなく、おっぱいのトラブルから乳がん検査まで、乳腺に関しても「どんなことでも気になったら相談に来てほしい」と副院長は言う。

大事なのは患者の気持ちに寄り添うこと

時々あるのが、気になっていながらも婦人科に行きづらくて時間が経過してしまい、「もっと早く来ていれば」とか「どうしてここまで放っておいたのか」という事態になっていること。あるいは、全く婦人科検診に行ったことがないという患者も珍しくない。そんな患者を思わず叱りつける産婦人科医もいるため、「怒られて、先生が怖かったから、婦人科検診には二度と行きたくない」という女性の声もよく聞く。

副院長は、そんなときでも、決して患者を怒ったり、叱ったりはしない。

「長いこと検診を受けなかったのは、その間、体で気になることが何もなかっ

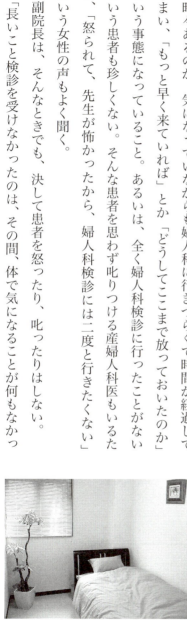

安静室、点滴室

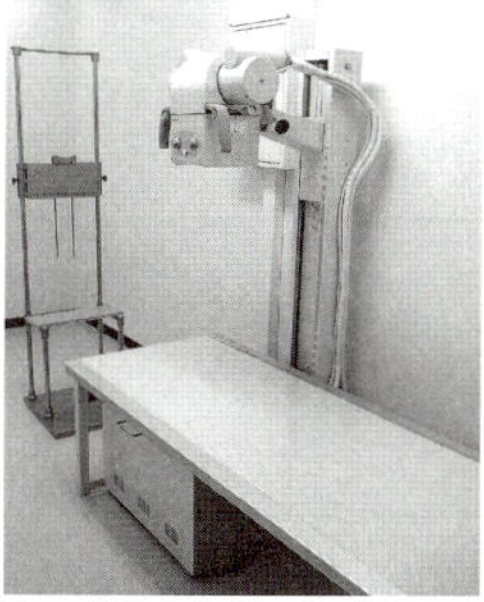
レントゲン室

たから。それで来なかったのよね」「やっとの思いで検診に行ったのに、痛かったり、怖かったりしてもう二度と行きたくなくなったんよね」と。患者の目線で、その気持ちに寄り添い、共感しながら話をする。

判断基準は女性としての感覚

同院の運営方針は、はっきりしている。

「女性として私が嫌だと思うこと、抵抗を感じることは、うちのクリニックではやりません」と、副院長。それは施設の作りにも反映されている。

受付、待合室、診察室、説明室、検査室など、いたるところで患者のプライバシーを確保するか、あるいはできる限りプライバシーを配慮した設計が見られる。

待合室は、〝我が家のリビング〟の感覚で、くつろぎながら診察までの時間を過ごせる。また、自分の空間を大事にしたい人は、窓に向いたカウンターチェアで人と顔を合わせることなく、待ち時間を過ごすこともできる。

内診台の医師と患者の間に設けられたカーテンは、「たった1枚カーテンがあるだけで、診察の様子が見えないだけに、何をされるのだろうとすごく恐怖

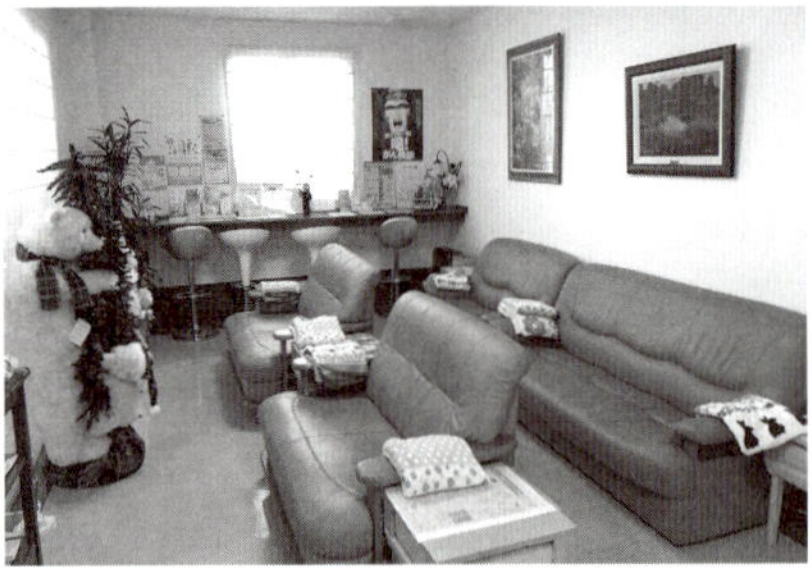

待合室

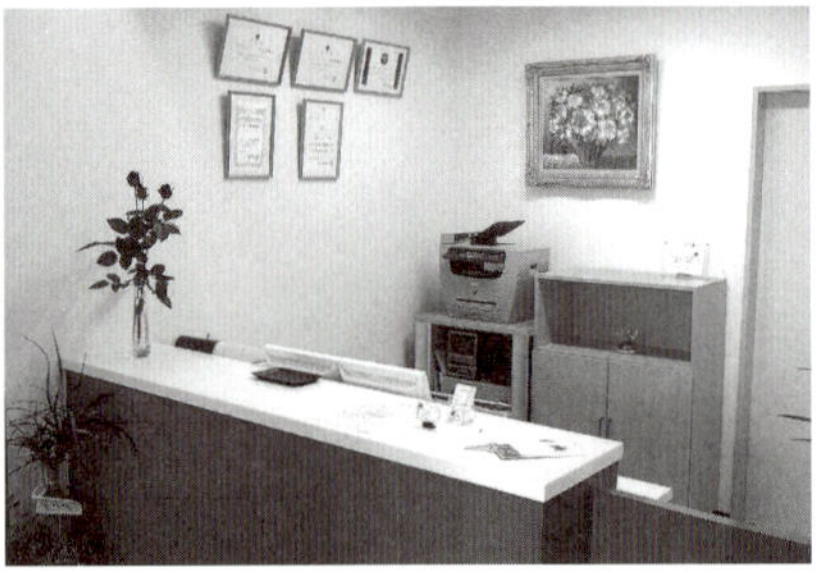

受付

心を持たれる方も多いです。内診台のあのカーテンは、海外では見られない、日本独特のものです。だから、私は患者さんに必ず『開けましょうか』と聞きます。意外と『開けてください』と言われる方が多いですよ」

内診室の周辺も、柔らかい色を基調として、少しでもリラックスして診察を受けてもらえるように配慮している。

地元でも有名な「ばらのクリニック」

同院のもう1つの顔は、ばらのまち福山にあって、「ばらのクリニック」として市民に親しまれていること。福山ばら祭の「ばら花壇コンクール」で、2010年と2014年の2回、「企業・学校花壇の部」で最優秀賞を受賞。モデルばら花壇に認定された。

ばら作りは、クリニックを訪れる女性に癒しを提供し、喜んでもらいたくて、クリニックの開業と同時に始めたもの。手入れは、今はプロ並の腕を持つが、始めは素人だったという院長自らが行っている。日本ばら会、福山ローザリアンクラブ会員で、日本園芸協会認定のローズ・コンシェルジュでもある。

丹精込めて育てたばらは、現在60種類200本。最盛期には、クリニックの

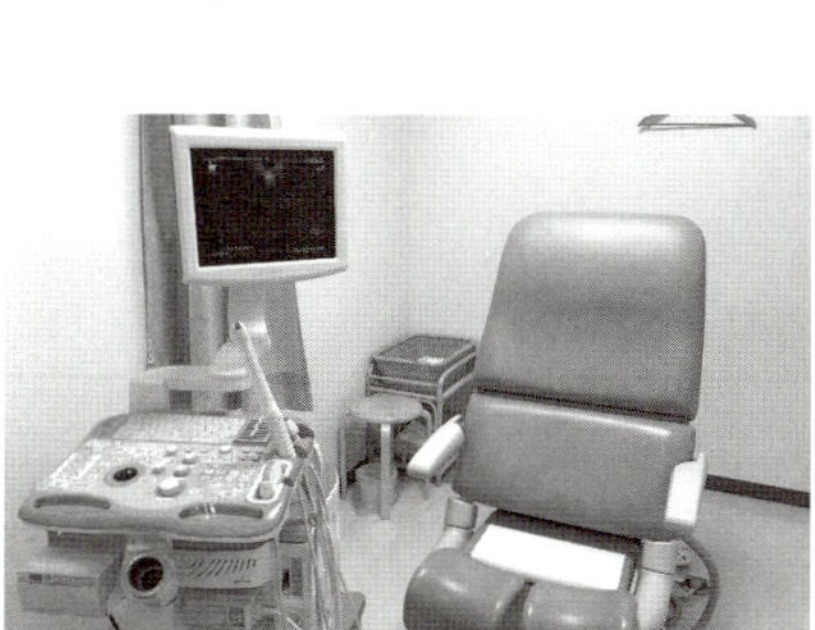
内診室

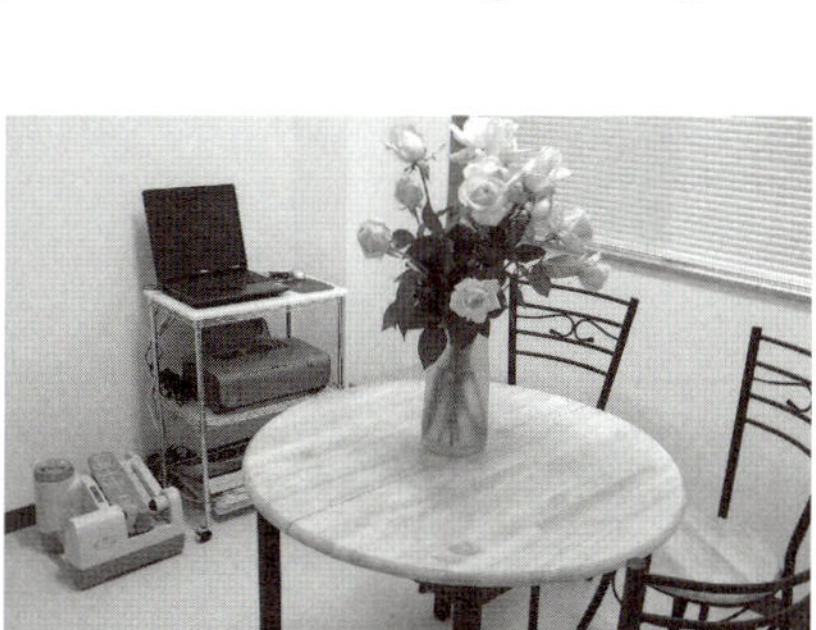
面談室

敷地を見事なばらの花々が覆い、辺りは甘い香りに包まれる。このばらを見るのを楽しみに、年に1回の定期検診をその時期に合わせて受けに訪れる患者も多いと聞く。また、ばら愛好家の人たちが写真を撮られたり、バスでの見学ツアーなどもあるという。

「これまでの臨床経験を生かして、患者様とのふれあいを大切にしながら、質の高い、そして満足していただける診療を心がけています。初心を忘れず、地域の患者様の心と体の健康についてサポートしていきたい。ここ福山の地域医療に貢献できればと願っています」と、2人は口をそろえる。

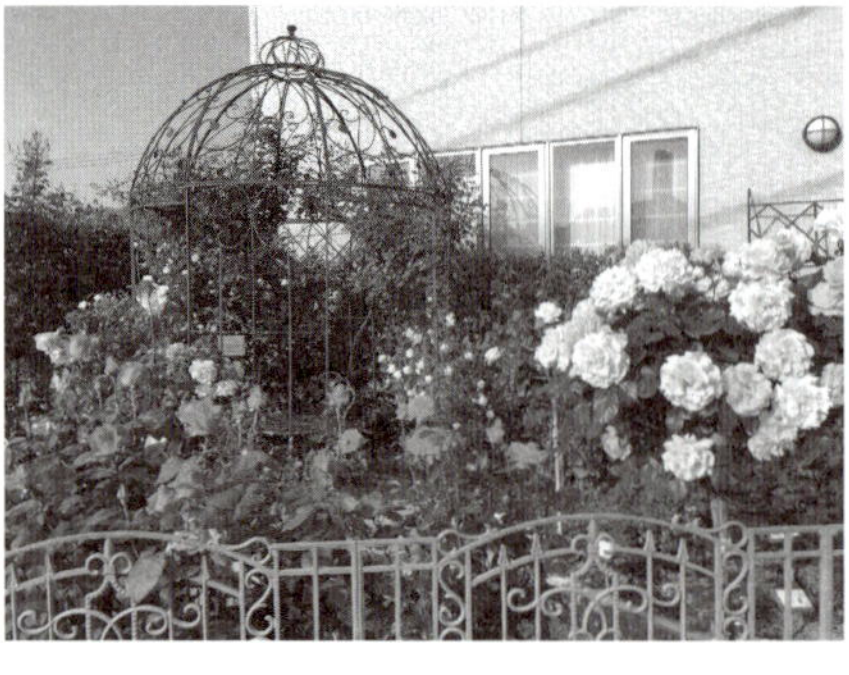

見事なばらの花々

パート3

不妊診療

——頼れるかかりつけ医

IVFクリニックひろしま **滝口修司** 院長／広島市南区

よしだレディースクリニック内科・小児科 **吉田壮一** 院長／福山市新涯町

※「パート2」掲載の香月産婦人科（200〜219ページ）も不妊診療を専門とします

解説

不妊治療の現状と動向

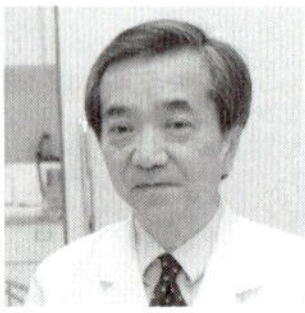

県立広島病院 生殖医療科主任部長
原 鐵晃

赤ちゃんを望んで一定期間の性生活を送りながら、妊娠できない状態を不妊症といいます。不妊の原因には卵巣因子のほか卵管因子、子宮因子、男性因子などのほか、女性は35歳をすぎたころから年齢による不妊の要素も加わります。不妊症について知っておきたいこと、治療の方法などについて、県立広島病院生殖医療科の原鐵晃先生に聞きました。

はら・てつあき。1954年生まれ。1980年、広島大学医学部卒業。広島大学周産母子センター准教授などを経て、2007年から県立広島病院生殖医療科主任部長。得意分野は生殖内分泌（体外受精胚移植）、生殖外科。日本産科婦人科学会専門医、日本生殖医療学会生殖医療専門医、日本人類遺伝学会臨床遺伝専門医、日本産科婦人科内視鏡学会技術認定医。

35歳以上で6か月間妊娠しない場合、早めに受診を

正常の性機能の夫婦では、避妊しなければ1年間で85％、2年間で90％が妊娠します。このため、通常の性行為があって、1年間妊娠しない場合は不妊と考えられます。年齢とともに妊娠しにくくなりますので、35歳を超え6か月間妊娠しない場合は、早めに受診することが大切です。その場合は、「夫婦で同時に」が原則です。女性側のみ検査を行って治療を開始し、1年後に妊娠しないので精液検査を行うと、不妊原因は男性側にあったということも稀ではありません。

不妊症で病院を受診した場合、早期に治療が開始できれば、それにこしたことはありません。しかし妊娠すれば治療が終わりではありません。

不妊治療の目的は、妊娠することではなく、授かった生命を産み、育み、新しい家族が形成されていくことにあります。そのためには、妊娠後の10か月間、母児ともに健やかに過ごし、無事、出産の日を迎えなければいけません。

そのために、いくつかの検査が必要になります。検査には約1か月かかります。女性では卵巣、卵管や子宮を検査とともに、妊娠や出産、育児を健やかにするための最低限の検査も必要です。例えば内科的な高血圧や糖尿病、メタボリック症候群、甲状腺機能異常が

ないかどうかです。男性では精液検査は必ず行います。

検査によって、妊娠に妨げになるような子宮筋腫《しきゅうきんしゅ》や子宮内膜症《ないまくしょう》、排卵障害を起こすような多嚢胞性《たのうほうせい》卵巣症候群（ＰＣＯＳ）などの疾患が見つかることがありますが、あるからといって必ず治療が必要なわけではありません。例えば、子宮筋腫の場合、その大きさと位置、状態などを診ながら治療方法を考えます。

同じ疾患でも、年齢と症状によって手術するかどうかが決まります。基本的には、自然妊娠ができる状態に持っていくことを目指しますから、若い方の場合、手術をした上での自然妊娠を選択し、高年齢になるにしたがって体外受精を早めに選択するケースが増えます。

不妊治療には大きく分けて、３つあります。手術なども含めて自然妊娠をめざす方法、排卵期に調整した精子を子宮内に注入する人工授精、卵子を体外に取り出し、卵子と精子を体外で受精をさせ、得られた受精卵を子宮内に戻す体外受精です。

このうち、体外受精は非常に厳密に行わないと良い結果が得られないため、治療は時間単位できっちり決められています。

体外受精の際には、多胎妊娠を避けるため、年齢とそれまでの治療経過にもよりますが、移植数は通常1個に限っています。脳性麻痺《まひ》の発生率が、単胎では０・16％だったのが、双子では０・８％に増え、三つ子では３・１％になり、単胎児の20倍にもなるという報告もあります。体外受精は1978年に世界で初めて行われ、まだ38年しかたっていない若い医療です。体外受精で生まれた子どもさんが、どのように発育されるか、今後も慎重に経過観察する必要があります。

無精子症というのは、精液の中に精子がないことです。無精子症の人でも、睾丸の中には4割程度の確率で精子があるので、この睾丸精子を使う方法もあります。

新しい技術として、受精卵の発育を動画で観察することができるようになりました。「タイムラプス」と呼ばれます。今まで培養状態を観察するには、静止した状態でしか確認することができませんでしたが、このシステムにより受精卵（胚）の成長過程をタイムラプス画像で確認・観察ができるようになりました。通常の観察は1日1回の場合が多いのですが、タイムラプスでは培養期間中は常に撮影を行うため、得られる情報が飛躍的に増加します。撮影された画像は動画として観察し、妊娠に適した胚を選ぶことに役立てます。

「タイミング法」ではなく「卵胞観察」の名称で

これに比べて、人工授精はマイルドな方法です。一般的には、不妊症の原因が不明なケース（原因不明不妊）が対象になります。体外受精が性能はよいが高額なスポーツカーとしたら、人工授精は身近で安価な軽自動車のようなものです。人工授精は卵子には触れないので、より自然に近い形で、副作用もほとんどありません。自然妊娠と比べると、妊娠率は2倍程度に増えますが、不妊の夫婦が1回の月経期間で自然分娩できる確率は3％程度ですので、倍といっても6％程度がせいぜいです。年齢が増えると、その確率はさらに下がります。

人工授精を行うと、最初の3回程度は、妊娠の確率は上がりますが、6回を過ぎた頃よりほぼ頭打ちになります。そのため人工授精を数周期繰り返しても、妊娠しない場合は、体外受精の選択も考えます。料金はいずれも保険がききません。通常、人工授精は2～3万円、体外受精は卵巣刺激から含めると、50～60万円以上と高額になります。

最後に自然妊娠ですが、妊娠しやすい時期は1日ではない、ということは大切です。月経後、排卵までに性交の回数が多いほど妊娠しやすくなります。妊娠しやすい期間は排卵の前に5～6日間あります。排卵前の4日間で妊娠率に、それほど差はありません。いわゆる「タイミング法」は性交の日を厳密に指示することですが、男性が心理的プレッシャーのためＥＤ（勃起不全）になることもあります。

最近、ＥＤの男性が増えていますが、ＥＤになる最も多い原因は「この日にセックスをしてください。この日でなければいけません」と言われること、とする報告もあります。妊娠するための努力が、夫婦の性交回数を少なくしてしまい、ＥＤになるのでは本末転倒といわざるを得ません。そのため、できるだけ私たちは「タイミング法」という言葉は使わず、「卵胞観察」という言葉を使っています。

不妊治療の役割分担と良いかかりつけ医の条件

不妊治療における総合病院とかかりつけ医（診療所）には、それぞれ役割があります。不妊治療は「人工授精までの一般不妊治療」「体外受精・胚移植を実施する施設」「体外受精・胚移植と生殖外科手術いずれも実施する施設」に分けることができます。このうち、多くのかかりつけ医では「一般不妊治療」が行われ、「体外受精・胚移植」は、かかりつけ医の中でも日本産科婦人科学会に登録された施設で行われます。手術が必要な場合は総合病院に紹介されます。県立広島病院は総合病院ですが、「一般不妊治療」「体外受精・胚移植」「生殖外科手術」のいずれも行っています。

また、良いかかりつけ医とは、不妊や不育に対する対応だけでなく、患者さんのライフスタイルやライフプランを念頭において治療計画を考える医師です。紹介先の選択肢をたくさん持っている医師も良いかかりつけ医の条件でしょう。

広島市南区

「赤ちゃんが欲しい」という
お二人の想いに応えるために

IVFクリニックひろしま

滝口 修司 院長

2017年1月、広島駅南口前の「BIG FRONTひろしま」4階に新規オープンした体外受精・顕微授精などの高度生殖医療を中心とした不妊治療専門クリニック。

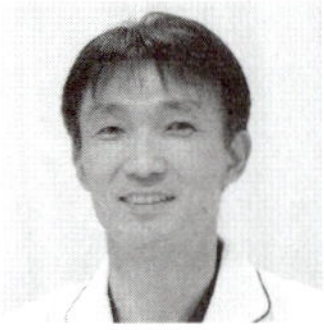

広島市南区松原町5-1 BIG FRONTひろしま4F
TEL 082-264-1131
HP http://ivf-hiroshima.jp
駐車場 なし ＊近隣駐車場をご利用ください（「BIG FRONTひろしま駐車場」をご利用の際のサービス券につきましては受付でお問い合わせください）

診療時間

	月	火	水	木	金	土	日
9：00～12：30	○	○	○	○	○	○	休診
14：30～18：30	○	休診※	○	○	休診	～17：30	休診

＊日曜・祝日、火曜午後・金曜午後は休診　＊受付は、開始・終了ともに30分前となります
※火曜午後は休診ですが、月曜、水曜のいずれかが祝日の場合、該当週の火曜午後は診療を行います

たきぐち・しゅうじ。1992年山口大学医学部卒。1999年山口大学大学院医学研究科博士課程修了。山口大学医学部附属病院、山口県厚生連小郡第一総合病院、済生会山口総合病院、正岡病院（広島市）、浅田レディースクリニック（名古屋市）、英ウィメンズクリニック（神戸市）などを経て、2017年1月に「IVFクリニックひろしま」を開院。日本産科婦人科学会認定産婦人科専門医。日本生殖医学会認定生殖医療専門医。医学博士。日本産科婦人科学会、日本生殖医学会、日本受精着床学会、日本卵子学会、日本産婦人科医会、日本IVF学会、日本生殖心理学会、アメリカ生殖医学会（ASRM）、ヨーロッパ生殖医学会（ESHRE）などに所属。

ロゴマークに込めた想い

広島駅前にひときわ目立つ、新しいランドマーク「ＢＩＧ ＦＲＯＮＴひろしま」。その４階、医療施設の集まるフロアにオープンした「ＩＶＦクリニックひろしま」。ロゴマークの青い花は、アメリカンブルー。別名をエボルブルスといい、ヒルガオ科の多年草で、滝口院長の自宅でも毎年清楚で小さな可愛らしい花を咲かせている。

花言葉は、「あふれる思い」「二人の絆」「清涼感」。花弁の中央に見える白い模様を希望の星に見立てて、ロゴの中心に配したそうだ。

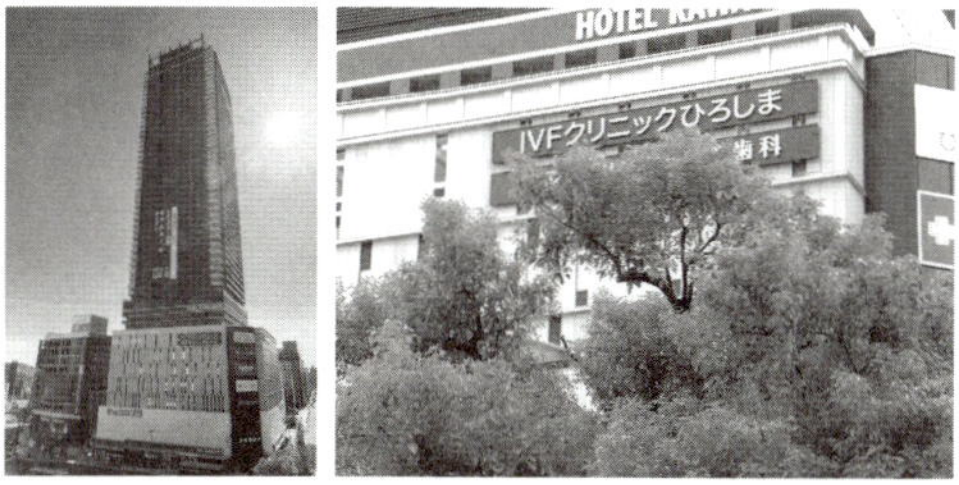

クリニックは「BIG FRONT ひろしま」の４階にある

「私は、〝子どもを持ちたい〟というお二人の想いにお応えするために、高度な生殖医療をご提供し、できるだけ早く妊娠・出産していただけるよう、全力を尽くしてお手伝いしたいと考えています。私たちのご提供する治療の過程でお二人の絆が深まり、その結果として新しい生命を育むこと

主な診療内容	●体外受精　●顕微授精　●卵管鏡下卵管形成術（FT）
不妊治療	子宮鏡検査、子宮卵管造影検査、精液検査、人工授精 凍結融解胚移植、卵子凍結、精子凍結

ができれば、こんなに素晴らしいことはありません。万が一、治療経過が困難なときにも、結果だけを追い求めて孤独に陥らないでほしいと思っています。希望の星を見つめながら、ご夫婦お二人で一緒に歩んで行ってほしい。そんな私たちの想いを、このロゴに込めました」

不妊症とは1年以上妊娠しない状態

「赤ちゃんはまだできないけど、でも、まだ結婚して2年だから」

「なかなか妊娠しないので、不妊症かどうか、1度検査してみようかな」

こんなふうに、大抵の人は結婚後1、2年妊娠しなくても、それを不妊症とは考えていないかもしれない。

しかし、日本産科婦人科学会の定義では、避妊を行わずに一般的な夫婦生活を行っているにもかかわらず、1年以上妊娠しない状態を「不妊症」としている。一般的には、全体の80％の夫婦が1年以内に、2年以内になると90％の夫婦が赤ちゃんを授かることができるといわれている。

また、「私は○歳だけど、見た目も若く、体にも健康にも気を付けているから、

実績（2012 年 3月～2016 年 12 月）	採卵／ 1893件、胚移植／ 1916件（浅田レディースクリニックおよび英ウィメンズクリニックで担当した施術件数）

まだまだ赤ちゃんを産める」と思っている人は少なくないだろう。
確かに最近の女性は、昔と比べると、見た目も体つきも随分若々しい。でも、残念ながら、それが妊娠できる保証にはならないようだ。

「見た目の若さと、妊娠できるかどうかは、関係ありません。たとえ見た目は若く保っていても、たまごは年齢とともに老化していきます。残念ながら、たまごのアンチエイジングはできないのです」

妊娠するために大切なのは、見た目ではなく実際の年齢だ。
院長は断言する。

「ご自身が不妊症かどうか、という診断は、あまり重要ではありません。それよりも大切なのは、ご自身の『たまご』の状態を知ることです。年齢が高くなればなるほど、治療を急いだ方がいいことだけは間違いありません」

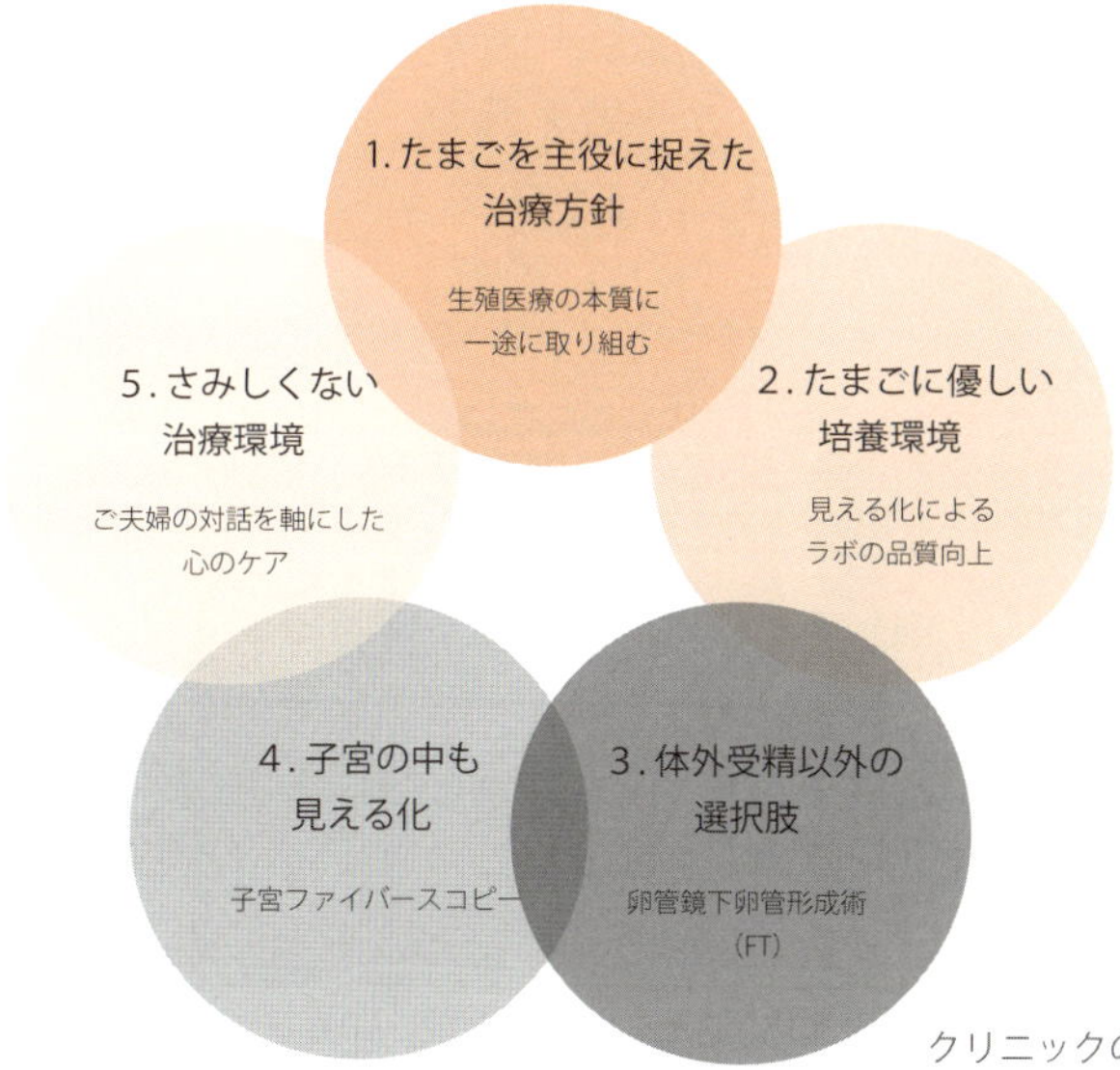

クリニックの５つの特徴

高齢化が進み、栄養状態が良くなり、寿命が長くなっても、女性の生殖年齢は昔と変わってはいないのだ。

不妊の原因が検査で見つかるとは限らない

日本では、不妊症で悩んでいる夫婦の割合は、およそ10組に1組。不妊症は決して珍しいことではない。不妊の原因が女性側にあることもあれば、男性側にあることもある。また、両方に原因がある場合もあれば、逆に全く原因が見つからないこともある。原因はどうあれ、子どもができない人を「不妊症」と呼んでいる。

「一般的には、不妊症の約半数は男性側の原因が含まれるといわれています。だから、妊娠しないなと思ったら、夫婦そろってご来院いただき、男性も検査(血液検査・精液検査)を必ずしていただいています。しかし、はっきりとした原因が見つからないご夫婦が増えているのも事実です。ですから、原因を調べる検査と並行して、当院では初診時から治療を開始します。治療を進めていく過程で、いろいろな問題点が初めて分かってくることも多いと思います」

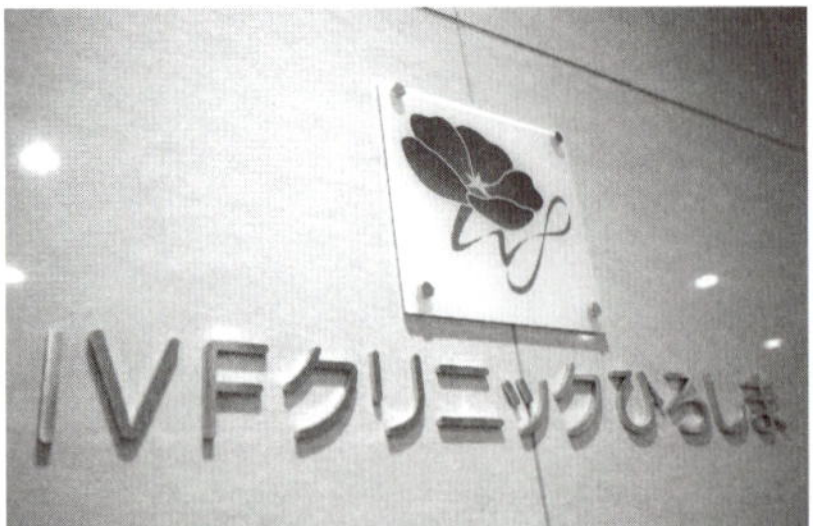

ロゴマークのアメリカンブルー

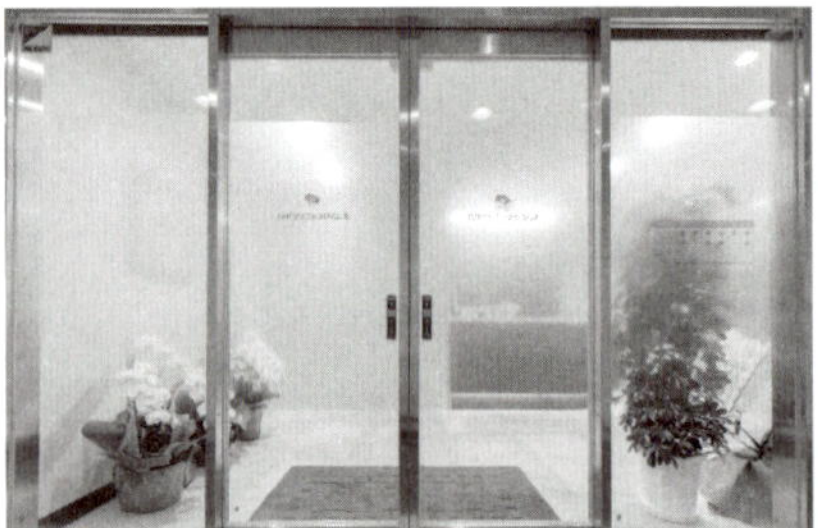
クリニックのエントランス

スタートはＡＭＨ値を知ることから

では、自分が妊娠できるかどうかは、どうすれば知ることができるのだろう。

「卵巣の中にどれぐらい卵子が残っているかの目安（＝卵巣予備能）となるものの1つに、ＡＭＨ（アンチミューラリアンホルモン）というホルモンがあります。血液中のＡＭＨ値を測ることで、ご自身の卵巣予備能を知ることができます」

実は、卵巣の中で卵子は作られていないそうだ。卵巣は卵子を作る場所ではなく、胎内にいるときに作られた卵子を保存しているだけである。卵子は新しく作られないので、卵子は常に、自分

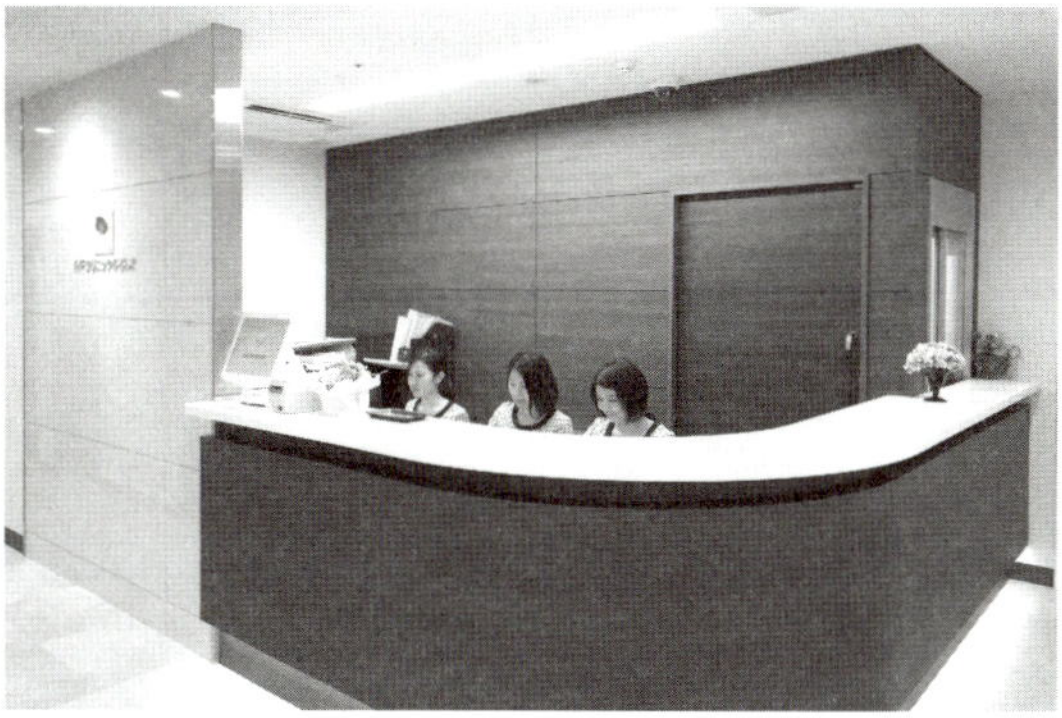

受付カウンター

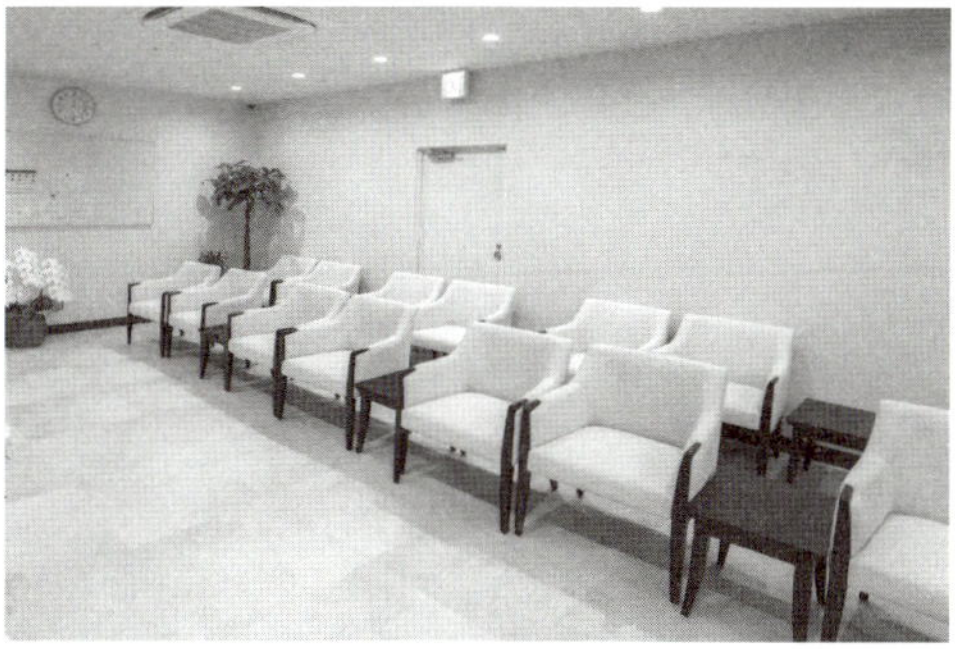

ゆったりとした待合室

と同じ年月が経過している。つまり、卵子は自分と一緒に老化していってしまうのだ。しかも、卵子は毎日減り続けている。個人差はあるようだが、一般的に思春期以降は1か月に1000個ずつのペースで卵子は消えていくという。だから、卵子は年齢とともにどんどん減っていき、卵子自体も年をとり、いろんな不具合を生じるようになる。どんなに見た目が若くても、その人の持っている卵子は、実年齢に比例して老化しているのだ。

この卵子の数は個人差が大きく、年齢との相関関係は強くはないそうだ。たとえ20歳代だとしても、いざ子どもが欲しいと思ったときに卵子がないということが起きることもある。

この、卵子の数の減少は、月経があるか否か、あるいは月経周期が規則的か否か、とは関係がないため、自分で気付くことはできないらしい。

では、どうしたら卵子の減少に気付くことができるのだろうか。それは、採血でAMH値を調べるしかない。

AMH値は、卵子がどれだけ残っているか、〝卵子の在庫〟の目安なのである。AMH値は、40歳代は低めの人が多い傾向はあるものの、20歳代や30歳代は個人差が大きくてバラバラ、年齢からの予想は不

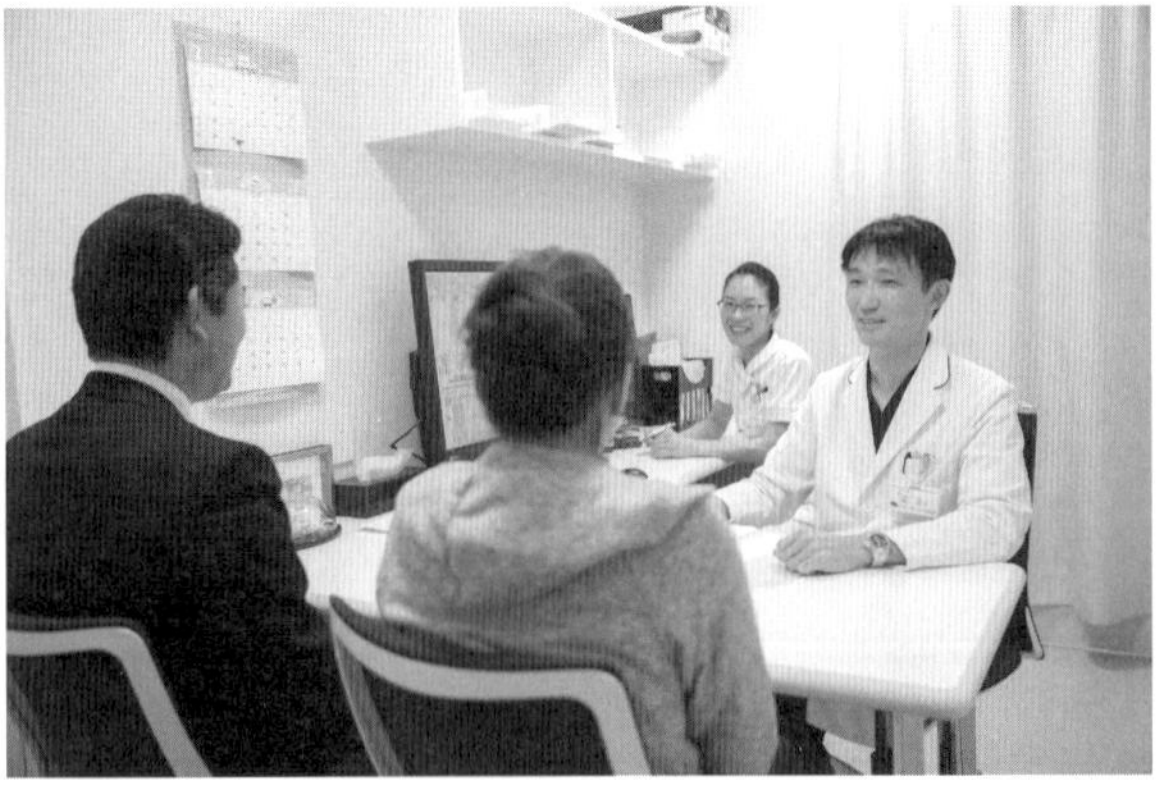

お二人の笑顔のために

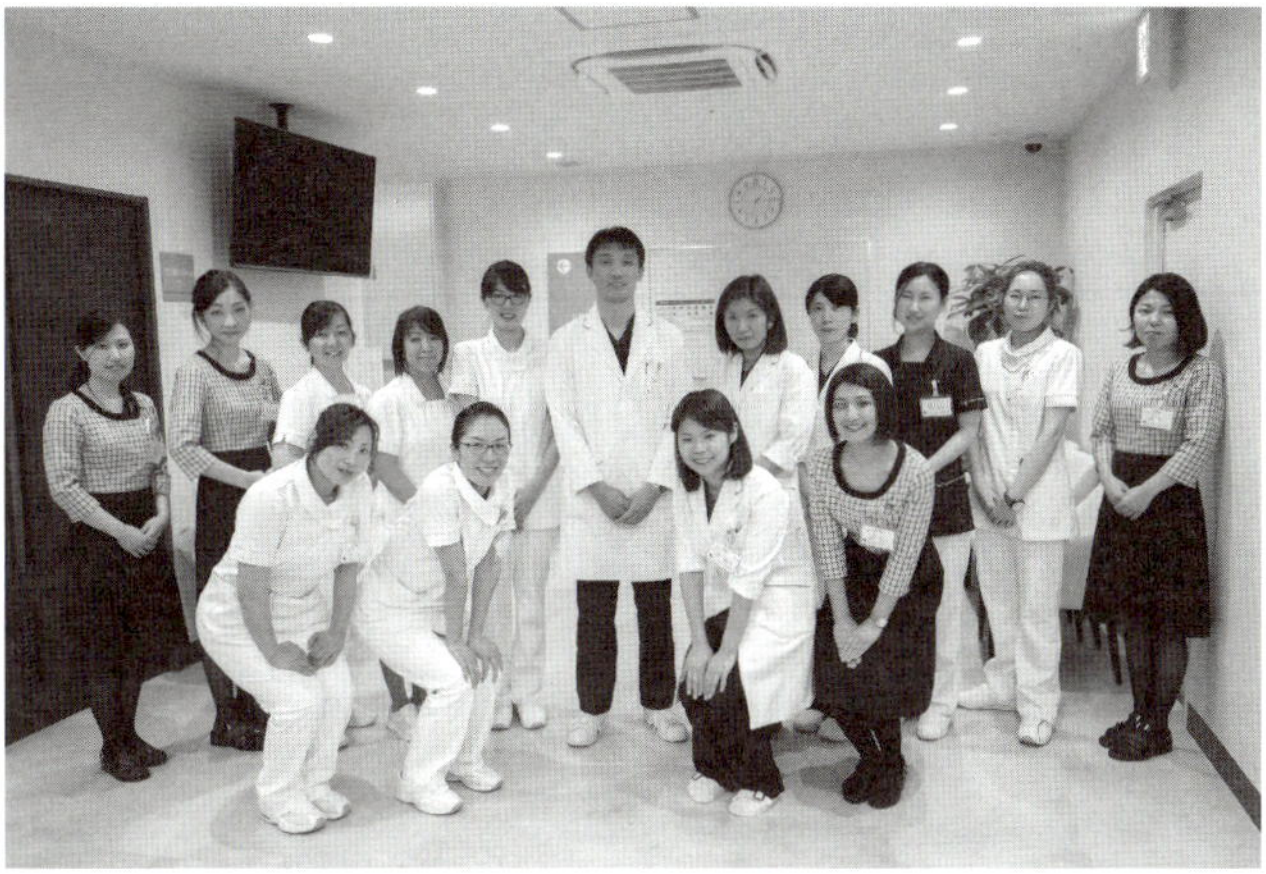

院長とスタッフたち。寂しくない治療環境を皆で考える

可能だという。

「AMH値は大事ですが、AMH値が低いからといって、がっかりする必要はありません。数値が低いということは、残っているたまごの数が少ないということで、妊娠率が低くなるわけではないのです。数は少なくても、1個1個のたまごのクオリティは年齢相応なので、いい受精卵さえできれば年齢相応の妊娠率が期待できます」

結局、AMH値は残っている卵子の数を表すだけで妊娠率とは異なり、妊娠率に関係するのは年齢ということだ。

「実際に、自然妊娠した方でもAMH値が0に近いということは珍しくはありません。AMHが低くても、妊娠率が低いとは考えなくてもよいのです。ただし、AMHが低くない方と比べると、不妊治療をできる時間が短いかもしれないと考えるべきでしょう。治療できる時間が短いならば、1回1回の治療をより確率の高い方法で行うことを考えることが大切だと思います。年齢とAMH値によって、きめ細かく治療の方法や手段を変えていく必要があるのです」

また、多くの人が思い違いしているのが、月経と妊娠との関係だ。

「月経があるから妊娠できると思うのは間違いです」

と院長は指摘する。排卵していなくても、月経はやってくる。妊娠できる最終ラインと閉経年齢には、実は数年

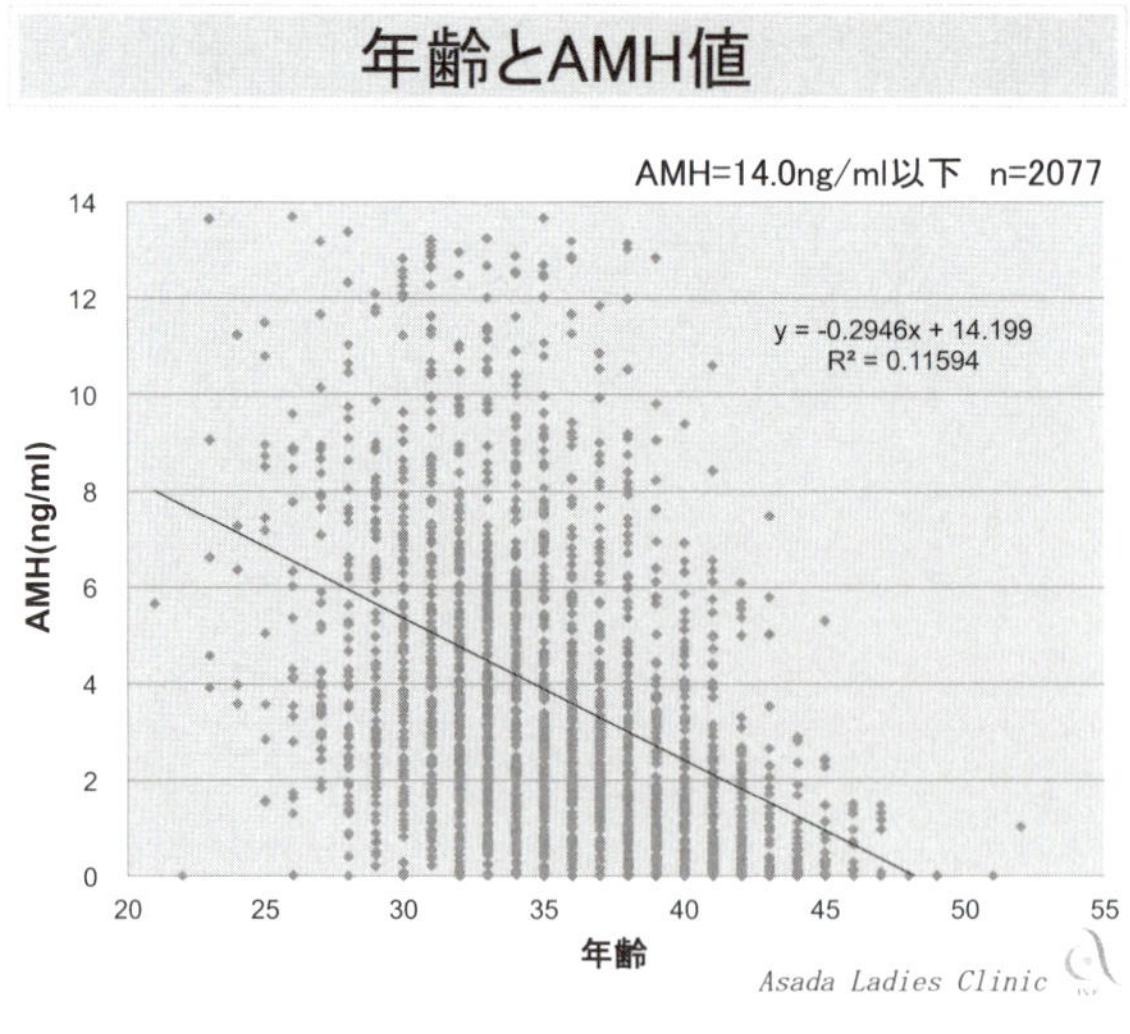

AMH 値は年齢との間にあまり強い相関は認められず、20 歳代・30 歳代は個人差が大きくバラバラである。ただし、40 歳代では高値を示す人は少ないということはいえそうである。つまり、年齢から卵巣予備能を推察することはできず、AMH 値を測るしかない。

のギャップがあるという。閉経するより数年前に、すでに妊娠できなくなっているそうだ。

だから、たとえば30歳を機に、あるいは結婚したときに、あるいは「あれ、妊娠しないな」と不安に思ったときに、まずは病院を受診して、ＡＭＨを測ってほしいという。

「もし妊娠を望むなら、30歳を過ぎたら、未婚・既婚にかかわらず、ＡＭＨを一度測りましょう。外来で採血するだけでチェックできます。自分の卵巣予備能を知るところからスタートして、それから人生設計をゆっくり考えてください」と、院長は呼びかける。

妊娠できる上限は？

ところで、妊娠できる年齢の上限があるのだろうか。

「妊娠するだけではなく流産せずに赤ちゃんを産むところまでたどり着けるのは、凍結保存したものではない自分の新鮮卵子を用いた場合、一般的には

44〜46歳が限界かもしれません」

院長の印象では、不妊治療に厳しさが増すターニングポイントは38歳前後だという。それを過ぎると、明らかに妊娠率は低下していき、そして流産率は逆に増加していくそうだ。妊娠による体への負担や諸々のリスク、さらに出産後の育児負担も考えると、これは自然に仕組まれた自己防御システムなのかもしれない。

たまごに優しい培養環境を実現

妊娠の主役はたまご（卵子・胚）である。院長は、常にそれを頭に置いて、まず患者一人ひとりの年齢、卵巣予備能を的確に把握し、これまでの診療経験を生かした豊富な症例データと科学的根拠に基づいて、最も的確な治療法を選択するよう心がけている。

「いいたまごをつくることが、妊娠に向けての第一歩です。そのいいたまごをつくるためには、適切な卵巣刺激方法の選択が重要です。次にたまごと精子を上手に出合わせて、いい受精卵（胚）をつくる。それから、その胚をそっと

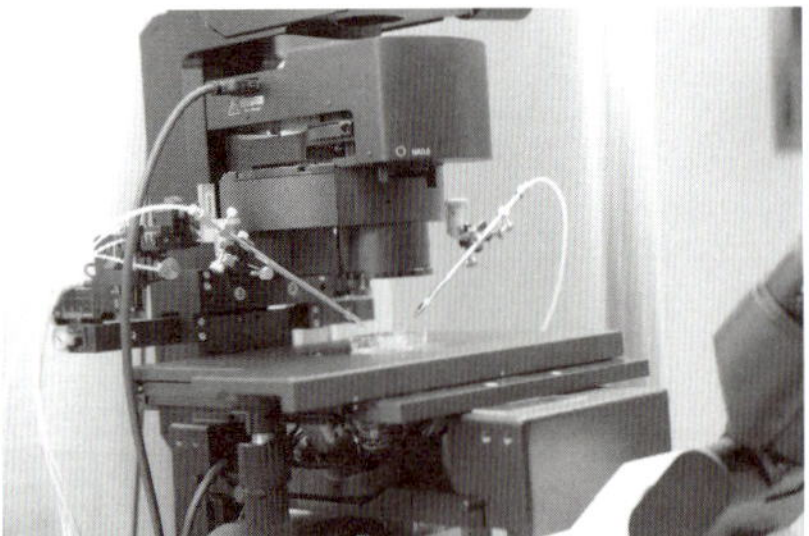

顕微授精を行う装置

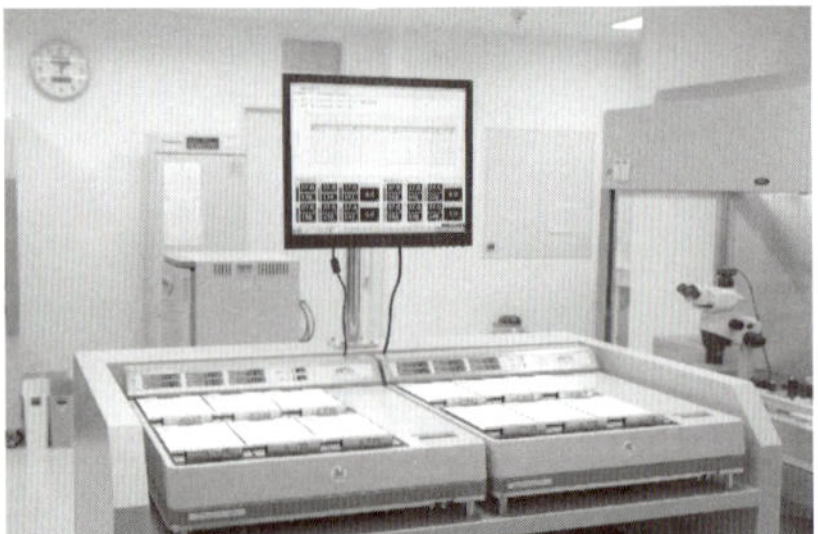

インキュベーター（胚を培養する装置）

優しく育てる。これら全ての過程において、いかに胚にダメージを与えずに育ててあげられるか。それが私たちの腕の見せどころです」

「培養室はクリーンルームであるけれども、『もともとクリーンな部屋』ではなく、『皆でクリーンに保つ努力を続ける部屋』であると考えています。クリーンルームには、高価な設備や機器が必要ですが、お金をかけさえすれば良い培養環境が得られるというわけではありません。大切なのは、クリーンルームの中で働く胚培養士の意識の持ち方です。私たちは、高い意識に支えられた高度のスキルを維持することを重視して、職員の精神面の教育にも力を入れています」

同院では、たまごにとって優しい培養環境を維持するために、日本の生殖医療をリードする先端的な諸医療施設への見学・研修を積極的に行いながら、胚培養士の技術指導・精神教育を重視している。

また、培養室での作業は「見える化」を図り、全ての顕微鏡にはモニター画面を装備している。見える化により、お互いの手技をチェックし合える環境をつくることで、スタッフの技術の維持・向上を図っており、中途半端ではないプロ集団になることをめざしている。

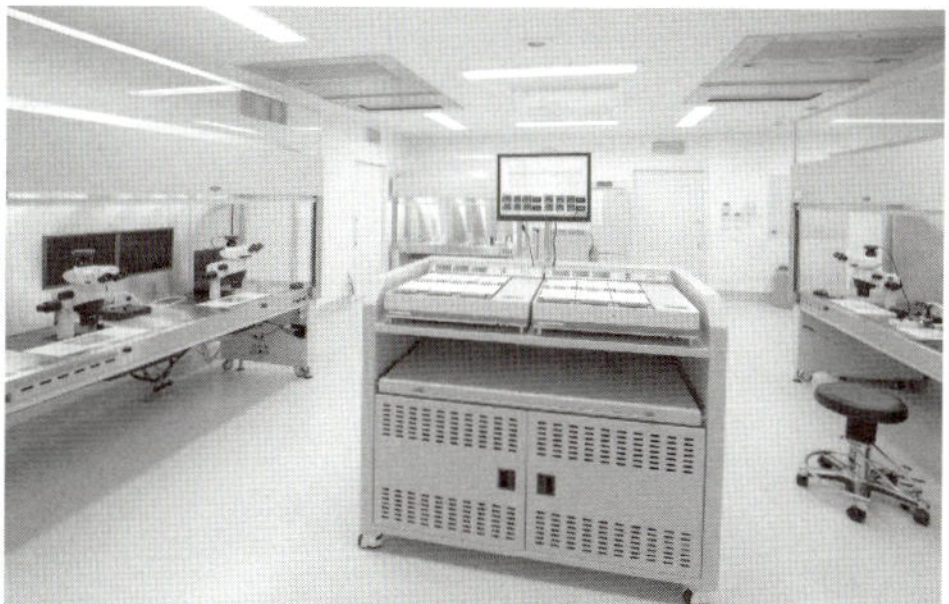

培養室。
「もともとクリーンな部屋」ではなく、「皆でクリーンに保つ努力を続ける部屋」だと考えている

たまごを主役にとらえた治療を重視

妊娠するためにたまごが負う役割は重大である。妊娠の主役はあくまでもたまごなのだ。もちろん、自然妊娠においては、精子も重要である。精液所見が良くないと、自然妊娠は困難になる。しかしながら、体外受精（特に顕微授精）に関していえば、いい精子が1匹いればそれで十分かもしれない。あとは、たまごが全てを育んでいく。そういう意味で、妊娠の主役はたまごなのだ。

体外受精における卵巣刺激で大切なことは、たまごの成熟率にこだわることだと院長は言う。名古屋での修業時代に教わった、数々の重大な秘訣の1つらしい。加えて、いかにして、たまごを成熟したいい状態で、できるだけ数多く採取できるか。加齢に伴う不具合が原因であることが多い昨今、自然に妊娠することを待っていては、チャンスがどんどん減っていくことになる。何もしなくても消えていく卵子を、消えないうちにしっかりと育てて、採卵していこうという、いわば〝攻め〟の治療だ。

まずは、いいたまごを採ることに集中して、多くの受精卵を作り、いったんそれらを凍結する。そして時期を分けて、いい受精卵を1つだけ胚移植する。だから、採卵に向けての卵巣刺激では、内膜の状態や多胎を心配せずに、たまごのことだけに集中できる。これが、体外受精の魅力だ。

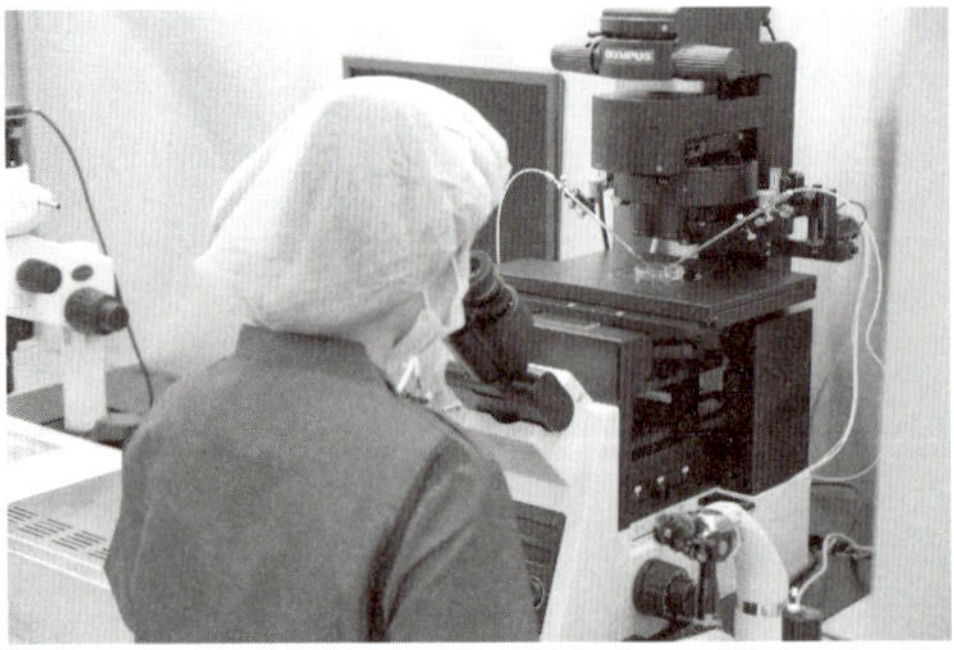

顕微授精を行う様子

「私たちは生殖医療の専門医だが、その前に産婦人科医であり、最終ゴールはお産です。お産に向けて、リスクの多い多胎妊娠は避けるべきです。現在、日本では、体外受精で移植する胚は原則として1個、多くても2個まで。体外受精・胚移植による多胎率は確実に減っています」

新鮮胚移植と凍結融解胚移植

「新鮮胚移植」といって、たまごを採って、受精させたたまごを引き続き同じ周期で子宮の中に入れて着床させようとすると、理想的な治療にならない人もいる。排卵前後に上がる黄体ホルモンが早くから上がり始めるため、子宮内膜が着床の準備を先に始めてしまい、いざ、たまごが着床しようと思っても着床の受け入れ状態がすでに終わってしまっているなど、タイミングの良い

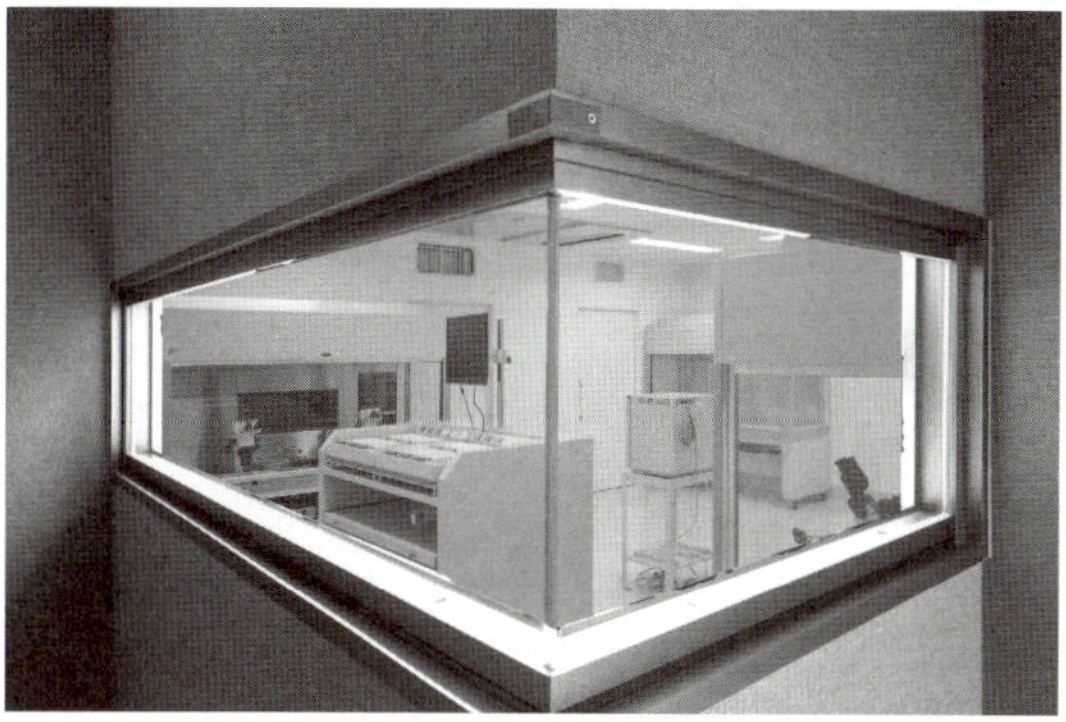

見学ルームから見た培養室の内部

ときに着床できない状態が出てきたりする。

それを防ぐために、新鮮胚移植だと黄体ホルモンが上がってしまう前に、早く採卵をしないとうまくいかない。ところが早く採卵すると未熟なたまごが多く、受精できる成熟卵が少ない。新鮮胚移植では、中途半端な治療になることがある。

その場合に、胚凍結という技術を前提として、まずはたまごを育てることに集中する。そして受精卵をいったん凍結して、周期を改めて、内膜をしっかり育てて、タイミングの良いときに胚を子宮内に入れる「凍結融解胚移植」でうまくいくことが多い。日本産科婦人科学会のデータでも、各年齢とも凍結融解胚移植は新鮮胚移植よりも約10％は妊娠率が高いという。

たまごが十分に成熟したか否かの見極めは、ホルモンの値、エコーで見た卵胞の大きさ、その人のＡＭＨ値、年齢などを考慮するそうだが、これがなかなか難しい。

エストロゲンという女性ホルモンが出過ぎると、採卵の後に卵巣が腫れて、卵巣過剰刺激症候群という副作用が出て、ひどくなると血栓症などさまざまな合併症が出てくることがある。これを完璧に防ぐのは難しいが、防ぐ手段の1つとして、新鮮胚移植をしないという選択肢がある。新鮮胚移植をしないことで、卵巣過剰刺激症候群の重症化を防ぐことができる。

画一的に治療方針を考えない

なかなか自然には排卵しない人の中には、治療が難しい人がいる。ＡＭＨを測ると高い値を示し、たまごをいっぱい持っているのだけれど、なかなか自然には排卵してくれない。そこでちょっと治療すると、今度は一度に20個とか30、40個もの卵胞が育つことがある。ゼロかたくさんか両極端で、ちょうどいいところができない人がいる。多嚢胞性卵巣症候群《たのうほうせいらんそうしょうこうぐん》という、難しいケースである。

その真反対で、加齢とともに予備能が下がってしまって、半年に1度しか卵胞が育ってくれない人もいる。そういった難しいケースにも、持てる限りの知識と経験を駆使し、対応していく。

「卵巣予備能が低下して、閉経前のようなホルモンバランスになっている方に対しては、薬を使ってホルモンの値を調整しながら、2、3か月間じっと待ってあげることが必要なときもあります。そうするとたまごが突然育ってくることもあり、その機会を逃さずに採卵します」

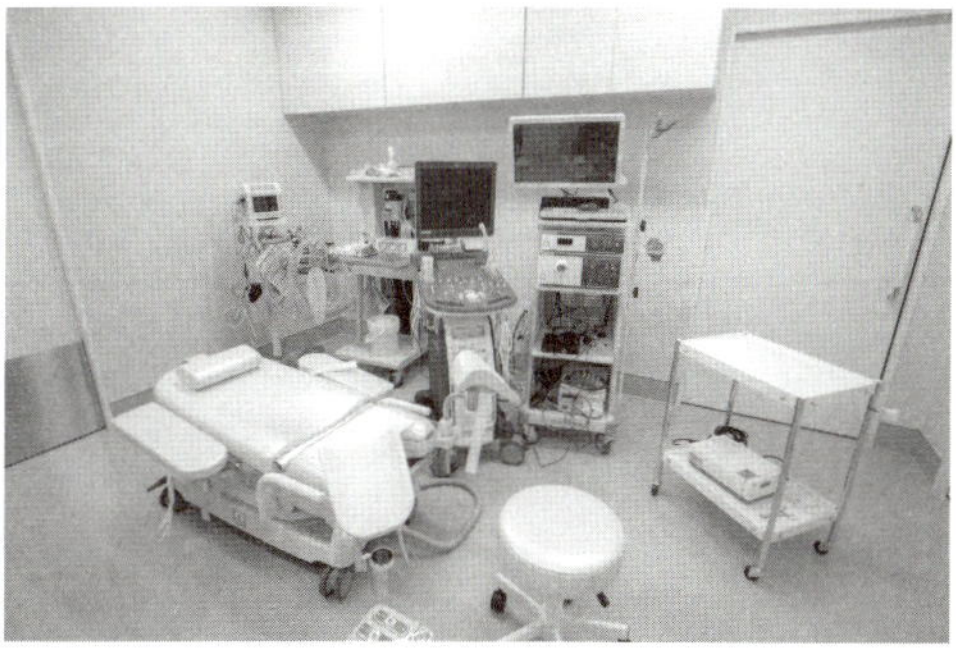

手術室

「おそらく治療の難しい人はどこで治療しても難しい。簡単な、妊娠しやすい方は、ちょっと後押ししてあげるだけで、どの先生がやっても妊娠する。ただ、うまくいかないときは、次にどうするか。そのときに、手数をどれだけ持っているかが勝負の分かれ目です。体外受精の卵巣刺激法には、ロング法、ショート法、アンタゴニスト法、低刺激法など、いろいろなバリエーションがあります。でも、刺激方法を変えさえすればいいというわけではありません。大切なのは、たまごの真実を見極めた判断力です。また、たまごをたくさん採卵するためにも、いろいろなコツがあるのです」

治療の見極めの第一は、ＡＭＨ値。年齢の関与も大きい。その人の過去の採卵の成績も重要な参考になる。それらをフィードバックしながら治療に向かう。妊娠の主体は卵子だから、たまごをどうしたらいいかを見つめ続けている。とにかく画一的に考えずに、その人の卵巣の予備能や年齢に合わせて、治療方針を考えて提供する。

同院の大きな特色は、教科書的な治療方針にとらわれず、たまごがどう育つか、どうやったらうまく妊娠するか、生殖医療の本質を見極めること。従来の治療方針では考えられなかった発想でも、ちゃんとしたデータがあれば、その治療法を取り入れる。

「たまごの成熟をしっかりと待つ。適切な卵巣刺激を行うことを第一目標としていることが、大きな特徴です。成熟卵をしっかり採ることを重視して、必要ならば全胚凍結を行う。そして、胚盤胞移植にこだわらずに、とにかく胚移植を行うことで妊娠の可能性を高めようとしています」

体外受精以外の選択肢「卵管鏡下卵管形成術（ＦＴ）」

卵管の狭窄《きょうさく》や閉塞は、不妊原因の30％前後と報告されている。卵管性不妊に対する治療の主流は体外受精だが、「卵管鏡下卵管形成術（ＦＴ）」も有効である。

ＦＴは日帰りでの治療が可能で、基本的に1回の治療で完結することが多く、体への負担も少なく、健康保険も適用されるため、患者への負担が少ない。

中国四国地方でＦＴを行っている施設は少ない。しかし、体外受精を考える前に、ＦＴという選択肢もあることを知っておいてほしい。ＦＴを行う上で、次の2点がポイントとなる。

まず、ＦＴには得意な場所と不得意な場所があるということだ。ＦＴにより、

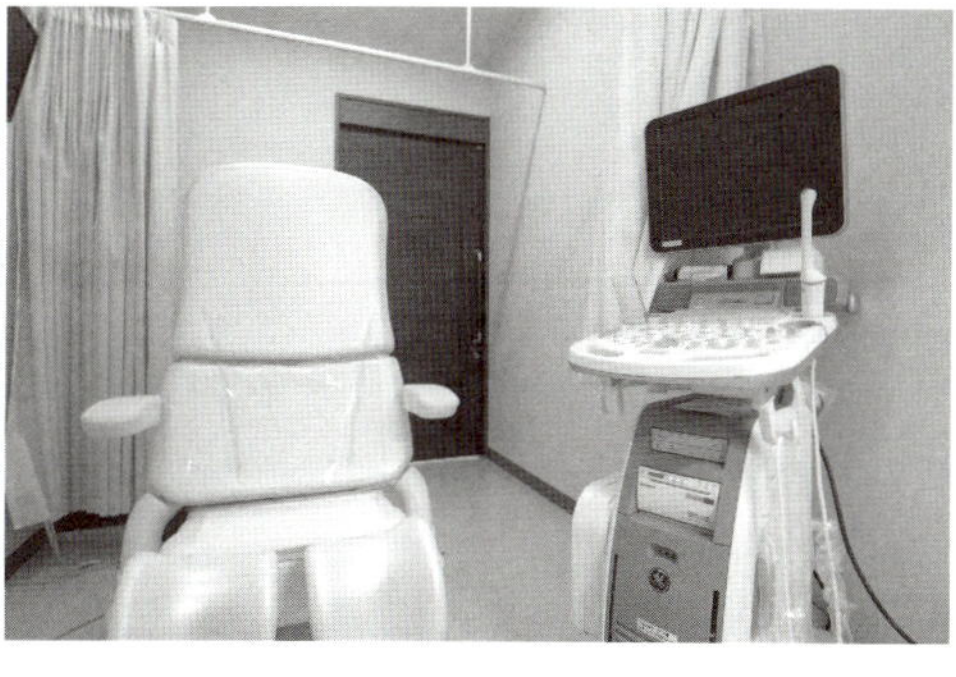

内診室

少なくとも片側の卵管の通過性を回復できる率は97％といわれている。しかし、FTにより妊娠に至った症例の90％は卵管間質部という卵管の付け根付近に病変がある症例だそうだ。

また、FT治療後には約30％の妊娠率が期待されるといわれているが、39歳以上では妊娠率が低下することが知られている。また、治療後6〜8か月以上経過しても妊娠に至らない場合は、体外受精へのステップアップを考えるべきであるという。

「卵管因子以外の不妊原因が存在する場合、必ずしもFTは妊娠の決め手にはなりません。特に38歳を超えると、卵子の老化の影響が大きくなってしまうためだと思います」

39歳以上の人は、FT後の自然妊娠を期待するのか、あるいは今すぐに体外受精を選択するべきなのか、慎重に検討しなければならない。

「あくまでも妊娠の主役はたまごであり、この本質を見失って、限られた時間しか治療できない人に時間のロスをさせてはいけない」と、院長は言う。

院長は、卵巣予備能の評価に精通し、ＦＴの限界（有効な治療部位や適応年齢など）を熟知した上で、体外受精以外の選択肢としてＦＴを検討している。

スタッフ全員で心のケアを重視し、全力でサポート

院長は、広島市で生まれ育った。産婦人科医を志したのは、広島赤十字・原爆病院の産婦人科医だった父への憧れがあったのかもしれない。山口大学大学院で生殖内分泌班に入り、それが生殖医療との最初の接点となった。基礎研究の傍《かたわ》ら、体外受精チームでは胚培養士の代わりにたまご・胚の操作、精子の処理などに従事した。当時はまだ、今のような高性能のインキュベーターはなく、デシケーターと保温庫を用いた培養を行っていた。

また、顕微授精は行っていなかった。採卵の翌朝、実験前に病棟に出向いて受精確認を行うのが日課だったが、受精しなかったときは大いに落ち込んだり、当時は一喜一憂する日々だったという。

２０１２年３月から浅田レディースクリニック（名古屋市）で、高度で先進的な不妊治療を学び、２０１７年１月に故郷の広島で独立開業した。

「浅田レディースクリニックでの不妊治療を目にしたとき、大いに衝撃を受けました。既成概念にとらわれない発想で、たまごの真実を見つめる治療方針と、高度な技術に支えられたハイレベルな胚培養士たちの存在。特に、卓越した顕微授精の手技を目にしたとき、身震いするくらい感動しました。多くの友人が産婦人科の臨床実習で分娩に立ち会ったときに、生命の誕生に感動を受けたようですが、私はあまり感動しませんでした。でも、浅田レディースクリニックでモニターに映し出された顕微授精を見たとき、体に電気が走るくらい感動しました。想像を絶する究極の世界に、それまで私の頭にあった不妊治療の概念を、根底から覆されました」

ここでの5年間の経験と、さらに複数の施設で取り組んできた不妊診療の経験を生かし、高度な生殖医療を提供し、生まれ故郷広島で、不妊に悩む夫婦の役に立ちたいと考えている。

体外受精による治療は保険が適用されないため、治療の費用は高額になることもある。しかしながら、体外受精は決して万能ではない。必ずしも思い通りの結果が伴うとは限らない。

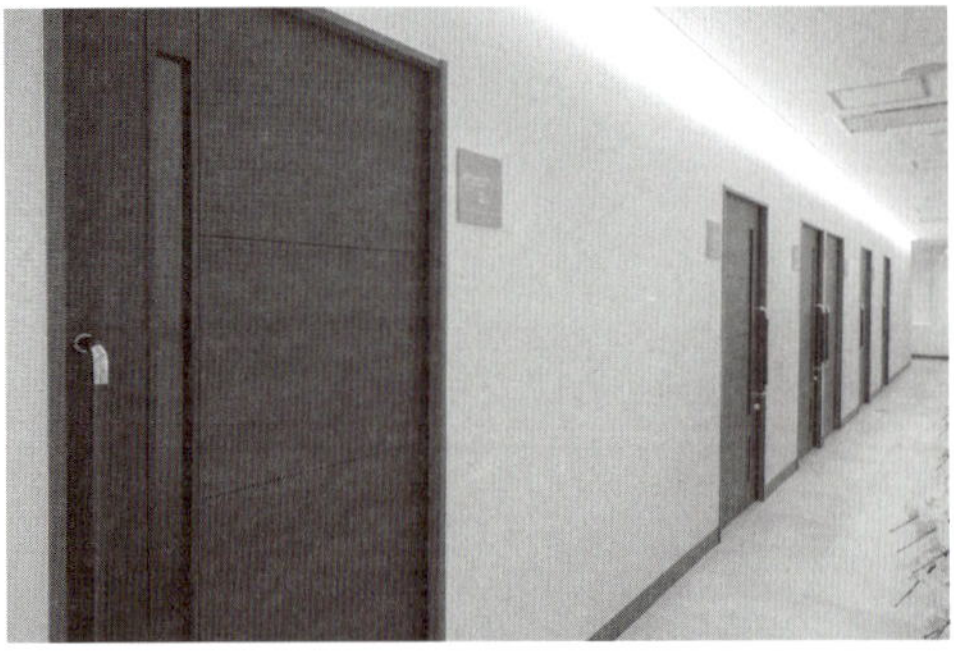

外来

治療に光が見えず、精神的にも落ち込む日々もあるだろう。

また、患者の中には妊娠できずに不妊治療を終える方もいる。しかしながら、彼女たちは、病院に通わなくなっても、不妊ということを背負ったまま、その後の人生を生きていかねばならない。不妊治療が終わっても、不妊は終わらないのかも知れない。

一般的に、妊娠して妊婦健診の病院に転院するとき、不妊治療からの「卒業」と言うことが多い。しかし、本当に妊娠だけが「卒業」なのだろうか。妊娠に至らずに不妊治療を終結したときも、それは立派な不妊治療からの「卒業」ではないだろうか。もしかしたら、その「卒業」に笑顔はないかも知れない。

それでも、何とかして、彼女たち夫婦に笑顔を取り戻せないのか。不妊治療がつらい思い出だけで終わらないように、何かできることがあるのではないか。答えはまだ見つからないけれど、それでも常に何かできることを模索していきたい。滝口院長はそう考えている。

同院は、院長を始め、臨床心理士を含めたスタッフ全員がそんな想いを胸に、来院されたお二人の気持ちにそっと寄り添い、悩みや孤独感を一人で抱え込まないように心のケアを重要視し、全力でサポートしている。

福山市新涯町

不妊治療と産科を中心に、女性のライフステージごとの健康をサポート

よしだレディースクリニック 内科・小児科

吉田 壮一 院長

不妊治療と正常分娩を専門とし、婦人科疾患全般についても対応。正常分娩の妊婦には出産までかかわる。併設の内科・小児科と連携し、地域の女性のライフステージごとの健康をサポートしている。

福山市新涯町3－19-36
TEL　084-954-0341
HP　http://www.yoshida-ladies.net/greeting.html
駐車場　あり（50台）

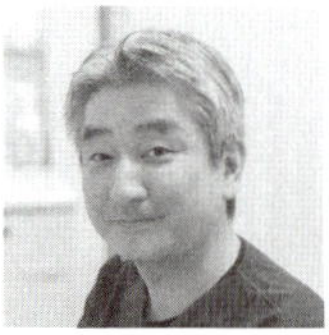

診療時間

	月	火	水	木	金	土	日
9:00 ～ 12:30	○	○	○	○	○	○	休診
15:00 ～ 18:00	○	○	○	休診	○	休診	休診

＊予約制（電話で予約の上ご来院ください）
＊日曜・祝日、土曜午後は休診。2月～ 12月は第1火曜の午後休診（祝日の場合は第2火曜が休診）

よしだ・そういち。広島県尾道市生まれ。1984年金光学園高校卒業。1990年鳥取大学医学部卒業。1996年同大学院修了（医学博士）。1999年オーストラリア・モナッシュ大学で高度生殖補助技術研修。2004年鳥取大学医学部学部内講師、女性診療科外来医長、産科病棟指導医。2006年よしだレディースクリニック内科・小児科開院。日本産科婦人科学会（専門医）、日本生殖医学会（生殖医療専門医）、日本周産期・新生児学会、日本内分泌学会、日本生殖内分泌学会（評議員）、日本産科婦人科内視鏡学会（前評議員）、母体保護法指定医、アメリカ不妊学会（ASRM）、ヨーロッパ不妊学会（ESHRE）所属。

不妊治療から出産まで

不妊治療のクリニックは、専門に特化していることが多い。しかし、同院は、不妊治療を専門としながら、正常分娩にも対応している。

不妊治療では、通常、妊娠したあとはそれまでかかってきたクリニックでの治療はそこで終了し、出産のために別の産婦人科へ移る、という流れになる。しかし同院では、基本的には不妊治療によって妊娠した女性の出産（正常分娩）までを見守り、赤ちゃんを取り上げるまで寄り添っている。

妊娠というゴールをめざして一緒に不妊治療に取り組み、信頼関係を築いてきた医師に、妊娠したあとも継続的に診てもらえてそのまま出産できることは、患者にとってどれほどの大きな安心感があるか、計り知れない。

同院は、２００６年の開院以来11年間、そのコンセプトのもと、不妊に悩む地域の女性たちを全力で支えてきた。

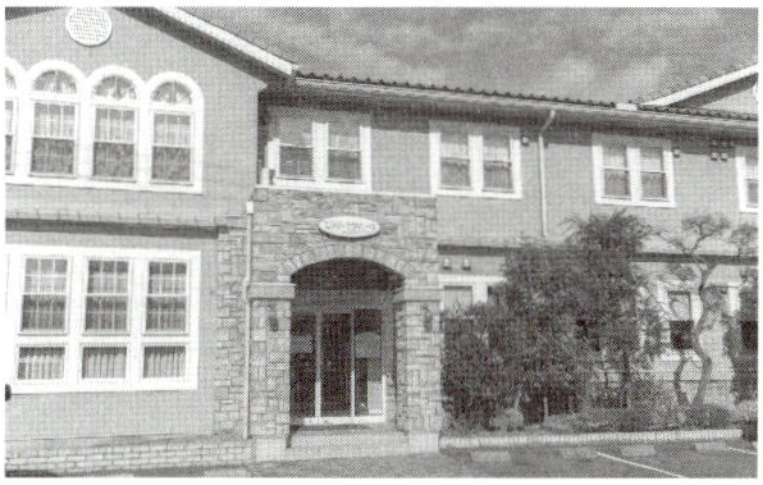
外観

主な診療内容	●産科　●婦人科　●不妊治療
産科	妊婦健診、ブライダルチェック、産み分け希望の方への物品販売
婦人科	子宮がん・卵巣がん、生理不順、子宮筋腫、 子宮内膜症などの婦人科疾患全般
不妊治療 鍼灸治療	一般不妊治療 高度不妊治療（生殖補助技術ＡＲＴ：体外受精、顕微授精など） 不育症（習慣流産）治療、ホルモンバランス療法、逆子灸 マタニティマッサージ（担当：今井鍼灸師）

「ただ残念なのは、年々晩婚化して高齢出産が増えているため、不妊治療でせっかく妊娠できても、高血圧や婦人科疾患などの合併症を持つ妊婦さんが多くなっていることです。高齢妊娠の場合、正常分娩を望んでも、なかなか難しいのが現状です。ハイリスクの妊婦さんは、専門医の管理のもとできちんとコントロールでき、もし何かトラブルが起こってもすぐに適切に対応できる高次医療施設へ紹介します」と、吉田院長は話す。

体外受精は、2014年の集計結果では、全国で39万件あまり実施されて、4万7322人の赤ちゃんが誕生している。この年の総出生数が100万3539人だから、およそ20人に1人が体外受精で生まれたことになる。ちなみに、その翌年2015年に生まれた赤ちゃんの人数は100万8000人で、それまで減少し続けていた出生数が5年ぶりに増加したという、明るいニュースが話題になった。

こうした出生率の増加は、30歳代の女性の出産が増えて、全体の出生数を押し上げているからだといわれている。晩婚化傾向と高齢出産の増加から、体外受精で誕生する赤ちゃんはこれからも確実に増えていくとみられている。

院長は、こうした生殖医療（不妊症や不育症などに対する医療）の分野に早

実績・成績（2016年）	分娩数／289例（内、経腟分娩数／261例、帝王切開数／28例） 不妊初診数／450例、人工授精／565例、採卵／254例 移植／317例、卵管造影／412例

い時期から携わり、キャリアを重ねてきた。

幸せな瞬間に立ち会える

院長は広島県尾道市の生まれで、実家は祖父の代から産婦人科医院（現在は休診中）を営んでいた。1階が医院の外来、2階が病室で3階が自宅と、同じ建物内にあったため、夜間でもお産で呼ばれて仕事に向かう父の姿を、幼いころからごく当たり前に見ていた。赤ちゃんの泣き声が響きわたると、3階の自宅でいつも「ああ、また生まれたんだな」と、家族みんなが自然と笑顔になったものだった。赤ちゃんの声がいつも聞こえる環境に育ち、お産の幸せな瞬間に立ち会えるのはいい仕事だな、と感じていた。産婦人科しか身近ではなかったが、自分もいつか医者になろうと心に決めていた。

鳥取大学医学部に進学したときは、まだはっきりと産婦人科医をめざしていたわけではなかった。しかし、在学中の6年間で、内科や外科などのあらゆる診療科を経験して臨床実習をしていく中で、人間の一生で一番おめでたい〝生まれる〟瞬間に立ち会える産婦人科医に、改めて魅力を感じるようになった。医学部を卒業するときには、産婦人科医をめざす意思を固めていた。

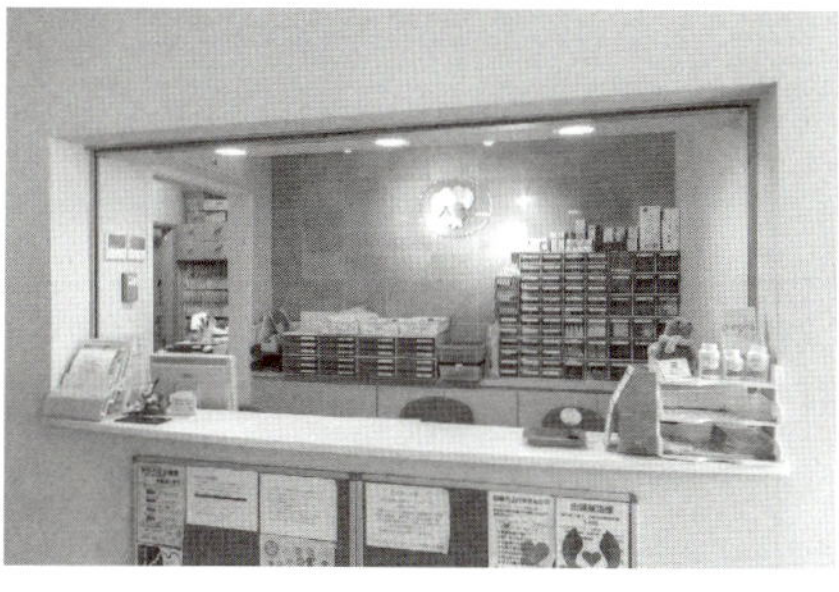

受付

区分	初期胚	胚盤胞
新鮮胚	22.2%	50.0%
凍結融解胚	29.5%	50.3%

移植成績

2年間の産科婦人科の初期研修が終わり、周産期医療部門・婦人科腫瘍部門・不妊生殖医療部門の3つの分野がある中で、自分がめざす専門として選んだのは、不妊生殖医療の分野だった。

1978年にイギリスで世界初の体外受精児が誕生し、5年後の1983年には東北大学で国内最初の体外受精による赤ちゃんが生まれた。鳥取大学は、東北大学に次いで国内でも2〜3番目という早い段階で体外受精に成功しており、不妊治療の研究が盛んに行われていた大学だった。

この時代は、生殖医療の分野の研究がどんどん進んでいて、世界的なニュースとして大きく報じられて世間の注目も集まっていた。

そんなころ、卵管性不妊のために開発された体外受精から進化して、少ない精子でも受精させて胚移植できる受精卵を確保できる方法として、「顕微授精《けんびじゅせい》(卵細胞質内精子注入法《らんさいぼうしつないせいしちゅうにゅうほう》)」が開発された。1992年にベルギーで、世界で初めての顕微授精による妊娠と出産に成功し、国内でも1994年に最初の顕微授精による赤ちゃんが誕生した。

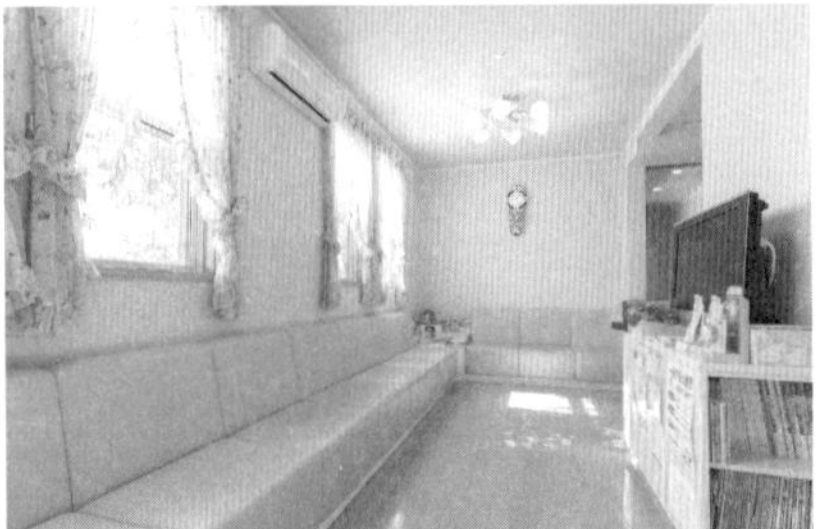

待合室

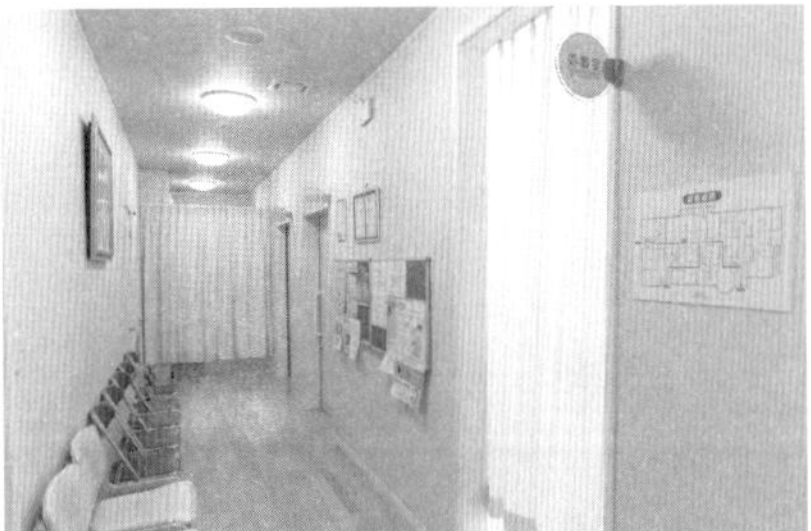

中待合室

人の卵はきれい！

院長が医学部に入学したころは、国内で最初の体外受精の成功に湧いていた時期だった。また、不妊生殖医療分野を専門にめざしていたその当時は、まだ顕微授精は研究段階の治床であった。生殖医療の黎明期ともいえるそんな時期から、院長はこの分野にかかわってきたのである。

このように表現すると、華々しい世界に進んだように思われるかもしれないが、実は決してそうではなかった。産婦人科は、やはり妊娠や出産にかかわる産科が主であり、一方で、産婦人科に限らずどの診療科でも、がん治療が注目度の高い分野だった。そんな中にあって、生殖医療分野はどちらかというと本流ではない、むしろ地味ともいえる研究分野だった。

「今まで赤ちゃんを授かることができなかったご夫婦が赤ちゃんを授かれるようになり、そのお手伝いをしていくことができるのです。出産よりももっと前の段階の、妊娠から生命の誕生に携われる職業は、とても素晴らしいと感じました」

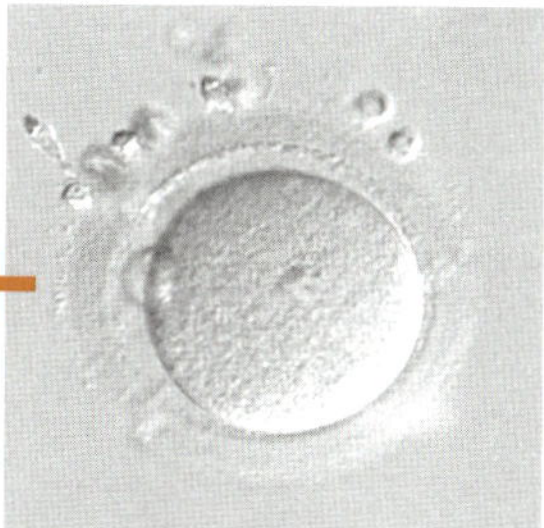

未受精卵

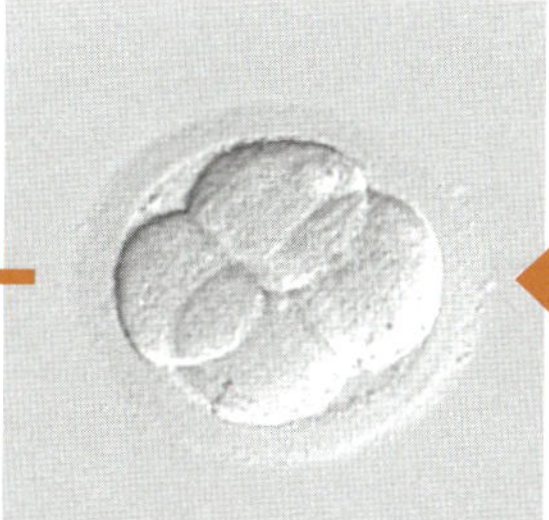

初期胚（４細胞期）

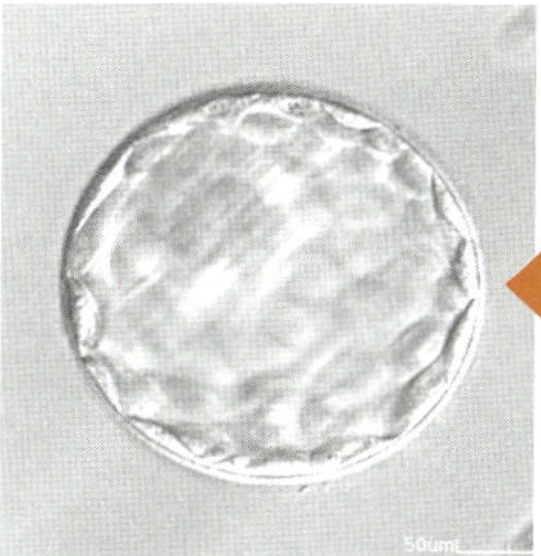

胚盤胞

研究が進み、世界中から新しい情報が次々に入ってきて、目に見えて成果が表れて手応えを感じられるのも面白かった。

もう1つ大きく心をひかれたのは、「人の卵は非常にきれい」ということだった。神秘的で何とも言えないきれいなその姿を、初めて見たときは感動した、と振り返る。

オーストラリアで生殖医療を研修

専門は不妊治療だが、鳥取大学附属病院では、婦人科がんや出産、帝王切開など全てにかかわった。

1999年に研修留学したオーストラリアのモナッシュ大学は、世界で2番目に体外受精胚移植を成功させた歴史のある大学で、ここで顕微授精などの高度生殖補助技術を研修した。

オーストラリアは、国策として人口増加に取り組んでおり、イギリスに次いで生殖医療が盛んな国だった。日本とは治療のシステムも全く異なり、大学は基礎的な研究を行うだけの場であり、実際の不妊治療の部分は、大学や病院に関連する企業が中心となって結成された体外受精チームが、各地を転々と移動

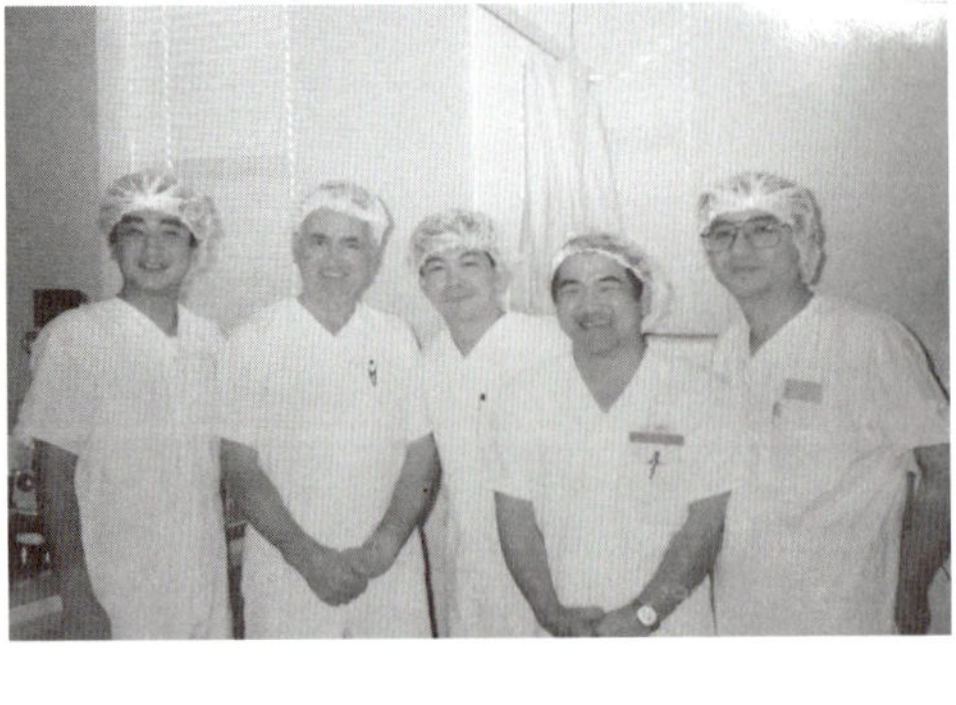

モナッシュ大学コバクス教授と
日本からの研修チーム

して行っていた。当時の日本ではまだ確立されていなかった、胚培養士という職業も確立され、医師がかかわるのは採卵と胚移植するときだけで、役割分担が明確になされていた。現在は、国内でもそれに近い形の役割分担ができているが、そのころの日本では、全てのプロセスを医師が行っていた。

院長は、同大学で基礎的な学問の研修に参加しながら、体外受精チームのキャラバンにも随行して、現場で臨床的な手技を体験した。

「将来的な不妊治療の方向性を見ることができたことと、顕微授精のテクニックや新しい情報を知ることができて良い経験になりました」

クリニックを開院

その後、鳥取大学に戻ってからは、国内でも有数の乳がん診療実績を持つ大阪府立成人病センターで、乳がん診療の研修も経験し、同大学附属病院で乳腺や不妊治療の外来を担当していた。

本来なら不妊治療に専念するはずだったが、その当時周産期医療のリーダーだった医師が退職したことに伴い、周産期医療にも携わることになった。大学

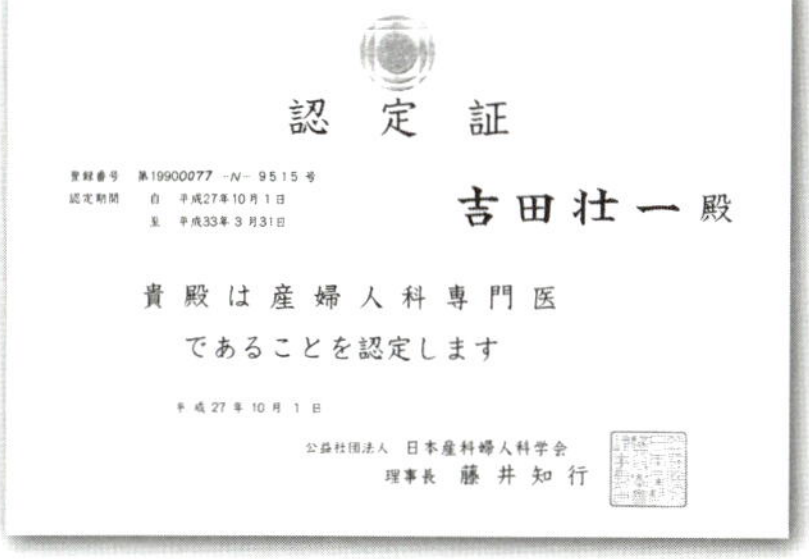
認定証
登録番号 第19900077-N-9515号
認定期間 自 平成27年10月1日
至 平成33年3月31日
吉田壮一 殿
貴殿は産婦人科専門医
であることを認定します
平成27年10月1日
公益社団法人 日本産科婦人科学会
理事長 藤井知行

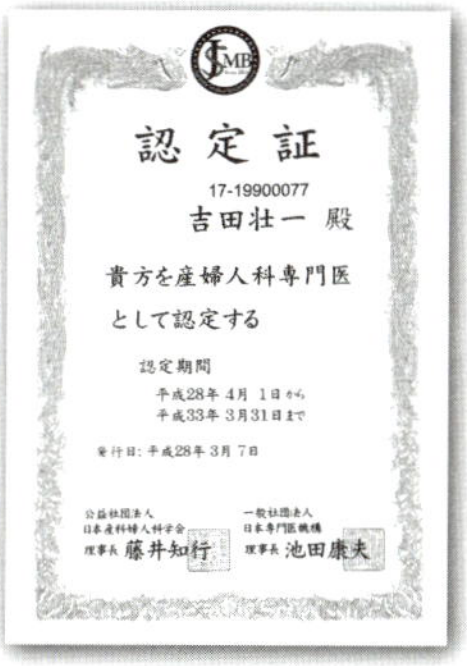
認定証
17-19900077
吉田壮一 殿
貴方を産婦人科専門医
として認定する
認定期間
平成28年4月1日から
平成33年3月31日まで
発行日：平成28年3月7日
公益社団法人 日本産科婦人科学会 理事長 藤井知行
一般社団法人 日本専門医機構 理事長 池田康夫

産婦人科医認定証

病院には、異常分娩の患者が集まってくる。そうした周産期医療現場の最前線で3年間揉まれ、その分野に関する腕が徹底して鍛え上げられた。

そして2006年、よしだレディースクリニックを開院。

鳥取大学での経験を生かし、不妊治療と正常分娩を専門とするクリニックとした。同院は、分娩に関しては、責任を持って対応できる範囲を制限して予約制にしており、一方で、晩婚化に伴い不妊に悩む女性が増えていることもあって、現在は不妊治療がメインとなりつつある。

同院では、不妊治療で妊娠したあとも、正常分娩であれば同じスタッフと場所で引き続き妊婦検診を受けられ、出産までかかわっている。「慣れた先生やスタッフさんだから、不安がなく、初めてのお産にも安心して臨める」と好評だ。

不妊の定義とは……

赤ちゃんが欲しいと考えて正常な性交渉がある場合、2年目までに約90%の夫婦が赤ちゃんを授かる。では、いつ不妊の検査は考えたらいいのかというと、晩婚化傾向で婦人科疾患を患っている場合が多いことから、結婚後1年間

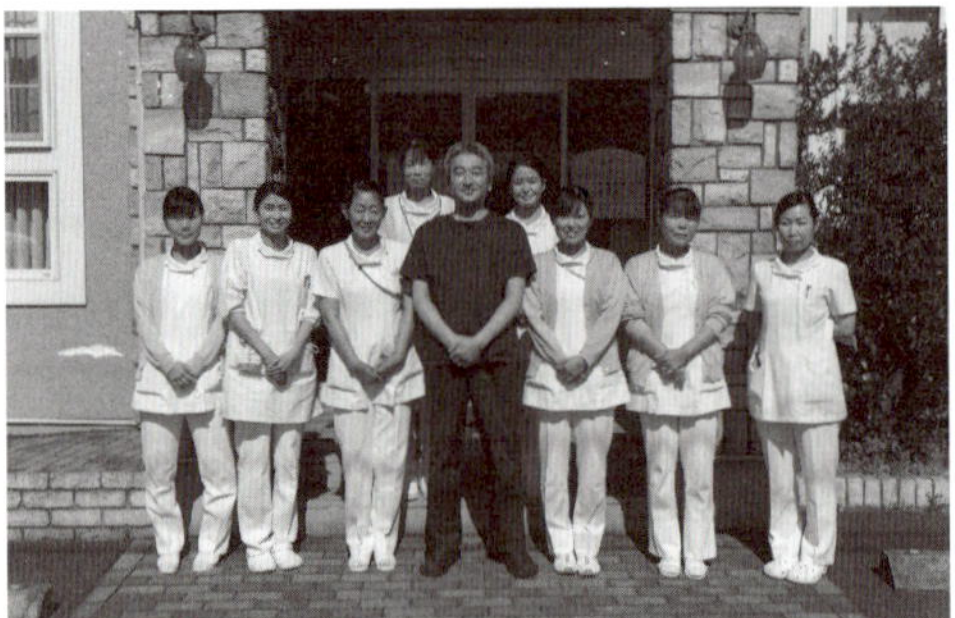

赤ちゃんを取り上げるまで、
同じスタッフが安心サポート

赤ちゃんを望んでできない場合は、検査することが望ましいといわれている。

「結婚後1年経っても妊娠しない場合は、不妊症といえます。年齢的な制限がわりとあるので、早く治療を始めた方が良い結果も出やすいです」

院長も、昨今不妊に悩むカップルが増えている、と感じるそうだ。

「不妊治療を行って妊娠した場合、私たちとしても出産まで診させていただきたいのですが、せっかく妊娠されても高齢妊娠はハイリスクなケースが多く、そのため、出産まで当院で診ることができない方が増えています。異常を早く発見して、基幹病院に速やかに紹介することも、当院の役目と考えています」

そうした専門病院とのつながりも大事にしている。

初めはタイミング指導

不妊症の夫婦の3〜5割は、男性側に原因があるといわれている。だから、不妊症の検査には夫婦で来院してもらい、女性の検査とあわせて、男性の精液検査も行う。

なるべく自然に近い形での妊娠をしてもらうために、不妊治療は最初「タイミング指導」からスタートする。これは、最も妊娠の可能性が高いと思われる排卵日近くを予測し、そのころに性交渉を持つタイミングを指導するもので、一般的にはこれを4~6か月試みる。タイミング指導だけでなく、卵管の通りや、ホルモン、子宮内膜《ないまく》の状態を検査する。子宮の中に筋腫《きんしゅ》やポリープなど子宮内の形を変える病変がある場合は着床の障害となるため、これらを取り除く処置を行ったりする。タイミング法で妊娠しなければ、より高度な医療技術へと進んでいく。

検査でうまく排卵が起こっていないことが分かった人には、内服薬や注射による排卵誘発を行うこともある。

また、年齢が高い場合や今までの治療歴を考えて、4~6か月待つことなく、早めに次のステップの「人工授精」へ移ることもある。人工授精は、精液を洗浄して適した精子だけをカテーテルで子宮に注入する方法で、「体内受精」ともいう。タイミング法よりも、人工授精を行った方が妊娠率が高いことが報告されている。

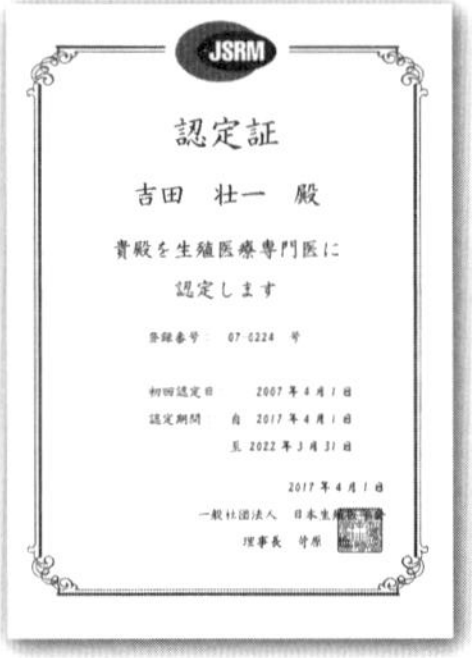
JSRM

認定証

吉田　壮一　殿

貴殿を生殖医療専門医に
認定します

登録番号　07-0224　号

初回認定日　2007年4月1日
認定期間　自　2017年4月1日
至　2022年3月31日

2017年4月1日
一般社団法人　日本生殖医学会
理事長　苛原

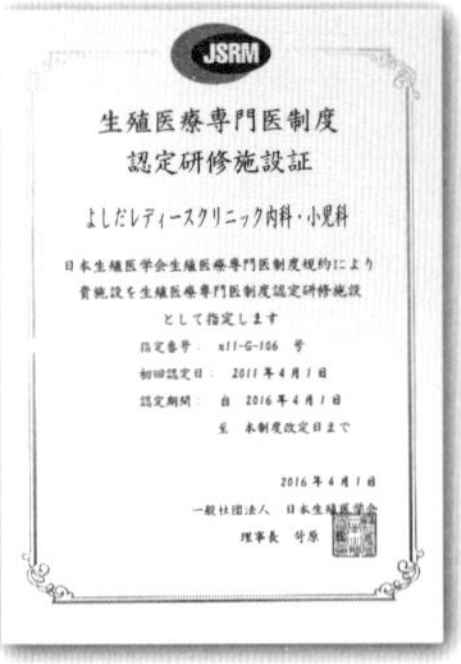
JSRM

生殖医療専門医制度
認定研修施設証

よしだレディースクリニック内科・小児科

日本生殖医学会生殖医療専門医制度規約により
貴施設を生殖医療専門医制度認定研修施設
として指定します

指定番号　n11-G-106　号
初回認定日　2011年4月1日
認定期間　自　2016年4月1日
至　本制度改定日まで

2016年4月1日
一般社団法人　日本生殖医学会
理事長　苛原

右／生殖医療専門医証
左／生殖医療認定施設証

人工授精で妊娠可能な人のほとんどが、おおむね6回ほどの間で妊娠する。人工授精を6回行っても妊娠成立しない場合は、ほかの原因を考える必要がある。

人工授精と体外受精

人工授精で妊娠しない場合は、次に「体外受精」へとステップアップする。

卵子と精子を取り出して培養液の中で受精させ、受精卵（胚）として子宮に戻す方法を体外受精というが、卵管が両側とも閉塞している（詰まっている）場合などは人工授精を採用せず、いきなり体外受精を試みることになる。しかし、なるべく自然に近い形での妊娠を望む場合は、卵管形成術《らんかんけいせいじゅつ》が可能な他施設を紹介するという選択肢もある。

また、不妊治療を他施設で受けた治療期間が長かったり、子宮内膜症がある場合も、早めに体外受精を勧めている。

子宮内膜症や子宮筋腫は、ごくありふれた病気だが、不妊の原因になることがあり、特に子宮内膜症は「昨今増えており、不妊と非常に関係しています」と、院長は指摘する。

子宮内膜症は生理の回数と関係があり、それがあるごとに症状が強く出現する。患者の年齢にもよるが、子宮内膜症が軽くてもそれが不妊の原因と考えられれば、体外受精を勧めている。子宮内膜症の治療としては手術があるが、それをして一時的に良くなっても、体質的な要素もあるため、再発することが多いといわれる病気だ。

しかし、一時的でもそれを治療すれば妊娠しやすくなることもあり、年齢などの条件を考慮して、不妊治療よりも先に手術を勧めることもある。手術を選択する場合は、手術成績の良い医療機関へ紹介する。

また、子宮内膜症は生理がなければ改善されるため、妊娠することで子宮内膜症も抑えられる。子宮内膜症の予防や治療にも、妊娠は効果的なのである。

精子の数が少ない場合は、卵子の中に直接精子を送り込む「顕微授精」となる。体外受精と顕微授精の大きな違いは、精子の数で、それがしっかりあれば体外受精が可能で、少なければ顕微授精になる。

さらに、数%の割合で、精子と卵子の見た目は正常だが、受精できない受精障害もあり、いまだに解明されていないことが多いのが、生殖医療の世界である。

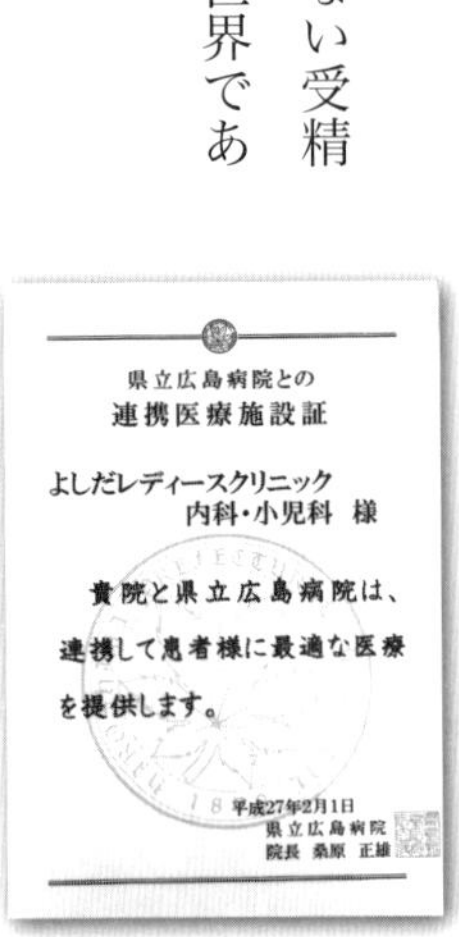
県立広島病院との
連携医療施設証

よしだレディースクリニック
内科・小児科 様

貴院と県立広島病院は、
連携して患者様に最適な医療
を提供します。

平成27年2月1日
県立広島病院
院長 桑原 正雄

連携医療施設証

年齢で下がる妊娠する力

院長は、「不妊治療では、年齢が大きな要因になります」と話す。

「動物は、自然の摂理に従って妊娠や出産をします。そうしないのは人間だけです。しかし、人間も動物ですから、気持ちでコントロールしているつもりでも、体は20〜30歳代半ばくらいまでが、妊娠や出産に適している時期です。それを過ぎると、病気はなくても1周期あたりの妊孕能《にんようのう》（妊孕性＝妊娠する力）が弱くなっていき、1周期あたりの妊娠する確率も減ってきてしまいます。30歳代半ばを過ぎると、見た目は若くても、誰でもその傾向が出てきます」

妻の年齢だけでなく、夫の精子の状態も、妊娠を成立させる要素として不可欠だ。精子の状態が悪ければ、やはり自然の妊娠は難しくなる。夫の高齢化も、生活習慣病などが増えるため、不妊と無関係ではない。

「夫婦をトータルでみていくことが、ポイントです」

高い技術と意識、そしてクリーンな環境

体外受精や顕微授精などの高度不妊治療は、一般的な不妊治療とは異なり、受精と胚（受精卵）の初期発育を体外で行う治療で、保険適用外となる。

１９７８年に体外受精による初めての赤ちゃんが誕生して以来、およそ40年が経過する間に、顕微授精に加えて、胚の培養技術や胚移植の方法など、さまざまな工夫がなされ、いまや不妊治療の中心的な方法となっている。国内では年間、４万人以上の体外受精による赤ちゃんが誕生している。

胚移植の方法では、採卵して一時凍結保存し、子宮の状態が落ち着いた別の周期に凍結融解して移植する方が、同じ周期に戻すより妊娠率が高い。現在では、それが全国的にも主流になっている。解凍した胚が１００％生き返るわけではないが、そのストレスに耐えられた卵が選別されて、妊娠へとつながっていくのではないか、というのが院長の見解である。

不妊治療は、体外受精や顕微授精と関連の治療方法を含めて、生殖補助技術（ART：Assisted Reproductive Techniques）と総称されている。質の高いＡＲＴを提供するためには欠かせない条件がある。それは、医師や看護師の経験や胚培

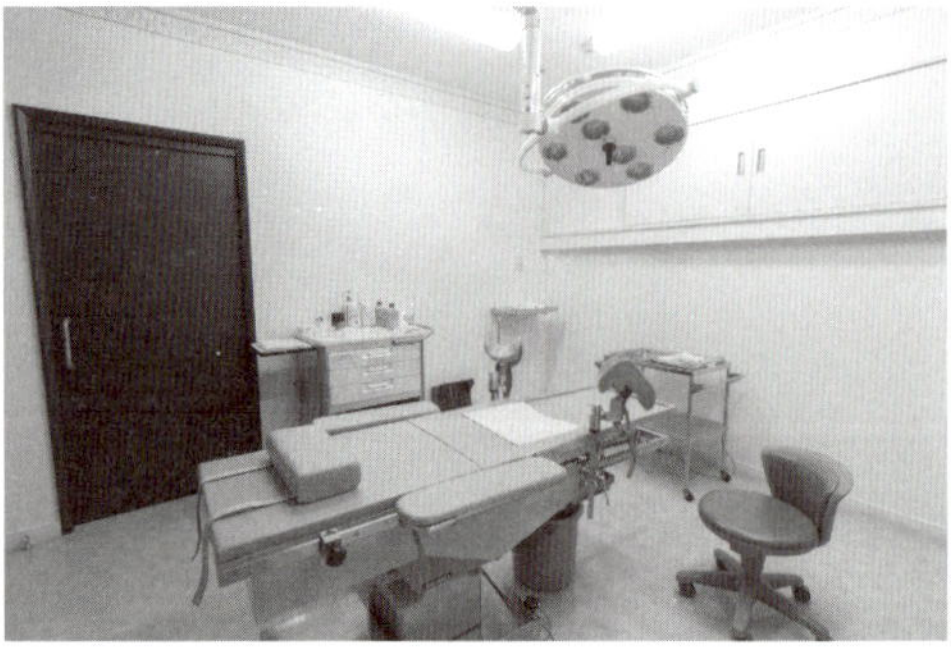

採卵室

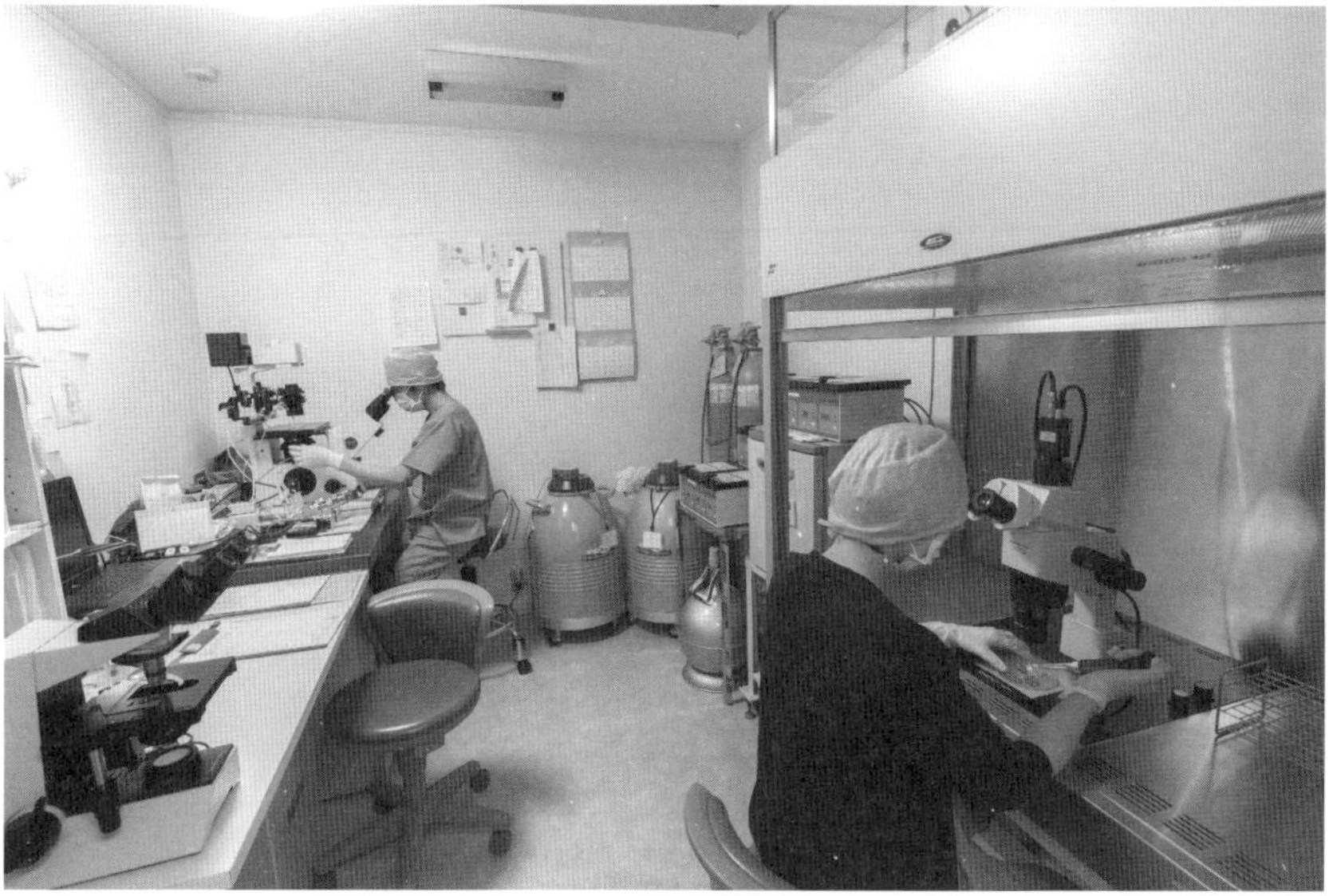

培養室

養士の技術・意識である。さらに、卵子や精子を扱うための清潔な環境が整っていることも、不可欠である。それら全てがうまくかみ合って初めて、良好な胚の状態につながり、胚の状態が良ければ妊娠率も上がる。

同院では、採卵室や培養室はクリーンルーム仕様とされ、4人の胚培養士が高い意識を持ち、チームワーク良く働いている。さらに、院長自身が、顕微授精

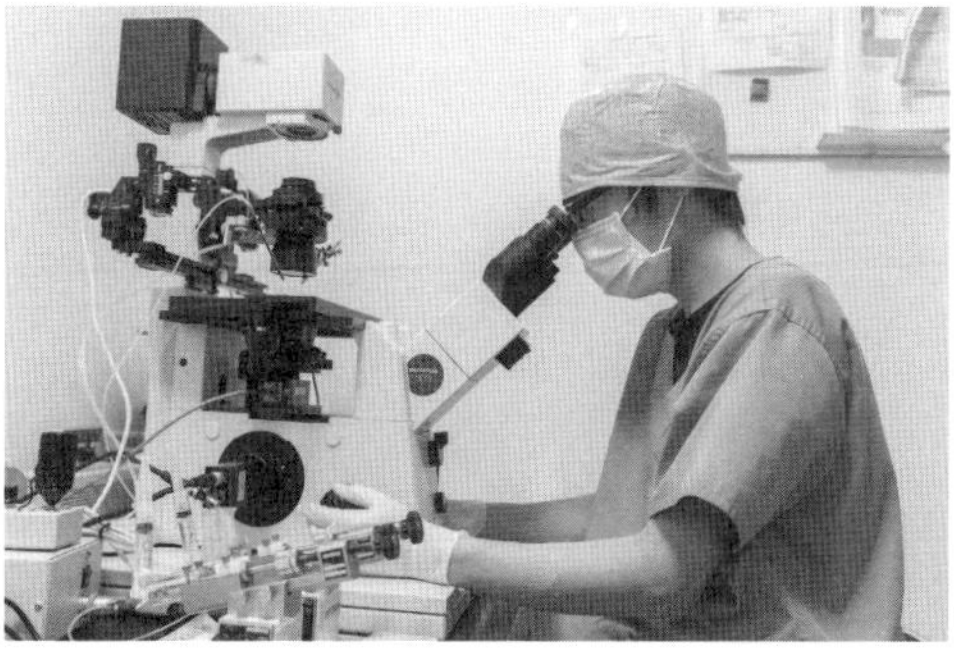

胚培養士

に携わって自分で培養してきた経験から、胚培養士の技術レベルのチェックや精度管理も行っている。技術や設備とともに、夫婦ごとに最善の治療方法を選択できる準備を整えた上で、生殖補助技術を行っている。

不妊治療は、オーダーメイド治療

生殖医療の世界は、妊娠に至る過程がいまだに解明できていない部分がたくさんある中で、新しい事例も次々と起こり、日進月歩で研究が進んでいる。そうした新しい知識に触れ、それらを吸収していくことも大切である。院長は、学会に出席し同院の治床結果を報告したり、学会雑誌を読んだりして、進歩する医療の流れについていく努力も怠らない。

かといって、何でも新しいものに飛びつくのではなく、安全性や医療倫理を十分考慮し、妊娠や出産したあとのことや、さらには次の世代のことを考えながら、慎重に治療を進めている。妊娠率や治療成績にこだわり過ぎて、医療の安全性がおろそかにされるのでは、本末転倒と考えている。

「学会の取り決めでは、子宮に戻す胚は1個、または年齢によっても2個ま

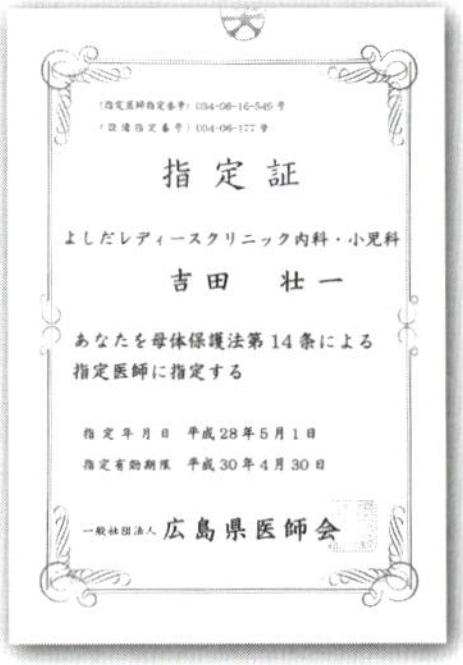
（指定医師指定番号）034-06-16-549号
（設備指定番号）034-06-177号

指定証

よしだレディースクリニック内科・小児科
吉田　壮一

あなたを母体保護法第14条による
指定医師に指定する

指定年月日　平成28年5月1日
指定有効期限　平成30年4月30日

一般社団法人　広島県医師会

母体保護法指定医認定証

でです。多く戻せば妊娠率は上がるかもしれませんが、一方で、多胎妊娠による流産や早産の危険性も考慮しなければならないのです。また、大きな子宮筋腫があるのに妊娠しては、その後が大変です。自分が産科医ということもあって、せっかく授かった赤ちゃんが、早産で後遺障害に苦しむことは絶対に避けたい。最終的に、無事に出産して、元気な赤ちゃんを連れて、家に帰っていただく。それを一番に考えます」

一般の病気の治療と違い、不妊治療は、それをしないから体調が悪化するわけではない。一番大事なのは、ご夫婦の意向であり、年齢も考慮して、男性女性それぞれの体の状態への配慮もしなければならない。だから、不妊治療はオーダーメイドで、一人ひとりに合わせたやり方で治療していくことが基本になる。

「できるだけ早い時期に、妊娠や出産をできるようなライフプランを考えてお勧めし、妊娠したあとのことも考えて、治療内容を決めていく。それが、当院の特徴です」と話す。

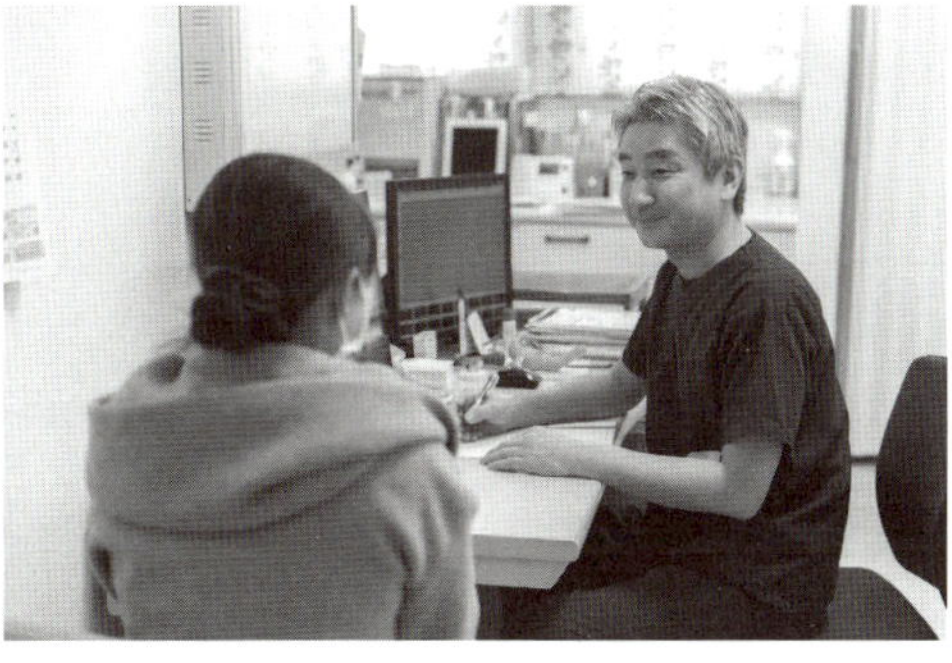

少しでも気になることがあれば、お気軽にご相談ください

婦人科検診の重要性

また、院長は、子宮筋腫や子宮内膜症などの婦人科疾患に関して、将来的に妊娠しづらくなる可能性もあるため、軽く考えずに婦人科検診を必ず受けてほしいと話す。婦人科の超音波検査を受ければ、これらの病気を見つけやすくなる。

「不妊治療と婦人科疾患はオーバーラップすることも多く、妊娠や出産以外、まだ結婚されていない方でも、生理痛や不正出血など、少しでも気になる症状があれば、婦人科疾患が将来の不妊症につながる恐れもありますから、ぜひご相談ください。また当院では、婦人科以外の内科疾患があれば、併設のよしだ内科小児科で対応できます」と呼びかける。

検査内容

検査時期	検査項目	検査内容
初診時	超音波検査	子宮、卵巣に異常がないか検査します 以後も、卵胞計測、排卵の確認のため適宜行います
	子宮がん検診	子宮頸部の細胞を取って顕微鏡検査します （１年以内に受けていれば必要ありません）
	感染症検査	梅毒、Ｂ型肝炎、Ｃ型肝炎、HIV 感染がないか検査します
低温期	TSH	甲状腺ホルモンを調節する
	FSH	卵胞を発育させる　各ホルモンに異常がないか
	LH	排卵を起こす　採血で検査します
	プロラクチン	排卵、妊娠を妨げる
	子宮卵管造影	造影剤を子宮に注入しながら、子宮内の形、卵管の通りや、 お腹の中に癒着がないかをレントゲン透視で検査します 多少痛みを伴いますが、治療方針を決めるために大切な検査です 検査前に痛み止めの座薬と、痛みの少ない造影剤を使用します
	子宮ファイバー	子宮内にポリープや筋腫がないかファイバースコープで確認します
排卵期	ヒューナーテスト	性交渉の翌日、頸管粘液中に運動精子がいるか顕微鏡検査します
高温期	エストロゲン プロゲステロン	着床を維持するホルモンです。着床の時期に採血で検査します
随時	精液検査	精子の状態を検査します。採取後２時間以内にお持ちください
	クラミジア抗体	卵管が詰まる原因になる感染症です。採血で検査します

その他、ご希望により検査します。内科健診、職場検診を受けている方は必要ありません

随時	健康状態チェック	貧血、血糖値、肝機能、腎機能の採血検査です

頼れるかかりつけ医リスト（本文掲載以外の医療機関、地域別・五十音順）

乳腺診療

医療機関名	所在地
中央通り乳腺検診クリニック	広島市中区三川町1-20
新本クリニック	広島市中区胡町6-26　福屋11F
ひがき乳腺クリニック	広島市中区本通8-23 本通ヒルズ7F
ひろしま駅前乳腺クリニック	広島市南区松原町9-1 福屋広島駅前店8F
医療法人社団　鈴峰今中医院	広島市西区井口4-2-31
岡本クリニック	広島市西区己斐本町3-11-7
広島医療生活協同組合　広島共立病院	広島市安佐南区中須2-20-20
うだ胃腸科内科外科クリニック	福山市沖野上町4-3-26

産科・婦人科診療

医療機関名	所在地
医療法人　中川産科婦人科医院	広島市中区本川町2-1-16
医療法人社団　井原クリニック	広島市中区基町6-27
さだもりレディースクリニック	広島市中区大手町2-7-2 ウエノヤビル大手町4F
女性クリニック　ラポール	広島市中区大手町5-3-1
産婦人科内科　小松クリニック	広島市中区鉄砲町10-18
広島女性クリニック	広島市中区三川町1-20 ピンクリボン39ビル4F
新甲さなえ女性クリニック	広島市南区段原南1-3-53 イーストビル2F

※次ページへ続く

※前ページから続く

医療機関名	所在地
フジハラレディースクリニック	広島市安佐南区祇園5-2-1
舛本産婦人科医院	広島市安佐南区相田2-7-22
頼島産婦人科病院	広島市安佐南区西原5-11-18
河田産婦人科医院	広島市佐伯区海老園1-2-13
青葉レディスクリニック	廿日市市福面2-1-11
医療法人社団　江川レディースクリニック	廿日市市本町5-18
ひさまつ産婦人科医院	廿日市市宮内1448-1
医療法人　豊田レディースクリニック	安芸郡熊野町川角4-30-1
木岡産婦人科・きおか皮ふ科クリニック	呉市焼山中央2-5-7 クリニックモール　リフレ2F
医療法人　大和会　西条ときわクリニック	東広島市西条中央5-4-1
医療法人社団　白河産婦人科	福山市旭町8-3
医療法人　秀明会　小池病院	福山市明治町10-5
谷岡産科・婦人科	三次市三次町1778-3

不妊診療

医療機関名	所在地
絹谷産婦人科	広島市中区本通8-23　本通ヒルズ4F
竹中産婦人科クリニック	広島市中区鉄砲町9-10
広島ハートクリニック	広島市中区大手町5-7-10
笠岡レディースクリニック	呉市西中央1-3-10 メディカルスクエア5F
医療法人社団　幸の鳥レディスクリニック	福山市春日町1-7-14

※医療機関の名称と所在地は、厚生労働省中国四国厚生局「管内の保険医療機関・保険薬局のコード内容別医療機関一覧表（平成 29 年4月1日現在）」による。

■装幀／スタジオ ギブ
■本文DTP／濱先貴之（M－ARTS）
■撮影／中野一行　藤井由美
■図版／岡本善弘（アルフォンス）
■カバーイラスト／おうみかずひろ
■本文イラスト／久保咲央里（デザインオフィス仔ざる貯金）
■取材・執筆／野村恵利子　井川 樹
■販売／池田真一郎　岡崎 茂
■編集／橋口 環　二井あゆみ　石濱圭太　岩口 由

＊本書の編集にあたり、病院や診療所の医師および関係者の皆さまから多大なるご協力をいただきました。お礼を申し上げます。
＊広島県の「かかりつけ医シリーズ」を引き続き発行していく予定ですので、ご意見、ご要望がありましたら、編集部あてにハガキおよび南々社ホームページにお寄せください。

迷ったときの かかりつけ医 広島
――かかりつけ医シリーズ ❶乳がん、産科・婦人科、不妊診療

2017年4月25日　初版　第1刷

編　著／医療評価ガイド編集部
発行者／西元俊典
発行所／有限会社　南々社
〒732-0048 広島市東区山根町27-2
TEL.082-261-8243　FAX.082-261-8647
振替 01330-0-62498

印刷製本所／クリエイティブ事業部ラック 有限会社
＊定価はカバーに表示してあります。

ISBN978-4-86489-061-8